Elke Rogge

Neurofunktions!therapie in der Praxis (NF!T®)

„Die Zunge hat keine Ohren!“

Elke Rogge

Neurofunktions!therapie in der Praxis (NF!T®)

„Die Zunge hat keine Ohren!"

verlag modernes lernen

Unser Buchprogramm im Internet
www.verlag-modernes-lernen.de

Gesamtherstellung: Löer Druck GmbH, Dortmund
Titelfoto: © Ramona Heim – Fotolia.com

5. Aufl. 2023

Bestell-Nr. 1936 ISBN 978-3-8080-0719-8

Inhalt

1. Einleitung

Dieses Buch ist das Ergebnis meiner bisherigen Arbeit in meiner Praxis und ich habe es für Ihre Arbeit in Ihrer Praxis geschrieben.

Die NF!T® in ihrer speziellen Art und Weise ist in meiner therapeutischen Arbeit entstanden. Zu Beginn meiner logopädischen Arbeit im Jahre 1983 hatte ich wenige Lösungen und für so manches Problem auch eher nur wenige Therapieideen. Es gab viele Fragen, viele Probleme und viele Wünsche auf allen Seiten, und ich hatte oft das Gefühl, dass ich meinen Patienten und deren Angehörigen weniger Hilfe anbieten konnte als ich wollte.

Die Therapien nahmen oftmals weder das Kind bzw. den erwachsenen Patienten gefangen, noch mich und ich erzielte oft auch keine befriedigenden Therapieerfolge. Und „Spaß“ fehlte manchmal auch an der Therapie.

So ging ich auf die Suche.

Durch genaues Hinsehen, Beobachten und durch das Ausprobieren verschiedener hier im deutschsprachigen Bereich für die MFT gängiger Therapieansätze kam ich dann in langer Arbeit und mit Hilfe vieler Patienten aller Altersstufen zu meiner

Neurofunktions!therapie,

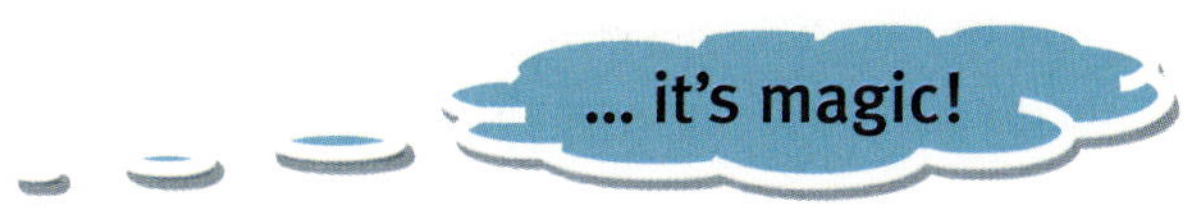

im Folgenden auch kurz NF!T® genannt.

Beim Lesen oder Durcharbeiten dieses Buches werden Ihnen manche Elemente gleichzeitig vertraut und doch ungewöhnlich vorkommen. Manches mag Ihnen vielleicht nicht sofort einleuchten, manches wird Ihnen „zauberhaft“ oder auch rätselhaft vorkommen, bei anderen Dingen werden Sie sich fragen, warum Sie nicht längst schon selber darauf gekommen sind! Und manches ist im Ergebnis tatsächlich magic ...

Es geht bei der Neurofunktions!therapie immer wieder darum, genau hinzusehen und die Qualität einer Grundfunktion des Mundes, bzw. die Art und Weise der Funktionsabweichung zu erkennen, um anschließend das entsprechende therapeutische Handeln einzuleiten.

Davon handelt dieses Buch.

Ich wünsche allen Leserinnen und Lesern eine spannende Lektüre und würde mich freuen, wenn so selbstverständliche Dinge wie Saugen, Beißen und Kauen vielleicht aus einem neuen Blickwinkel betrachtet werden könnten. Bei vielen der Patienten liegt die Problematik sogar noch vor den Grund- oder Primärfunktionen. Dem, der alle diese Funktionen qualitativ gut und richtig ausführen kann, erscheint es oft kaum nachvollziehbar, mit welchen Problemen die Patienten zu kämpfen haben – und damit in logischer Folge auch die behandelnden Therapeuten.

Es geht um das Wohl unserer Patienten. Therapie sollte laut Heilmittelkatalog sinnvoll, wirtschaftlich und zweckmäßig sein. Das ist die NF!T® auf jeden Fall und zudem macht die NF!T® auch noch Spaß. Davon können ALLE profitieren.

Ich verzichte in meinen Ausführungen ganz bewusst auf die anatomischen und auch weitgehend auf physiologische Erklärungen. Es gibt genügend gute Fachliteratur, durch die Sie Zugang zu allen Informationen haben, die in diesem Zusammenhang wichtig sind. Ich habe mich zudem bemüht, meist deutsche Ausdrücke zu benutzen.

Ebenfalls setze ich voraus, dass Ihnen z. B. der Ablauf des Schluckens vertraut ist.

Bei den von mir beschriebenen Funktionsabweichungen werde ich allerdings genau erklären, was und aus welchem Grund etwas auffällig ist.

Besonders ausführlich erklärt sind die beschriebenen Übungen und so finden Sie viele Hinweise zum WIE, WANN und zum WARUM der einzelnen Übungsschritte.

Denn, wie ich anfangs sagte, dies ist ein Buch aus meiner Praxis für Ihre Praxis!

Viel Spaß beim Lesen und viel Erfolg, Spaß, kurzweilige und hocheffektive Therapiestunden Ihnen und Ihren zukünftigen Patienten mit der Neurofunktions!therapie!

NF!T® ? It's magic ...

Elke Rogge

Syke, im März 2013

1.1 Einige Vorbemerkungen

Hinweise:

1. In meiner Beschreibung mancher Funktionsauffälligkeiten und den dazu gehörenden Übungen konnte ich mich oft selbst nicht einigen, ob ich vom „Kind" oder vom „Patienten" (was eher nach einem *erwachsenen* Menschen klingt), spreche. Deshalb werden Sie beide Begriffe im Buch finden. Die meisten Übungen sind für Menschen jeden Alters geeignet, aber einige Übungen beziehen sich doch eher auf bestimmte Altersgruppen, so z. B. die Lautanbahnung in der Artikulationstherapie, die vermutlich eher selten im Erwachsenenalter durchgeführt wird. Ich setze voraus, dass Sie die beschriebenen Übungen bzw. die Begriffe selber so einsetzen, wie Sie sie für IHRE Patienten brauchen.
2. Viel wichtiger als das Lebensalter ist für die NF!T®-Übungen das Entwicklungsalter, bzw. der Entwicklungsstand der Patienten. Das ist der wesentliche Faktor, der für den Ansatzpunkt der Therapieplanung maßgeblich ist.
3. Auch bei dem Begriff „*der* Therapeut" schließe ich natürlich alle Kolleginnen, die zudem in der Überzahl sind, mit ein. Ebenso bei dem Begriff „der Patient" sind selbstverständlich auch alle weiblichen Patienten genauso eingeschlossen.
4. Bei der Verwendung der Hände in den Übungsbeschreibungen gehe ich von einer Rechtshändigkeit aus. Also bei Bedarf (Linkshändigkeit) die Angaben zu den Händen drehen.
5. Die Fotos zeigen rechts- und linkshändige Übungsausführungen.
6. Manche Übungen können in ihrer Durchführung fotografisch kaum festgehalten werden, der Effekt kommt aus der Dynamik der Bewegung und so etwas kann in einem Bild nur sehr unzureichend dargestellt werden.

1.2 Mein Weg zur NF!T®

Mein besonderes logopädisch-berufliches Interesse hat mich schon sehr früh in den Funktionsbereich des Mundes geführt. Es galt – und gilt nach wie vor – vor allem den Patienten, bei denen es mit den Grundfunktionen nicht so harmonisch und selbstverständlich klappt. Aus diesem Grund habe ich mich in dieses Thema immer weiter „hineingekniet" und mich mit unterschiedlichen Therapiemöglichkeiten auseinandergesetzt. Ich habe ausprobiert, zusammenfügt, modifiziert, manches auch wieder verworfen: im Endeffekt kam für mich und meine Patienten die NF!T® heraus.
Ich sehe meine Therapieform auch weiterhin als dynamisches Modell, weitere Ausdifferenzierungen sind immer möglich.

1.3 Danke

... sage ich allen, die ich im Laufe meines Berufslebens kennenlernen und von denen ich lernen durfte. Ich habe von einigen Menschen sehr wichtige Inspirationen für meine Arbeit bekommen. Dazu gehören vor allem:

Anita Kittel:	Sie hat mir schon sehr früh die Bedeutung der „myofunktionellen" Therapie klargemacht.
Susanne Renk:	Sie rückte mit dem Thema „Nahrungsaufnahme" die kleinen und kleinsten Patienten in mein Bewusstsein.
Norbert Niehrs:	Er betonte die besonderen neurologisch-praktischen Aspekte in der Erwachsenenrehabilitation bezüglich des Schluckens.
Nelson Annunciato:	Ihn lernte ich als ganz außergewöhnlichen Arzt kennen, der neurologische Zusammenhänge auf beeindruckend interessante und spannende Art vermitteln kann. (Bei ihm ist Neurologie spannender als jeder Krimi!)
Beatriz Padovan:	Sie vermittelte mir Grundlagen der Neurologischen Reorganisation.
Wibke Bein-Wierzbinski:	Durch meine Ausbildung zur Päpki®-Therapeutin lernte ich von ihr, noch mal viel genauer auf meine Patienten zu schauen und kleinschrittiger vorzugehen.

... um nur einige zu nennen, und ich bitte alle um Entschuldigung, die sich hier in der Aufzählung vermissen.

Danke sage ich auch

Meinen Praxiskollegen:	Durch ihre konstruktive Kritik und anregende Diskussionen haben sie die Entwicklung der NF!T® mitgestaltet und mich mit ihren Fragen und ihrer Begeisterung immer wieder weitergebracht.
Meiner Freundin Ingrid:	Sie hat mich immer wieder ermuntert, bei der Erarbeitung dieses Buches weiterhin an mich zu glauben, und nicht aufzugeben.
Meiner Kollegin Kerstin:	Ihr gilt mein Dank für ihre mehr als großartige Arbeit des mühsamen ersten Korrektur-Lesens!
Meiner Kollegin Constanze:	Sie hat mir mit ihren Hinweisen auf den kleinen gelben Zetteln sehr geholfen.
Meiner Kollegin Yvonne:	Sie hat stundenlang durchgehalten, damit die vielen, vielen Fotos geschossen werden konnten.
Meiner Berufskollegin Andrea:	Sie hat kompetent meine Lieder in Noten verpackt.
Meinem Mann:	Er hat mich stets konstruktiv unterstützt, auch wenn er mich ewige Stunden lang an den PC abgeben musste. Beim Fototermin konnte er dann selber auch richtig aktiv werden.
Dem verlag modernes lernen:	Den Mitarbeitern und vor allem Frau Balke-Schmidt vielen Dank für die schnelle Fertigstellung dieses Buches.
Und natürlich auch:	Meinen vielen kleinen und großen Patienten, die ich behandeln durfte.

Ein extra Dank gilt denen, deren Bilder vom Therapieverlauf ich für dieses Buch verwenden durfte.

2. Zur Vorbereitung auf das Thema NF!T® – Das Wichtigste zuerst ...

In diesen jetzt folgenden Abhandlungen finden Sie grundlegende Gedanken, die Ihnen beim Verständnis der Besonderheit der NF!T® helfen. Ich empfehle Ihnen unbedingt, diese Kapitel zuerst zu lesen und dann erst im Übungsteil zu stöbern.

2.1 Die Zunge hat keine Ohren

Diese Erkenntnis war für mich die Initialzündung für meine Arbeit und hat wesentliche Teile meiner logopädischen Arbeit fast revolutioniert. Nach dem Kennenlernen verschiedener Therapieangebote und dem Ausprobieren derselben, habe ich gemerkt, dass viele von ihnen sehr hoch ansetzen, oft zu „verkopft" sind und fast alle die aktive kognitive Mitarbeit des Patienten erfordern!

Was mache ich aber dann bei einem Baby, bei einem Patienten im Wachkoma oder bei einem Patienten, dessen geistige Behinderung so ausgeprägt ist, dass er meinen verbalen Anweisungen nicht Folge leisten kann?

Wie komme ich also an diese Patienten heran? Kann ich bei ihnen überhaupt Veränderungen hervorrufen, wenn sie mich nicht verstehen?

Ich musste also eine Möglichkeit finden, die mich „hinter" die Problematik des Patienten schauen lässt. Ich wollte eine Kommunikationsmöglichkeit finden auch für Patienten, mit denen Kommunikation im eigentlichen Sinn nicht möglich ist, eine Kommunikationsmöglichkeit, die nicht den kognitiven Kanal nutzt.

Das Baby kann sicherlich hören, aber nicht verstehen. Nichts von dem, was ich **sagen** würde, hat eine Wirkung. Ich kann ein Baby mit meiner Stimme beruhigen, aber nicht zum Handeln auffordern.

„Die Zunge hat keine Ohren". Was meint dieser einfache Satz?

Die NF!T® kommt ohne sprachliche Hinweise zur Durchführung aus!

Wenn der Therapeut vom Patienten eine Bewegung der Zunge haben möchte, kann er ihr (= der Zunge) nicht direkt sagen, was sie tun soll, denn die Zunge hat ja nun tatsächlich keine Ohren und kann nicht hören, was „ihr" gesagt wird. Das Velum auch nicht, die Zahnwurzeln auch nicht und auch sonst keiner der Muskelbereiche, die ich im Mund verändern möchte. Alles, was ich als Therapeut sage, wird natürlich von den tatsächlichen Ohren als Hörorgan des Patienten aufgenommen, und geht von dort über die afferenten Nervenleitungen in die Großhirnrinde. Anschließend übernehmen die efferenten Nervenbahnen die Ausführung der geforderten Bewegung. Das bedeutet, dass man die – und nur die! – Bewegungsausführung bekommt, die im ZNS abgespeichert ist. Das ist aber im therapeutischen Fall vermutlich eher die, die nicht erwünscht oder unvollkommen ist. Denn alles, was dem Patienten gesagt wird, wie er z. B. seine Zungenbewegungen verändern soll, geht über den bewussten Weg der Großhirnrinde. Im Idealfall wird das vielleicht kurzzeitig für die jeweilige Situation in der Therapiestunde Erfolg haben, nämlich dann, wenn der Patient sich anstrengt, den Anforderungen des Therapeuten Folge zu leisten. Oftmals initiiert diese Anstrengung aber auch diverse unerwünschte, oder auch assoziierte Bewegungen. Eine langfristige Veränderung, die generalisiert werden kann, ist jedoch oft für den Patienten auf der bewussten Ebene sehr schwierig oder sogar unmöglich.

Außerdem: Wie ich schon gefragt habe, was mache ich mit Patienten, die meine Aufforderungen nicht befolgen können, weil sie auf Grund ihres Entwicklungs- oder Bewusstseinszustandes dazu nicht in der Lage sind? Diesen Patienten kann ich auch keine kognitiven Hinweise zum Einsatz und zur Veränderung ihrer fehlenden, falschen oder unzureichenden Mundfunktionen geben.

Durch die Beobachtung von Kindern kann man von ihnen und ihrer natürlichen Entwicklung lernen: Sie probieren aus, sie fühlen, sie spüren, sie ertasten und wenn etwas erfolgreich ist, wird es (unbewusst und automatisch) abgespeichert und zukünftig angewendet. Wenn sich eine noch effektivere Bewegungsausführung als die bisher ausgeführte findet, wird diese zugunsten der bisherigen Möglichkeiten eingesetzt und so weiter und so fort. Niemand würde ernsthaft in Erwägung ziehen, einem Baby durch verbale Hinweise zu *sagen*, wie es seine Milch zu trinken hat. Meist setzt man intuitiv die Flasche so an, dass das Kind gut mit den Lippen an den Sauger kommen kann, und der Erwachsene reguliert über kleine Bewegungen an der Flasche bzw. mögliche Lageveränderung des Kindes nach, bis das Kind ruhig saugend seine Milch trinken kann. Desgleichen würde niemand ernsthaft das Baby verbal auffordern den Kopf zu drehen oder sonstwie die Art und Weise des Trinkens zu verändern. Sprache wird hier eher als Zugabe verstanden, in dem Sinne, dass man natürlich mit dem Baby spricht und „kommuniziert“, aber nicht, weil man tatsächlich erwartet, dass das Baby (in seinen ersten Lebenswochen) sein Saugverhalten angemessen den verbalen Aufforderungen nach verändern könnte.

Ich möchte für Sie meine Aussage von der Zunge ohne Ohren noch deutlicher machen:

Stellen Sie sich mal – rein theoretisch! – folgende Situation vor: Ein Kind muss unmittelbar ab Geburt mit einer Nahrungssonde versorgt werden. Diese Sonde bleibt für einige Jahre liegen und es gibt zusätzlich keinerlei orale Nahrungsauf-

nahme und auch keinerlei orale Stimulation. Jetzt kann nach einigen Jahren die Sonde entfernt werden.
Wäre es jetzt möglich, dem Kind ein Brötchen in die Hand zu geben und erwarten zu können, dass es dieses nach entsprechenden *verbalen* Erklärungen richtig abbeißen, kauen und schlucken kann?? –
Das Kind könnte uns doch glauben, wenn wir ihm sagen, dass dieses Ding mit seiner krümeligen Konsistenz ganz ungefährlich im Mund ist, es muss nur „richtig" abbeißen, das Brötchen „gut durchkauen" und dann „schlucken"! Mit ein wenig guten Willen würde es schon gelingen ...

Nein, das geht natürlich nicht, da das Kind in diesem (konstruierten) Fall überhaupt keine Vorstellung vom „Essen" mit allen seinen Anforderungen hat. Und das, obwohl das PEG ernährte Kind ja auch einen Mund, eine Zunge und Zähne hat ... Das Kind weiß doch gar nicht, wie sich die verschiedenen Bewegungen anfühlen, die notwendig sind für die Aufnahme und Verarbeitung von Nahrung im Mund. Natürlich nützen dem Kind in unserem konstruierten Fall Erklärungen, die es auf kognitiver Ebene ansprechen, gar nichts. Auch für einen Erwachsenen würden sie in einem entsprechenden Fall natürlich nicht ausreichen!

Der sich entwickelnde Mensch muss alles im eigenen Erleben erfühlen!

Einen ähnlichen, wie den oben skizzierten theoretischen Fall habe ich vor einigen Jahren in meiner Praxis behandelt:

Falldarstellung: *Marvin*

Marvin, ein kleiner Junge, kam als Frühgeburt auf die Welt und wurde wegen einer „Trinkschwäche" über die Dauer von mehr als 4 (!) Jahren über eine PEG versorgt, ohne jedwede zusätzliche orale Nahrungsgabe. (Ausgangsbefund: Hypotonie und Hypersensibilität im gesamten orofazialen Bereich, sehr stark eingeschränkte Zungenmotorik, Amimie, fehlender Mundschluss, Rhinophonie aperta, Hypersalivation, des Weiteren massive vestibuläre Einschränkungen und Spastik in Händen und Beinen).
Ich lernte Marvin also in seinem vierten Lebensjahr kennen, als die Mutter meinte, jetzt sei es Zeit für „richtiges" Essen.
Der Therapieverlauf war ein langer und aufwändiger Weg. Letztlich führte er aber zum gewünschten Erfolg.
Über intensive orale Stimulation mit den in diesem Buch beschriebenen Übungen kam dieses Kind nach 18 Monaten Therapie zum ganz „normalen" Essen und auch zum Sprechen! (Viele meiner Bahnungsübungen sind in der Arbeit mit Marvin entstanden, denn er konnte natürlich nicht auf dem Sauger gleich saugen, also habe ich mir Schritte überlegt, wie ich das mit ihm erreichen kann.)
Die Eltern hatten bis dahin immer wieder versucht, Marvin zum Essen zu überre-

den und haben ihm manchmal sogar Essen in den Mund geschoben, was überhaupt nicht zum Erfolg führte, sondern seine Abwehr gegenüber jedweder Speise noch vergrößerte.

Probieren Sie es doch einfach mal aus: Verzichten Sie in Ihrer therapeutischen Arbeit doch mal auf kognitive Hinweise. Ich werde es Ihnen in diesem Buch genau beschreiben, wählen Sie für Ihre Arbeit einen anderen Zugang: Ausschließlich den der Wahrnehmung über das Fühlen. Von außen nach innen. Von efferent nach afferent. Von peripher nach zentral. Die Zunge, die Lippen, die Wangen usw. müssen spüren, spüren, spüren, was sie anders machen sollen. Wenn Sie als Therapeut sprechen, sollten es ausschließlich rhythmische Hilfen sein. Lassen Sie statt der verbalen Anweisungen die Mimik Ihres Gesichtes sprechen. Zeigen Sie durch Ihre differenzierte Mimik wohin es gehen soll.

In dem Moment, in dem das Kind auf Grund der therapeutischen Intervention das macht, was erwartet wird, und es dafür gelobt wird, wird es diese gewünschten, erfolgversprechenden Bewegungen oder Funktionen immer wieder einsetzen. Schon haben Sie ein neues Bewegungsmuster über die Wahrnehmungsschiene des Fühlens erarbeitet, dieses wird im ZNS abgespeichert und in der Folge überlagert es das alte uneffektive oder nicht gewünschte Bewegungsmuster. Je häufiger und intensiver dieses neue Bewegungsmuster geübt wird, desto mehr werden die entsprechenden synaptischen Verbindungen im Gehirn gestärkt bzw. neue neuronale Verbindungen geschaffen, und alte sukzessiv schwächer gemacht bzw. letztlich abgeschaltet. Jeder Lernprozess, jede neue Erfahrung bewirkt Umbauprozesse im ZNS. Diese Veränderungen bewirken im Gehirn das gleiche wie ein Modernisierungsprogramm für ein altes Haus: Frischen Wind!

Sie sollten sich aber nach erfolgreicher „Renovierungsphase" dann in jedem Fall einen „Siehst-Du-Satz" wie z. B. : „Siehst Du, Du kannst ja doch durch die Nase schnauben!" sparen. Wenn das Schnauben der Nase nämlich für das Kind bisher eher eine unangenehme Erfahrung war, wirkt dieser Satz eher kontraproduktiv, und das Kind denkt: „Hilfe, das ist ja eklig!" Ohne den Satz als pädagogischen Zeigefinger ist es einfach eine lustige Übung. – Sie können trotzdem ziemlich sicher sein, dass dieses Kind nach erfolgter NF!T® bei der nächsten Erkältung wie selbstverständlich die Nase ins Taschentuch ausschnauben kann.

In dem Moment, in dem Erklärungen abgegeben werden, fängt der „Denkapparat" an bei der Bewegungssteuerung mitzuhelfen und stört eher die gewünschte Bewegungsausführung, als das er helfen würde. Probieren Sie es selber mal aus, wie dieses bewusste Denken selbstverständliche Bewegungsabläufe stören kann: Denken Sie mal ausdrücklich bei jeder Stufe mit, wenn Sie das nächste Mal eine Treppe herunterlaufen: Rechts, links, rechts, links, rechts ... Sie brauchen vermutlich nicht lange zu warten, dann werden Sie stolpern! – Also halten Sie sich gut fest!

In einem kleinen Rollenspiel können Sie diesen Stör-Mechanismus testen und an sich selber erfahren: Brötchen essen mit verbalen Anweisungen! Es darf ausschließlich DAS gemacht werden, was der Rollenspiel-Partner (Kollege, Familienangehöriger ...) als Anweisung gibt, wie das Brötchen zu essen ist. Er soll sich bitte **ganz** viel Mühe geben und die Bewegungsanweisungen ganz kleinschrittig benennen: jede Lippen-, Zungen- und Kieferbewegung muss angesagt werden. Wie fühlen Sie sich dabei? Was fehlte alles? Wie gut konnten Sie kauen? – Ich hoffe nur, Sie haben sich nicht verschluckt!

Diese Erfahrungen, die Sie jetzt mit dem Rollenspiel gemacht haben, sind auch der Hintergrund vom „Grundsatz Nr. 1 im Kapitel 3.4, dass vom Therapeuten alles am Patienten **gemacht** wird und ihm die Übung **nicht** verbal erklärt wird. Trotz (oder gerade wegen?) der fehlenden verbalen Anweisung ist es pure und sehr effektive Logopädie!

Fazit

1. Durch die „sprachlose“ Art durch die Übungen zu führen, können Sie mit allen Patienten unabhängig von ihrer sprachlichen Herkunft, optimal und effektiv arbeiten.
2. Ohne Worte, nur mit Handlungen kommen Sie schneller an Ihr therapeutisch angestrebtes Ziel.
3. Gesprochene Handlungsanweisungen wirken sich eher störend auf anzubahnende Bewegungsabläufe aus.
4. Eine Automatisierung und Generalisierung der gewünschten Bewegungsabläufe wird durch eine Erfahrung auf der taktil-kinästhetischen Wahrnehmungsschiene sicherer im ZNS abgespeichert, als es über die verbale Schiene gelingen könnte.
5. Mit der NF!T® bauen bzw. programmieren Sie das Gehirn um: Sie schaffen neue neuronale Verbindungen und schwächen alte unterwünschte Verknüpfungen.

2.2 Was ist das Besondere an der NF!T®?

Die NF!T® ist eine Methode, mit der

- ursachenorientiert
- ganzheitlich
- individuell
- und ohne Rezidive gearbeitet werden kann und das gelingt deshalb so gut, weil
- ohne verbale Aufforderungen und Hinweise gearbeitet wird.

Die Übungen der NF!T® sind

einfach ...	**... weil die Übungen einem strukturierten und vorgegebenem Konzept folgen und es eine Art „Kochbuchprinzip" gibt**
schwierig ...	**... weil sie immer individuell aus einem großen Übungspool ausgewählt und an die Notwendigkeiten des Patienten angepasst werden müssen**
effektiv ...	**... weil mit relativ wenig Aufwand eine große Wirkung erzielt werden kann**
lustvoll ...	**... weil nur gemacht wird, was der Patient „kann" und alles ist richtig! (nur der Therapeut macht Fehler ...)**

... und sie sind für alle Altersstufen geeignet, kein Patient ist zu jung oder zu alt!

Die oben genannte Ambivalenz der einfachen und doch schwierigen Therapie unterscheidet die NF!T® noch nicht von anderen Therapieangeboten. Jeder Patient hat seine spezielle Symptomatik und so sollte die jeweilige therapeutische Herangehensweise natürlich ganz auf das spezifische Störungsbild abgestimmt sein. Was so banal und einfach klingt, ist oft *die größte* Herausforderung jedes Therapieangebotes.

Für die NF!T® bedeutet das, dass es (am Beispiel Kaunudel) nicht darum geht, den Patienten (irgendwie) darauf kauen zu lassen, sondern es geht u. a. um viele Einzelentscheidungen:

1. Offen oder geschlossen?
2. Liegend oder stehend?
3. Schneidezähne, Eckzähne oder Backenzähne?
4. Symmetrisch oder asymmetrisch?
5. Wie viel Kaudruck?
6. Welche Druckdauer?
7. Welche Kauhäufigkeit?
8. Welche Kaufrequenz?
9. Mit oder ohne Nudelküsschen?
10. Passive oder aktive Nudelküsschen?

(Die Bedeutung der einzelnen Punkte finden Sie im Übungsteil.)

An dieser exemplarischen Liste wird deutlich, dass es viele Dinge zu bedenken gibt. Jede Übung hat sehr viele verschiedene Variationsmöglichkeiten, und die Übung muss natürlich jeweils auf das „Gesamtpaket" der Symptome angepasst werden, um sie *richtig* und ursachenreduzierend einzusetzen.

Der Therapeut muss wissen

- Wo der Patient steht
- Und wohin er will bzw. soll!

Das bedeutet:

- Wie ist der Befund zu Beginn der Therapie?

und

- Wie lautet das therapeutische Ziel???

Wenn diese Fragen durch die Anamnese und Diagnostik eindeutig und klar beantwortet werden können, geht es an die Therapieplanung. Dabei sollte nicht nur berücksichtigt werden, was der Therapeut als erstrebenswerte Ziele für den Verlauf der Therapie formulieren würde, sondern hier sollten unbedingt **alle Beteiligten** – Patient, Eltern, Angehörige – Ziele für die Therapie formulieren dürfen. Die Zielbesprechung also immer gemeinsam mit dem Patienten durchführen! Das können manchmal auch schon Kinder ab dem Kindergartenalter.

i Manchmal ist es überraschend, mit wie viel Klarheit ein Ziel formuliert werden kann – und es ist möglich, dass das Ziel, das dem Patienten wichtig ist, ein ganz anderes ist, als das, was der Therapeut für erstrebenswert hält.

i Manchmal ist es direkt erschreckend, wie spezifisch so eine Zielerfragung sein kann. Oder wie viel seelische Not in so einem, vom Patienten formulierten Ziel liegt: Ich kann mich an einen ca. 9-jährigen Jungen erinnern, der auf diese von mir gestellte Frage sehr traurig antwortete: „Die anderen Kinder sollen nicht mehr ‚Pferde-Fresse' zu mir sagen!" – Die seelische Not des kleinen Jungen hat mich sehr betroffen gemacht, er konnte aber endlich mal aussprechen, was er täglich in der Schule erlebte. Es brach mit Tränen in den Augen förmlich aus ihm heraus.

Wenn alle bisher erwähnten Fragen angemessen berücksichtigt wurden, haben Sie mit der NF!T® *alle* Möglichkeiten die therapeutischen Interventionen zu leiten und oft schon nach relativ kurzer Zeit bemerkenswerte Erfolge vorzuweisen.

In der NF!T® Arbeit wird jeweils so weit in den Funktionen zurückgegangen, wie es individuell für den Patienten notwendig ist. Wenn jemand nicht beißen kann, beginnen wir nicht beim Beißen, sondern **vor** dem Beißen. Wenn jemand nicht den Mund aus eigenem Antrieb schließen kann, versetzen wir seine Muskulatur durch entsprechende Stimulation in die Lage, dass die Lippen ohne verbale Aufforderung „sich" suchen. Der Grund für den fehlenden Schluss ist ja nicht, dass der Patient es nicht will, sondern nicht kann. (... und auch die Lippen haben keine Ohren ...) Wie ich schon ausgeführt habe, sind die Ergebnisse nach verbalen Aufforderungen oft trügerisch und bestehen leider meistens nur kurzzeitig.

Um im Idealfall die physische Entwicklung störungsfrei zu durchlaufen, brauchen wir von außen Input, Stimulationen und Anregungen. Wie diese Maßnahmen genannt werden, ist zweitrangig, das Wichtigste ist, dass ein Kind die *Möglichkeit* bekommt, sich zu entwickeln. Dazu braucht es nicht nur Liebe, Licht, Luft und Nahrung, sondern auch vielfältige Möglichkeiten Bewegungsabläufe zu beobachten und allein *zu tun*. Jede Hilfe sollte angemessen sein und nicht so, dass dem Kind das eigene Tun abgenommen wird. Das Kind muss *alleine* Zähne putzen, um die Bewegungen zu lernen. Das Kind muss *alleine* essen dürfen, damit es das lernt. Bei jeder dieser Tätigkeiten geht es nicht nur um das Vordergründige, wie z. B. das Sattwerden oder die sauberen Zähne, sondern immer gleichzeitig um viele andere Dinge: Geschicklichkeit, Balance des Löffels, Augen-Mund-Kontrolle, Kraftdosierung von Arm, Hand und Fingern, Hand-Mund-Koordination, Kopf- und Rumpfkontrolle sind nur einige Dinge, mit denen das Kind hier gleichzeitig fertig werden muss.

Hilfe oder Helfen von Seiten der Eltern bedeutet fast immer:
Ich mache das für Dich!
Weil ...

... du das (noch) nicht kannst!
... du noch zu klein bist!
... ich das besser/schneller kann!

Dieses Übernehmen von Aufgaben bedeutet eine Einschränkung des Lernens für das Kind! (s. Thema „Spiegelneuronen“)

Ein Beispiel zu diesem Thema:

Mögliches Problem:
Eine Mutter meint, dass ihr Baby sich beim Trinken aus der Flasche zu sehr anstrengen muss, weil das Loch des Saugers auf der Flasche zu klein ist.

Was wird sie vielleicht tun? Die Anstrengung verringern und einfach den Flaschensauger mit dem nächst größeren Loch nehmen. Also beim Tee den Milchsauger oder bei der Milchflasche den Breisauger.

Auswirkung: Das Kind wird in gewohnt heftiger Manier ziehen und so vermutlich ein Überangebot an Flüssigkeit in den Mund bekommen. Vielleicht erschreckt es sich „nur“, schluckt und stellt sich auf das „mehr“ an Nahrung ein. Das kann es am besten, indem es das zu viel an Nahrung aus dem Mund herausschiebt (so entwickelt sich mancher Zungenvorstoß und vielleicht auch Interdentalität).

Vielleicht kommt es aber auch mit diesem Überangebot an Flüssigkeit überh. aupt nicht klar und fühlt sich wie ein Ertrinkender mit Erstickungsangst. Es wehrt sich und schreit. Die Mutter deutet das Weinen vielleicht als Hunger und presst weiterhin die Flasche auf die Lippen.

Die Mutter hat es mit ihrer Maßnahme selbstverständlich gut gemeint, aber durch ihr Vorgehen hat das Kind jetzt andere und letztlich noch massivere Probleme ...

Ein Falldarstellung aus meiner Praxis: *Lena*

Ein Arzt rief an, ob ich auch schon mit Kindern arbeiten würde, die erst 5 Monate alt sind. Das Mädchen sei kurz vor dem Verhungern, und er (= der Arzt) würde mir 1 (eine!) Woche Zeit geben für die Therapie. Wenn ich in dieser Woche nicht erfolgreich wäre, würde er das Kind in eine Klinik einweisen, um eine PEG legen zu lassen.

Ich bestellte die Eltern ein, mit der Bitte, eine Flasche Milchnahrung mitzubringen. Beim Eintreffen in den Therapieraum weinten alle Drei: Vater, Mutter und Kind.

Zur Vorgeschichte: Das Kind war das erste Kind des Ehepaares. Der Zwillingsbruder des kleinen Mädchens war kurze Zeit nach der Geburt gestorben. Das Mädchen, ich nenne sie Lena, trank nicht ‚gut' bzw. gar nicht, und die Eltern hatten nun verständlicherweise große Angst, dass Lena verhungert und sie auch dieses Kind noch verlieren könnten. Es war für die Eltern verständlicherweise furchtbar belastend, dass sie es nicht schafften, ihr Kind ausreichend zu ernähren.

Bisherige Hilfen waren ohne Erfolg:

- Hebamme
- Stillberatung
- Schreiambulanz
- Ärztliche Untersuchungen und Beratungen
- und die (ernstgemeinte) Empfehlung eines Beraters an die Eltern, gemeinsam mit Lena auf den Friedhof zu gehen, um dort mit ihr um den Bruder zu trauern, da sie anscheinend den Verlust und die Trauer noch nicht verarbeitet hat?!

Fortsetzung: *Lena*

Aus lauter Sorge, dass Lena nicht genügend Nahrung aufnimmt, hatte die Mutter ganztägig versucht ihrer Tochter die Flasche zu geben. Sobald der Mund offen war, kam die Flasche oder aber auch ein Löffel mit Milch in den Mundraum.
Das Kind hat dabei fast immer nur geschrien, aber nicht getrunken.
Ich bat die Mutter, mir die Trinksituation vorzuführen, damit ich mir ein Bild machen könne. Die Mutter nahm das Kind liebevoll auf den Arm, gab die Flasche und – das Kind schrie. Auf meine Bitte hin versuchte die Mutter noch für einige Zeit, dass Lena trinkt. Lena schrie nur und versuchte sich aus den Armen der

Mutter herauszuwinden. Obwohl klar war, dass sie viel Hunger hätte haben müssen, war sie anscheinend nicht bereit zu trinken. Ich beobachtete ‚nur' und gab keinerlei Anweisungen. Ich nahm relativ schnell wahr, wo das Problem sein könnte und hatte eine Idee!
Daraufhin bat ich die Mutter, mir Lena und die Milchflasche (ca. 230 ml) zu geben. Ich setzte meine Idee, die ich durch die Beobachtung gewonnen hatte, um – und Lena trank! Sie saugte ruhig und gleichmäßig, auch sehr kräftig, sah mir intensiv in die Augen und ließ den Flaschensauger erst los, als der letzte Tropfen aus der Flasche verschwunden war. Sie hatte die komplette Flasche zufrieden ausgetrunken!!!

Während der gesamten Zeit war eine geradezu faszinierende Stille im Raum, nur unterbrochen von den Saug- und Schluckgeräuschen des Kindes. Während ich Lena die Flasche gab, fiel mir ein, dass ich das Telefon nicht ausgestellt hatte, und hoffte die ganze Zeit, dass uns kein Klingeln stören würde. Am Ende hatte ich es ohne jede Störung geschafft, und was noch wichtiger war, Lena hatte es geschafft!
Als die Flasche leer war, schauten mich die Eltern ungläubig an und stellten mir die Frage, die ihnen jetzt unter den Nägeln brannte:
„**Was** haben Sie gemacht und **wie** haben Sie das gemacht?"

- Ich hatte anfangs beobachtet, dass die Mutter die Flasche immer wieder intensiv und ganz fest auf und in den Mund presste. Zusätzlich und zwischendurch drückte sie mit Daumen und Zeigefinger den Flaschensauger zusammen und spritze so die Milch in Lenas Mund. Mit diesem Überangebot an Milch konnte Lena nicht umgehen und bemühte sich nach Leibeskräften, dafür zu sorgen, dass die Milch aus dem Mund heraus befördert wurde. Sie hat die ganze Zeit unter Erstickungsangst gelitten und zusätzlich versucht, sich vor dem „Ertrinken" zu retten!

Es war schon paradox:
- Lenas Mutter hatte Angst, dass Lena verhungert und
- Lena hatte Angst, dass sie an der Milchmenge „ertrinkt" bzw. erstickt.

Mein Lena-Trick war recht einfach:

Ich habe Lena am Flaschensauger ansaugen lassen und dann den Sauger ein klein wenig unter Zug gesetzt und somit *etwas* aus dem Mund **heraus**gezogen. *Dadurch konnte und musste Lena* ***selber aktiv*** *saugen*, was ihr ohne Probleme gelang.

Jetzt könnte man die Frage stellen, warum ich der Mutter nicht unmittelbar den Hinweis mit dem leichten Herausziehen der Flasche gegeben habe. Nach meiner Erfahrung ist es meistens so, dass – in Lenas Fall mit der Mutter – eine ganz bestimmte Art und Weise der Nahrungsgabe gefühlsmäßig verbunden ist. Mit einer *neuen* Person kann man jedoch auch *neue* Erfahrungen machen. So war das auch in dem geschilderten Fall.

In den nächsten 2 bis 3 Wochen habe ich die Eltern therapeutisch begleitet und ihnen Sicherheit in dieser *neuen* Fütter-„Technik" vermittelt. Es wurde sehr schnell alles gut und die Therapie konnte erfolgreich nach kürzester Zeit beendet werden – und von einer PEG war nicht mehr die Rede!

Was hat diese Geschichte mit der NF!T® zu tun? Sehr viel! Bei der NF!T® geht es darum, den Patienten Dinge selber machen zu lassen und keine unangebrachten Hilfen anzubieten, die meist das Gegenteil bewirken.

Wie bei Lena: Die Mutter wollte Lena helfen, dass sie nicht so viel Mühe beim Trinken hat. Mit ihrer „Hilfe" hat sie das Gegenteil bewirkt, nämlich dass Lena sich vor dem Milchüberangebot retten musste.

Meine Reaktion war, Lena zu fordern und ihre Anstrengungsbereitschaft zu aktivieren. Durch meine Beobachtung konnte ich entsprechend reagieren.

Kinder, aber natürlich auch Jugendliche und Erwachsene wollen gefordert werden! Die Muskulatur eines Menschen möchte ebenfalls gefordert werden. Menschliche Strukturen (Muskeln, Knorpel und Knochen) brauchen Druck und Zug, um sich gesund entwickeln zu können. Die Anforderungen müssen selbstverständlich angemessen sein, aber dürfen auch immer an das Maximum der zu leistenden Grenze gehen. Nur durch eine stetige Erhöhung der Anforderungen sind Leistungssteigerungen und damit verbundene Funktionsverbesserungen zu erwarten und zu erzielen.

Fazit:

1. Man „hilft" dem Kind nicht, wenn man ihm „hilft".
2. Trauen Sie sich, Leistung vom Patienten zu *fordern!* Damit *fördern* Sie!
3. Schauen Sie immer genau hin: Wo ist der Ausgangspunkt? Wo ist der Zielpunkt?
4. Machen Sie die Zielbesprechung gemeinsam mit dem Patienten!
5. Sie stimulieren durch ihre Art und Weise der Übungsdurchführung alles das, was der Patient machen soll, und dabei geben Sie keinerlei verbale Hinweise!

2.3 Primärfunktionen sind prälinguistische Funktionen

Wenn man die absolut geniale Wirkungsweise der NF!T® verstehen will, muss man sich mit den ersten, den basalen Funktionen des Mundes auseinandersetzen: den Funktionen, die zur Nahrungsaufnahme notwendig sind:

Saugen + Beißen / Kauen + Schlucken + Atmen

Mit diesen vier Bereichen werden alle Möglichkeiten abgedeckt, die zur Nahrungsaufnahme (auch Sauerstoff wird in diesem Sinne als Nahrung verstanden) notwendig sind. Wenn diese basalen Bereiche ausreichend und korrekt durchgeführt werden, bedeutet das schon allerbeste Voraussetzungen für einen korrekten und störungsfreien Lauterwerb und entsprechender Artikulation. Zusätzlich hat man die optimale Voraussetzung für eine ungestörte Entwicklung der muskulären, knorpeligen und knöchernen Strukturen des Gesichtes geschaffen, die so genannte **Morphogenese**.

Die nun folgenden Schaubilder erläutern die Wirkung der NF!T®, wobei die Zusammenhänge von verschiedenen Ausgangspunkten her betrachtet werden.

In den ersten Lebensmonaten gibt es folgende Funktionsbereiche:

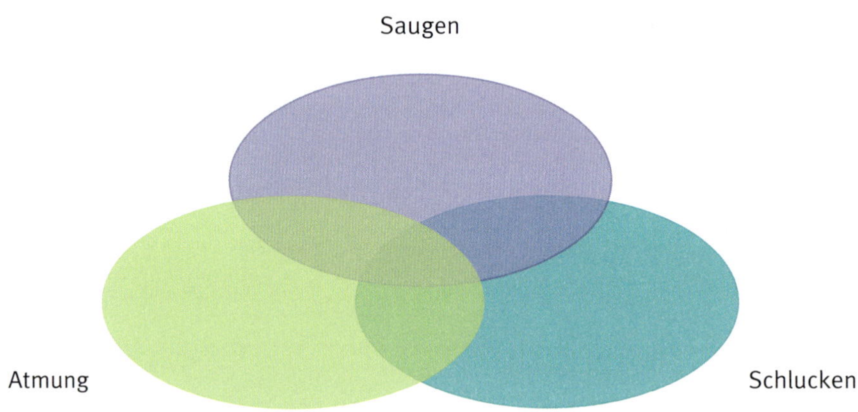

Abb. 1: Erste Funktionsbereiche

Zu Beginn des Lebens stehen bezüglich des Mundes drei Funktionen zur Nahrungsaufnahme im Vordergrund: Saugen, Schlucken und Atmen. Physiologisch bilden diese Bereiche eine Einheit.

Die Milchnahrung wird in den Mund aufgenommen, geschluckt und zwischen dem Schlucken atmet das Kind. Das heißt, die Einzelbereiche können als Funktion einerseits isoliert ausgeführt, müssen aber auch vom Kind im Zusammenhang erlernt werden. Durch seine besondere Anatomie ist ein Säugling in den ersten Monaten seines Lebens in der Lage zu saugen und gleichzeitig zu atmen. Diese anatomischen Besonderheiten „verwachsen“ sich mit der Zeit, und der Säugling muss lernen, das Schlucken und das Atmen miteinander bzw. nacheinander zu koordinieren.

In den ersten Monaten trainiert das Baby intensiv die Muskulatur, die zum Saugen notwendig ist: u. a. Lippen, Zunge und Wangen. Die besonders dicken Pausbäckchen versetzen das Baby in die Lage besonders kräftig zu saugen und während des Saugens einen besonders hohen Unterdruck im Mundraum zu erzeugen. Durch das Saugen entstehen zusätzliche Wachstumsreize für den Unterkieferbogen, das Kinn und den Gaumen. Durch die mit dem Saugen verbundene Nasenatmung beginnen die Nebenhöhlen sich zu entwickeln und zu wachsen.

Wenn das Kind mit festerer Nahrung (z. B. nur grob zerkleinerte Löffelnahrung oder weiches Brot mit Aufstrich) anfängt, kommt ein zusätzlicher Funktionsbereich hinzu, nämlich der des Beißens und kurze Zeit später auch der des Kauens.

In der folgenden Abbildung wurden diese neuen Funktionsbereiche hinzugefügt:

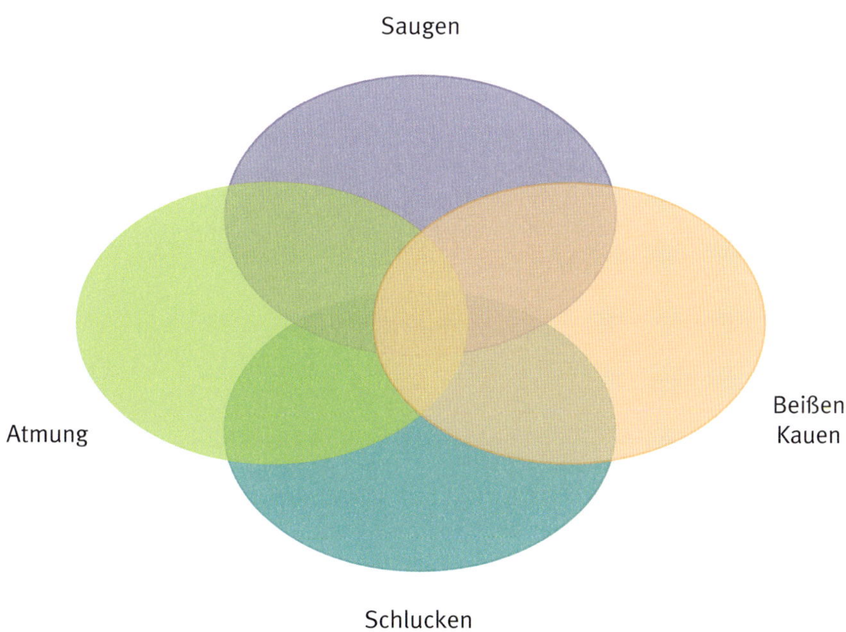

Abb. 2: Erweiterte Funktionsbereiche

In der Abbildung 2 sieht man erneut an den Schnittmengen die Einflussnahme, die die einzelnen Bereiche zueinander haben. Die Betrachtungsweise von Schnittmengen ist eine Anleihe aus der Mathematik, zeigt im Bild jedoch recht plastisch, dass wir in der Herangehensweise in unserer Arbeit die Zusammenhänge zu beachten haben.

Als Therapeuten aus dem logopädischen Bereich sollten wir bei der Befunderhebung unserer Patienten in jedem Fall auch einen Blick auf die o. g. Bereiche werfen. Wir werden dann feststellen, dass wir es oft nicht nur mit der vordergründig hörbaren oder beobachteten Problematik, wie einer Artikulationsstörung zu tun haben. Oft liegen Probleme, Defizite oder Auffälligkeiten bei den Primärfunktionen zugrunde, die es aufzuspüren gilt. „Die angeborenen Instinkthandlungen (Saug-, Kau-, Schluck-, Atem-, Suchreflex) bilden die motorische und kinästhetische Grundlage für die Entwicklung der späteren Sprechbewegungen.“ (Broich, 1992, S. 21) Die Überprüfung dieser Bereiche gehört genauso selbstverständlich wie z. B. die auditiven Funktionen eines Patienten in die Basisdiagnostik.

Auch andere Berufsgruppen haben unmittelbar ebenfalls mit diesen vier Bereichen Kontakt: der Kieferorthopäde und der Zahnarzt. Auch die Vertreter dieser Berufsgruppen sollten bei ihren Untersuchungen und Behandlungen immer die funktionellen Gegebenheiten der Primärfunktionen ihrer Patienten mitberücksichtigen. Die Effektivität der kieferorthopädischen Behandlungen steigt sicherlich, wenn **vor** dem Beginn einer KFO-Maßnahme die unphysiologischen Primärfunktionen reguliert wurden. Spätestens im unmittelbaren Anschluss an eine kieferorthopädische Behandlung sollten vorhandene Funktionsabweichungen behandelt werden, um einem Rezidiv vorzubeugen, denn eine Funktion bestimmt die Form, im positiven, aber auch im negativen Sinn. Die Bedeutung der formgebenden äußeren (Lippen) und inneren (Zunge) weichen Strukturen hat sich noch nicht flächendeckend verbreitet, sonst würden nicht immer noch viele darauf hoffen, dass die kieferorthopädisch korrigierten Zähne eine vorverlagerte Zunge kontrollieren können.

Die Artikulation findet statt im Bereich

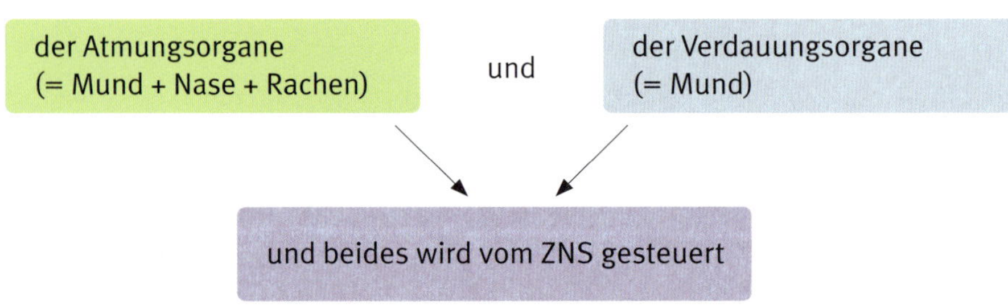

Abb. 3: Artikulatorische Funktionsvoraussetzungen

An dieser Abbildung wird deutlich, dass der Mund nicht nur als Atmungsorgan angesehen wird, sondern auch als Organ, in dem wichtige Bereiche der Vorverdauung (z. B. Zerkleinerung, Einspeichelung) stattfinden. Die Steuerungsmechanismen kommen in beiden Fällen vom ZNS. Beides findet im Mund statt und beide Bereiche gehören deshalb zu den primären Funktionen des Mundes. Auch diese Betrachtung macht deutlich, dass wir für die Artikulation Bereiche nutzen, die ursprünglich für andere basale, lebenserhaltende Funktionen gedacht waren. Die zusätzliche Nutzung für die Artikulation haben wir uns erst im Laufe der Evolution angeeignet.

In der nächsten Betrachtungsweise sehen wir im Außenbereich einen sog. Circulus vitiosus:

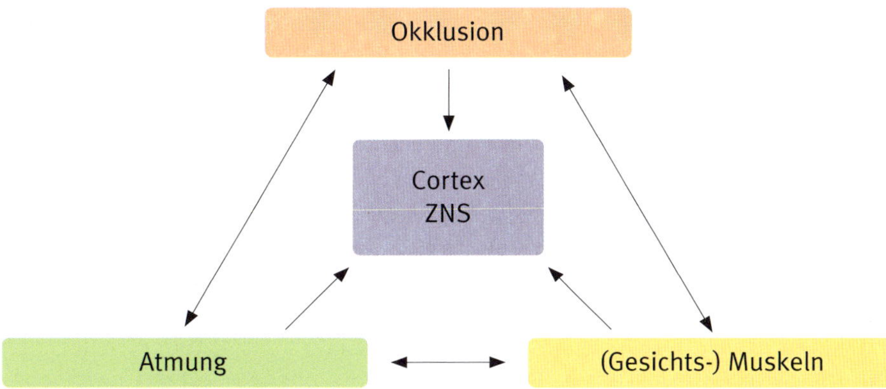

Abb. 4: Funktionsbeeinflussungen

- Jeder Aspekt beeinflusst die jeweils anderen Bereiche.
- Es ist unerheblich, an welchem Aspekt des äußeren Kreises die Betrachtung beginnt.
- Jeder Aspekt im Außenbereich hat einen wesentlichen Einfluss auf das Programm, das für uns im ZNS geschrieben wird.

Ein möglicher – typischer – Verlauf:
Aus einem häufig wiederkehrenden Infekt (Erkältung) kann sich eine Mundatmung entwickeln, die auch über die Zeit des akuten Infektes hinaus bestehen bleibt. Durch den konstant offenen Mund (es muss ja geatmet werden) verringert sich der Tonus der Gesichtsmuskulatur. Dies hat wiederum zur Folge, dass die formgebende Wirkung der Lippen fehlt und sich dadurch die Zähne eventuell in eine Position bewegen, die disharmonisch ist. Vor allem, wenn durch die sich entwickelnde Mundatmung noch zusätzlich eine Vorverlagerung der Zunge hin-

zukommt. Die Zunge übt dadurch noch einen zusätzlichen Druck auf die Zähne aus.
So hat sich schnell ein Teufelskreis entwickelt, aus dem man ohne professionell-therapeutische Hilfe nicht herausfindet.

An dem dargestellten Beispiel ist zu sehen, dass Entwicklung – und damit auch eine Funktionsveränderung – durch sehr unterschiedliche Einflüsse ihren Lauf nehmen kann:

Das kann im positiven Sinne geschehen, nämlich wenn die Entwicklung ungestört ist, und damit alle Funktionen physiologisch optimal ablaufen. Es kann aber auch negative Auswirkungen haben, nämlich dann, wenn sich ein Problem in einem der drei Bereiche zeigt. Dann werden, wie oben beschrieben, auch die anderen negativ beeinflusst, und so kann es dadurch auch zu den typischen Artikulationsstörungen kommen.

Wenn sich eine unphysiologische Abweichung im Bereich der Primärfunktionen zeigt, besteht eine hohe Wahrscheinlichkeit, dass sich im Bereich der Sekundärfunktion (Artikulation) eine Entsprechung entwickelt.	Wenn sich eine unphysiologische Abweichung im Bereich der Sekundärfunktion (Artikulation) zeigt, besteht eine hohe Wahrscheinlichkeit, dass wir im Bereich der Primärfunktionen eine Entsprechung finden.

M. Hülse (in H. Lohse-Busch et al., S. 64) schreibt: „Jeder Therapeutin muss bewusst sein, dass eine freie orofaziale Bewegung und eine regelrechte Atmung Voraussetzung für eine korrekte Phonation und Artikulation sind. Zu jeder phoniatrischen und logopädischen Untersuchung einer Sprachentwicklungsverzögerung oder Sprachentwicklungsstörung gehört daher das Abfragen und Abtesten der Mundmotorik, Fein- und Grobmotorik.“

Das Erlernen der besprochenen Funktionen des Mundes wird unterstützt durch das ganz normale Explorieren, das (fast) alle Kinder in den ersten Lebensmonaten betreiben. Alles, was das Kind in die Finger bekommt, wird meist sofort auch mit den Lippen und der Zunge ertastet. Diese Neugier ist für das Kind notwendig, so lernt es viel über die Beschaffenheit eines Gegenstandes. „Das Ausbleiben der oralen Erkundungsphase kann Essstörungen und Artikulationsstörungen nach sich ziehen. Manchmal verzögert sich die Sprachentwicklung um Jahre. – Entwicklungsverzögerte Kinder sollen Wahrnehmungserfahrungen mit dem Mund unabhängig vom Alter nachholen.“ (Seiler, S. 52)

Geben Sie Ihrem Patienten also genügend Raum, Zeit und Stimulationsangebote, um Versäumtes oder Verlorengegangenes neu zu erfahren.

Fazit:

1. Erleichtern Sie Ihrem Patienten die Arbeit, indem Sie seine Primärfunktionen regulieren.
2. Erleichtern Sie sich die Arbeit, indem Sie die Primärfunktionen nutzen, um eine Artikulationsauffälligkeit zu therapieren.
3. Sichern Sie Ihre therapeutische Arbeit im Bereich der Artikulation über die Primärfunktionen ab!

2.4 In der Literatur aufgelesen: Zusammenhänge von primären Mundfunktionen und dem Sprechen – Parallelen und Abgrenzung zur NF!T®

Broich (2009, S. 32) schreibt, „Fehlentwicklungen im vorsprachlichen Bereich, undifferenzierte Bewegungsmuster beim Saugen, Kauen und Schlucken können Ursache sein für spätere sprechmotorische Defizite. – Damit ist es auch möglich, Entwicklungsrückstände besonders in den Wahrnehmungsbereichen Tast-, Eigenbewegungs-, Vibrations- und Gleichgewichtssinn (...) nachzuvollziehen."

Von der anderen Seite her betrachtet, ist es folgendermaßen: „Abweichungen in den Lautbildungen spiegeln sich wechselseitig in den Zahn- und Kieferfehlstellungen und -haltungen wider." (Broich, 1992, S. 17)

Es ist also sinnvoll, ursachenorientiert zu arbeiten und stets auf der Suche zu sein, welche auslösenden Faktoren und Funktionsabweichungen der sichtbaren oder hörbaren Störung zu Grunde liegen. Es geht hier um einen ursachenorientierten und nicht um einen symptomorientierten Therapieansatz.

Bei M. Hülse (in Lohse-Busch et al. 2001, S. 64) kann man lesen, „dass gestörte primitive Saug- und Schluckreflexe einerseits, aber auch das Bestehenbleiben der oralen Reflexe über den physiologischen Zeitraum hinaus deutlich auf eine Störung der motorischen, oralen Entwicklung hinweisen. Aufgrund der neuropathologischen Gesichts- und Mundmotorik entwickeln und manifestieren sich ungewollte, abnorme Bewegungsmuster."

Auch Bondi (1993, S. 11) schreibt in seinem Vorwort, „dass ich mir täglich mehr der Wichtigkeit bewusst geworden bin, welche die Funktion als solche von der Diagnose bis zur Beendigung der (kieferorthopädischen, Anm. der Verf.) Behandlung als auch darüber hinaus einnimmt." Er stellt in seinem Buch alle Bereiche dar, die für ihn Voraussetzungen sind, um ein „neuromuskuläres Gleichgewicht im stomatognatischen System zu erreichen" und das sind für ihn (myofunktionelle Übungen oder „Myotherapie") Übungen zum Saugen, Beißen, Kauen und Schlucken in Verbindung mit einer ganzkörperlichen Aktivierung.

Jedes Lebewesen, das auf der Evolutionsstufe eines Säugetieres geboren wird, nimmt seine Nahrung anfangs durch „Saugen“ auf. Saugen ist neben der Atmung die erste Funktion des Mundes und prägt so durch die Qualität dieser Funktion die weiteren Nahrungsaufnahmefunktionen des Mundes: Saugen → Beißen/Kauen → Schlucken, stets von der Atmung begleitet. Die Qualität dieser Funktionen sind wiederum von ganz entscheidender Bedeutung für das, was ein wichtiges Arbeitsfeld im Alltag der Logopäden ist: die Artikulation.

Gschwend (in Hacks et al., 2000, S. 66) schreibt, „für das Kind läuft die Stillmotorik physiologisch gesehen vorwiegend reflektorisch im Dienste der Ernährung ab, die an die Stelle der Nabelschnur getreten ist. Mit ihr wird das Mundschema, ein Berührungs- und Bewegungsschema der Lippen, der Zunge und des Gaumens weiter ausgebaut, was im Hinblick auf das bevorstehende Sprechenlernen größte Bedeutung gewinnt.“

„Der Mund verkommt heute zu einem Einfüllstutzen für die Nahrung und verliert somit seine Funktion eines Sinnes-, Erkenntnis- und Wahrnehmungsorganes. In demselben Maße, in dem heute das regelrechte Erfassen und Verarbeiten der industriell verfeinerten Nahrung nicht mehr stattfindet, verkümmern auch die Lautbildungen.“ (Broich, 1992, S. 23) Hier benutzt Broich einen Begriff, den er nach Balters zitiert: „Einfüllstutzen für Nahrung“: Nahrung nur hinein in den Mund schieben und ohne anstrengende Bewegungsarbeit möglichst schnell wegrutschen lassen. Fast food for everybody!

Interessant in diesem Zusammenhang ist auch, dass Patienten, die z. B. keine „Lust“ oder Bereitschaft zum Kauen zeigen, auch ganz allgemein oft eher zu den antriebslosen Spezies gehören. Bloß nicht zu viel bewegen! Keine Lust zu gar nichts! Aber noch viel interessanter ist, dass man diese eher psychische Komponente oft schon dadurch deutlich verändern kann, dass man die in diesem Buch beschriebenen Übungen für die Mundfunktionen durchführt. Hier fällt es besonders in der Altersgruppe der Kinder und Jugendlichen auf, dass sie schon allein durch die NF!T®-Übungen insgesamt deutlich aktiver werden und das nicht nur bezüglich ihrer Bereitschaft zum Kauen. Die positiven Veränderungen betreffen den ganzen Menschen

- die Mund-Funktionen
- die Physiognomie von Mund und Gesicht
- die Aufrichtung
- die Haltung:
  - im physischen und auch
  - im psychischen Sinne.

Über die oben beschriebenen Zusammenhänge und Wechselwirkungen, z. B. der Stellung der Wirbelsäule (besonders der Halswirbelsäule) und der damit oftmals einhergehenden Gebissveränderungen, findet man in vielen Büchern Hinweise.

Betrachten Sie erst das übergeordnete System, und gehen Sie dann zu den nachfolgenden bzw. nachgeordneten Bereichen. Also zuerst die Stabilität und regelrechte Aufrichtung und Beweglichkeit der Wirbelsäule sicherstellen, denn danach ist es einfacher, sich z. B. um die entsprechenden Bereiche des Kiefers zu kümmern.

Die entstehenden (positiven) Wirkungen sind wechselseitig, das bedeutet, dass nicht nur eine Verbesserung der Wirbelsäulenaufrichtung eine positive Stellung der knöchernen Strukturen des Gesichtsschädels bewirken, sondern durch eine Veränderung von (bisherigen) Fehlfunktionen des Mundes ist die Wahrscheinlichkeit groß, dass es auch zu einer Verbesserung der Aufrichtung kommt.

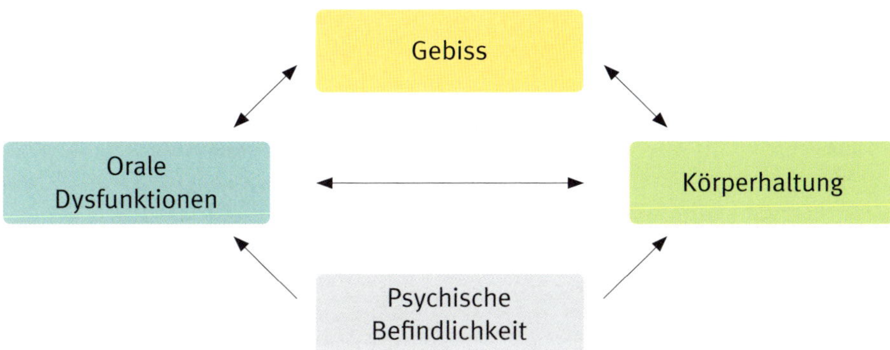

Abb. 5: nach: Clausnitzer, Renate, Beziehungen zwischen Gebiss und Gesamtpersönlichkeit (S. 61)

Hansson (1993, S. 10) fordert in seinem Buch auf, dass eine „Schwäche im Muskeltonus häufig für den Zahnarzt bei der Untersuchung des Patienten so auffällig ist, dass sie Anlass zu einer eingehenden Untersuchung durch einen Physiotherapeuten sein sollte."

Nusser-Müller-Busch (2011, S. 4) schreibt, „Schlucken ist Bewegung – Sprechen ist Bewegung, ... facio-orale Störungen (auch) als Bewegungsstörungen begreifen ..." und betont in ihren Beschreibungen zur F.O.T.T., dass „Beeinflussungsmöglichkeiten des menschlichen Körpers" bekannt sein sollten.

Auch bei Padovan (1976, S. 4) liest man, „das während der Muskelfunktionen bestehende Gleichgewicht richtet sich nach den reflektorisch-vegetativen Funktionen der Atmung, des Saugens, Kauens und des Schluckens".

Morales (1991, S. 23) definiert „den orofazialen Komplex als ein Organsystem, das durch einen Zusammenschluss verschiedener anatomisch-physiologischer

Elemente gebildet wird und dazu dient, die folgenden Funktionen zu entwickeln oder dazu beizutragen: NAHRUNGSAUFNAHME – MIMIK – ATMUNG – PHONATION." Er betont, dass „eine Form gegeben ist *für* eine Funktion und *durch* eine Funktion." Sein Resümee: „Jedes Organ formt sich selbst durch eine harmonische Funktion."
Es ist also nicht nur die Frage, **ob** die Kinder saugen, sondern **wie** sie saugen und vor allem welche Auswirkungen es haben kann, wenn sie *nicht richtig* saugen, und welche therapeutischen Möglichkeiten in dem Fall zur Verfügung stehen.

Auch die Tatsache, dass ein Mensch Zähne hat, bedeutet logischerweise noch nicht, dass er damit auch beißt oder kaut. Zumindest, dass er „richtig" beißt oder „richtig" kaut. Hier gibt es sehr große qualitative Unterschiede, die erkannt und in der Folge therapeutisch bearbeitet werden müssen, wenn sie pathologisch sind.

„... und die Wahrheit für alle Therapien ist die, dass keine Methode die letzte ist." (nach Frederick Jensen, unbek. Herkunft) zitiert aus dem Sonderdruck von Padovan (1976, S. 21). So ist auch mein NF!T®-Programm entstanden. In der Auseinandersetzung mit verschiedenen Methoden, die im deutschsprachigen Raum für die „Myofunktionelle Therapie" Verwendung finden, habe ich durch die Anwendung derselben meine vielfältigen eigenen Erfahrungen gemacht. Manches war praktikabel und sinnvoll, anderes für mich nicht umsetzbar oder mir war eine andere Gewichtung und Herangehensweise bei bestimmten Störungsbildern wichtig.

Wir finden inzwischen eine Vielzahl an Literatur, in der Übungen zu den erwähnten Funktionsbereichen des Mundes nachzulesen sind. Nachdem vor allem von Padovan ganz entscheidende Denkanstöße und Hinweise zu dieser Art von Therapie gekommen sind, hat sich eine Vielzahl von Autoren mit der Behandlung der Primärfunktionen und der angrenzenden Bereiche befasst. Viele haben den Übungen ihren ganz individuellen Stempel gegeben und den Übungspool unterschiedlich zusammengesetzt. So sind letztlich immer wieder neue Programme entstanden, aus denen man sich das für die eigene Arbeit passende Therapieprogramm heraussuchen kann.

Der ganz entscheidende Unterschied meiner NF!T®-Übungen zu allen anderen mir bekannten Methoden in diesem Themenbereich **ist das völlige Fehlen jeglicher Sprachanweisungen zur Durchführung der Übungen.** Eine scheinbar kleine, aber doch sehr bedeutsame Nuancierung, die vielfach entscheidet zwischen „Spaß-haben-an-der-Therapie-und-gerne-wiederkommen", zum oft eher „Nicht so-viel-Spaß-haben".

Natürlich habe auch ich nicht die Funktionen des Mundes wie das Saugen oder das Kauen „erfunden", das machen die Menschen schon seit Urzeiten. Ich habe mich aber in die Probleme meiner Patienten „verbissen“ und zu einem sehr praktikablen Übungsansatz „durchgebissen“, den ich Ihnen in diesem Buch vorstellen möchte. Was ich mit meinen Übungen „erfunden“ bzw. weiterentwickelt habe, sind Möglichkeiten, nonverbal auf verschiedene grundlegende Funktionen einzuwirken und sie mit der NF!T® dauerhaft zu verändern.

Manche Übung in meinem Programm finden Sie in etwas anderer Herangehensweise in anderen Programmen, manche sind neu.

Eine ebenfalls sehr bedeutsame Erkenntnis war, dass ich bei den Patienten, die im Bereich der Mundfunktionen Probleme haben, oftmals noch nicht mit der entwicklungsgemäß ersten Funktion „Saugen“ beginnen kann. Das Problem liegt bei diesen Patienten nicht beim Saugen, sondern DAVOR. Also musste ich mir immer wieder neue Übungen überlegen, die den Patienten helfen, zum Saugen zu kommen, und die ich z. B. dem Saugen vorschalten konnte. Manche meiner Patienten hatten eine so stark verminderte Wahrnehmung im Mund, dass sie den Sauger im Mund gar nicht fühlen konnten (Geschichte von Marvin im Kapitel 2.1). Wie also sollten sie auf die Idee kommen, die Lippen um den Sauger herum zu schließen?

Ich habe mich immer weiter in diese Therapierichtung „Primärfunktionen → Sprechen → Physiognomie → Zahnstellung“ hineingearbeitet, und am Ende ist für mich die NF!T® herausgekommen.

Fazit:

1. Wenn jemand Probleme mit Artikulationsbewegungen hat, arbeiten Sie zunächst an den Mundfunktionen.
2. Beginnen Sie – zeitlich – so früh wie möglich!
3. Gehen Sie in den Funktionsabläufen so weit wie nötig – und sinnvoll – zurück!

2.5 Spiegelneurone

Seit einigen Jahren hören und lesen wir zunehmend über das Phänomen der „Spiegelneurone“. Was bedeutet das, und wie können wir die Wirkung der Spiegelneurone für unsere Arbeit nutzen?

„Der Sitz der prämotorischen Spiegelneurone befindet sich beim Affen im Areal F5, das beim Menschen dem prämotorischen Areal Brodman A44 und A45 entspricht, wo sich auch die motorische Sprachregion Broca befindet“. (Bauer, S. 75)

Wikipedia schreibt u. a. dazu: „Aktuell wird die vermutete Beteiligung der Spiegelneurone an der Sprachverarbeitung in der medizinischen Forschung dazu genutzt, Menschen mit Hirnschäden wie beispielsweise bei Schlaganfällen zu helfen.“ (entnommen am 18.5.2012)

Aber nicht nur in der Rehabilitation nach einem Schlaganfall können Spiegelneurone genutzt werden, sondern wir können von dem Nutzen schon sehr viel früher profitieren.

Was genau sind eigentlich Spiegelneurone?

Mit dem Begriff Spiegelneurone wird das Phänomen bezeichnet, dass bestimmte Nervenzellen unseres Gehirns wie ein Resonanzsystem funktionieren, das auf Gefühle, aber auch auf Handlungen reagiert. Diese Reaktion in den Zellen geschieht, wie nach einer eher „zufälligen“ Entdeckung in den neunziger Jahren beobachtet wurde, schon dann, wenn die Handlung ausschließlich beobachtet wird. Die Nervenzelle reagiert in gleicher Weise, egal, ob der Mensch das Beobachtete nur sieht oder selbst ausführt.

Spiegelneurone sind ein Teil der „Hardware“ unseres Gehirns, sie gehören zur Grundausstattung unseres Nervensystems. Sie geben dem Säugling bereits wenige Tage nach der Geburt die Fähigkeit, mit seiner Mutter oder seinem Vater erste Aktionen der Spiegelung vorzunehmen. Diese frühen Spiegelungen sind nicht nur möglich, sondern sie entsprechen dem emotionalen Grundbedürfnis des Neugeborenen.

Man findet die Spiegelneuronen unter anderem im limbischen System und im Broca-Zentrum. Sie sind besonders mit den Zellen vernetzt, die für das Sehen, Hören und für die Bewegungen zuständig sind. Allerdings entwickeln die Nervenzellen sich nicht von allein, sondern sie müssen aktiviert werden. Diese Aktivierung ist schon bald nach der Geburt möglich. Dafür benötigen sie allerdings einen verlässlichen Partner als Gegenüber, in der ersten Lebenszeit natürlich am besten die Mutter oder den Vater.

Forscher gehen davon aus, dass zwischen dem 3. und 4. Lebensjahr die Spiegelneurone voll entwickelt sind. Die Gefühle der anderen zu erfühlen braucht Zeit und dauerhaftes Training.

(Quelle: Sabine Kaufmann, Sendung: Expedition ins Gehirn, 19.10.2010, dokumentiert im Internet zum Thema Spiegelneurone)

Spiegelneurone müssen ständig genutzt werden, um sie zu erhalten. „Use it or lose it" – zu diesem letzten Punkt gibt es eine große Übereinstimmung in vielen Beiträgen, die sich mit dem Phänomen der Spiegelneurone auseinandersetzen.

„Handlungen und Verhaltensweisen zu imitieren, die wir bei anderen beobachten, ist ein durch Spiegelneurone vermittelter menschlicher Grundantrieb. Er ist bei Säuglingen und Kleinkindern noch völlig ungehemmt. (...) Doch auch jenseits des Kindesalters bleibt die Imitation eine Grundtendenz menschlichen Verhaltens. (...) Wir übernehmen, vor allem bei erhöhter Sympathie oder wenn wir auf jemanden ‚eingestimmt' sind, unbewusst körperliche Aktionen anderer Personen." (Bauer, S. 92/93)

Auch wenn sie erst seit wenigen Jahren (Mitte der neunziger Jahre wurden sie das erste Mal beschrieben) bekannt sind, gibt es die Spiegelneuronen schon seit Anbeginn der Menschheit. Die Deutung der Körpersprache der Sippenmitglieder war gerade in der Frühzeit der Evolution überlebenswichtig für Flucht und Rettung.

Der amerikanische Hirnforscher Vilayanur S. Ramachandran ist einer der weltweit bedeutendsten Wissenschaftler seiner Disziplin. Er hält die Entdeckung der Spiegelneurone für eine Wende in der Hirnforschung. Sie seien, sagt er, „für die Psychologie das, was die Entdeckung des Erbmoleküls DNA für die Biologie bedeutete." (Quelle: Internet, Spiegelneurone)

Im Prinzip ist „Spiegelneuron" ein neuer und moderner Begriff für Nachahmung oder Imitation. Bei diesen beiden Begriffen weiß jeder, der in pädagogischer oder therapeutischer Arbeit tätig ist, was damit gemeint ist: Die meisten Menschen lernen am besten und effektivsten, wenn ein (positives) Modell vorhanden ist.

Dieses Wissen nutzen wir in der NF!T®!

Wir sagen unserem Patienten nicht, was wir von ihm wollen, sondern wir machen es vor!

In der Pädagogik gibt es den Begriff „Muttertaubheit". Der bedeutet, dass das Kind für die vielen Hinweise, Ermahnungen und Forderungen der Mutter „taub" ist: sie gehen zum einen Ohr hinein und zum anderen Ohr hinaus ... Das Kind hört gar nicht mehr richtig hin, was ihm gesagt wird. In so einem Fall wäre es also sehr sinnvoll, einen anderen Weg zu suchen und zu gehen, einen Weg, mit dem man die Aufmerksamkeit des Kindes wieder erlangt! Dieser Weg führt über die Spiegelneuronen! Probieren Sie es aus, und Sie werden sich vielleicht wundern, wie einfach auf einmal alles ist! Der Begriff „Mutter(taubheit)“ kann natürlich beliebig ersetzt werden, z. B. mit „Therapeuten(taubheit)“ oder „Logopäden(taubheit)“ ... Ich will an dieser Stelle niemandem zu nahe treten: Ich habe es aber selber erlebt, dass z. B. die zehnte Erklärung in der Logopädie genauso wie in der Erziehung meist auch nicht mehr (therapeutischen) Effekt bringt als die erste, zweite oder dritte.

Es reicht hier für den Therapeuten völlig aus, so zu tun „als ob“. Wir müssen das eingesetzte Material in der Situation selber nicht zeitgleich benutzen. Auch wenn wir als Therapeut in der Therapiesituation den Sauger selber nicht im Mund haben oder die Kaunudel zwischen den Zähnen, zeigen wir mit unserem Gesicht (Lippen, Zunge, Wangen ...) so gut und optimal wie möglich die gewünschte Bewegung. Wenn diese Bewegung nun als Funktionsantwort vom Patienten kommt, verstärken wir sie, in dem wir verbal loben. Zusätzlich setzen wir unsere Mimik und unseren Blick ein, um die Ausführung der Übung positiv anzuerkennen. Diese Bestätigung wird bewirken, dass die Qualität der Ausführung der Übung gleich gut bleibt oder noch gesteigert wird.

Überwiegend werden meist von Erziehern und Therapeuten verbale Erklärungen gegeben, um eine Handlung oder eine Bewegungsausführung vorzustellen. Oftmals wird damit aber mehr Verwirrung gestiftet als Hilfe gegeben. Alle Fachkollegen können nachvollziehen, wie diffizil und kompliziert es wäre, wenn man z. B. das Wort „Strandkorb“, „Wasserflasche“ oder ein beliebiges anderes Wort ausschließlich als Bewegungsmuster der Artikulationsorgane einem nichtdeutschen Mitbürger erklären würde. Es ist natürlich viel einfacher zu lernen, wenn man hört und sieht, was zu tun ist. So geschieht es ja auch im „normalen“ Spracherwerb: Den Laut oder das Wort hören und die Artikulationsbewegungen sehen und ausprobieren, ausprobieren, ausprobieren!

In der NF!T® nutzen wir dieses Wissen: Bei allen kleinen und großen Übungen, achten wir stets darauf, dass uns der Patient (sofern dies möglich ist)* ansieht, wenn wir mit ihm arbeiten. Über Mimik und/oder Gestik werden die Bewegungen unterstützt, die wir in der Therapiesituation erwarten. Nicht nur für das (junge) Kind ist ganz bestimmt das Vor„**bild**“ viel einprägsamer und verständlicher als der Vor„**sprecher**“, sondern auch der erwachsene Patient profitiert hiervon.

---

* Bei stark seheingeschränkten und blinden Patienten gibt es eine andere Herangehensweise: Da wir bei dieser Patientengruppe die Spiegelneurone nicht nutzen können, gehen wir auf den Sinnesbereich, der für diese Patienten der Wichtigste ist: Das Fühlen mit den Händen.
Wir nehmen die Hände oder einzelne Finger des Patienten und führen sie zu unserem Gesicht, dorthin, wo wir gerade die Stimulation erwarten.

In einem meiner Seminare habe ich diesen Grundsatz für einen Moment selber nicht beachtet:

Ich wollte mit und an einer teilnehmenden (Logopädie-)Kollegin zeigen, wie ich das Saugen durchführe. Ich erklärte ihr, was sie tun sollte. Sie schaute mich an und machte – nichts. Ich sagte ihr nochmals, welche Bewegungen ich von ihr erwarten würde. Sie bewegte ein wenig ihren Mund, nahm den Sauger heraus und fragte: „Was soll ich machen? Ich weiß nicht, welche Bewegung du von mir erwartest! Sag noch mal!“

Ich gab ihr den Hinweis, dass wir mit der Übung noch mal ganz neu beginnen und machte ihr mit meinem Mund vor, was sie tun sollte – und es klappte!

Das war für die vor mir sitzende Kollegin, die Gruppe, und auch für mich selbst ein sehr interessanter Effekt und der beste Beweis für das Vorhandensein der Spiegelneurone.

Fazit:

1. Machen Sie alles mit und alles vor, was Sie von Ihrem Patienten erwarten!
2. Seien Sie das Vorbild für Ihren Patienten!
3. Verbale Hinweise aufzunehmen und umzusetzen verwirrt viele Kinder – und auch Erwachsene – oft mehr, als dass die Hinweise ihnen helfen. Stellen Sie sich mal vor, jemand würde Ihnen ausschließlich *erklären*, wie ein fremdsprachliches Wort ausgesprochen werden soll.

2.6 Der Spiegel

Nach den Ausführungen im letzten Kapitel ahnen Sie es schon: Einen sonst oft üblichen Spiegel benötigen wir für die Neurofunktions!therapie **nicht**.

Der Patient soll die Übungen mit ihren Einzelheiten über die Eigenwahrnehmung fühlen. So wird über die taktile, kinästhetische und propriozeptive Wahrnehmung die korrekte Durchführung einer Übung erlernt und im ZNS abgespeichert. Visuelle Hinweise bekommt er vom Therapeuten, der mit seinem Gesicht die Durchführung einer Übung vormacht bzw. widerspiegelt. Prosodische Führung geschieht durch die Stimme des Therapeuten. Der Patient bekommt so zusätzlich immer unmittelbar während der Therapie die Rückmeldung des Therapeuten. Er kann deshalb die erwünschte Funktion vertiefen, die gewünschten Bewegungen werden im ZNS abgespeichert und die unerwünschten auf diese Weise sukzessiv gelöscht.

Die Therapie läuft weitgehend über die Nutzung der Spiegelneuronen, durch die wir am schnellsten und effektivsten Anbahnungen und Veränderungen bewirken können.

Der Therapeut sollte seine Beziehung zum Patienten in der Therapiestunde so intensiv gestalten, dass der Patient sozusagen zum Spiegel des Therapeuten wird und er alle gewünschten Bewegungen imitiert.

Wenn der Patient die Übungen mit Blick in einen Spiegel durchführen würde, übernähmen überwiegend die Augen die Bewegungskontrolle und -korrektur. Die Verankerung der NF!T®-Übungen über die Kinästhetik ist für den Patienten deutlich besser und langfristig stabiler als wenn die Eigenkontrolle über die Augen laufen würde (s. Kapitel Spiegelneuronen).

Aus meinen allerersten Jahren als Logopädin kann ich mich erinnern, dass dieses „In-einen-Spiegel-schauen" für viele Patienten eher unangenehm war und ihnen oftmals ihre Unzulänglichkeiten in ihrer Bewegungsausführung vor Augen geführt hat. Es war für sie eher hinderlich als hilfreich. Wenn sie sich jetzt an der Physiognomie des Therapeuten orientieren können, hilft es ihnen mehr und entlastet sie, weil der Fokus nicht auf ihre Fehler gelegt wird.

Es gibt nur eine kleine Übungs-Situation, in der (vor allem die kleinen Patienten!) in den Spiegel sehen dürfen: Zungenentfesselung mit Strohhalm-Rettung!

Wenn die Strohhalme durch das Gummibändchen gezogen sind und ihre Position im Mund haben, kann man durch kleine und kleinste Bewegungen mit der Zunge die Strohhalme „tanzen" lassen. Das macht Spaß und sieht sehr lustig aus. An dieser Stelle animiert der Blick in den Spiegel zu intensiveren Zungenbewegungen. Die Kinder titulieren sich dann als Tiger, Vampir oder Hexe Wackelzahn und machen „schreckliche" Grimassen ...

Bei allen anderen Übungen sollen die Patienten fühlen und spüren, oder sich auch einfach nur von mir als Therapeut durch die Übung führen lassen. Ich verändere aktiv mit meinen Griffen, was ich verändert haben möchte.

Fazit:

1. Ein Spiegel wird nicht benötigt!
2. Nutzen Sie ausschließlich die Kinästhetik, um die Übungen anzubahnen und zu verbessern.

2.7 Das Prinzip der Homöostase

„Homöostase im eigentlichen Sinn meint die „Konstanterhaltung eines Milieus, Zustandes oder Körpers, der durch **Steuerung** oder **Regelung** zustande kommt." (Wikipedia, Mai 2012)

Wikipedia führt zum Thema Homöostase u. a. folgendes Beispiel an: „Mit dem Begriff Steuerung/Regelung ist das gemeint, was auch ein Kapitän macht, wenn er sein Schiff in *die* Himmelsrichtung steuert, in der das gewünschte Ziel liegt. Bei dieser Steuerung müssen alle störenden Hindernisse, Strömungen und Windrichtungen berücksichtigt werden. Der Kapitän muss stets seine Steuerbewegungen kontrollieren und ggf. den Kurs korrigieren, damit das Schiff das angesteuerte Ziel erreichen kann."

Dieser Vergleich mit dem Kapitän auf der Brücke ruft in mir ein sehr angenehmes und stressfreies Bild für den therapeutischen Ablauf hervor: der Therapeut steht am „therapeutischen Steuerrad" und kann durch leichte Veränderungen in die eine oder andere Richtung die Zielansteuerung in der Therapiestunde für den Patienten vollkommen verändern. Will ich nach Norden oder Süden?
Logopädisch-therapeutische Beispielfrage: Möchte ich den Oberkiefer nach vorn oder hinten arbeiten?

So arbeiten sehr viele Funktionsbereiche im Körper: z. B. stellt sich der Blutdruck im Idealfall durch eine Druckregulierung (ist mehr oder weniger Druck notwendig?) augenblicklich auf eine eventuelle Änderung der Position des Körpers ein.

Ich erlaube mir in dem Sinn den Begriff Homöostase für die NF!T® zu verwenden, als dass eine identische Maßnahme auch im therapeutischen Vorgehen ein MEHR oder aber ein WENIGER bewirken kann, so wie auch das Herz im o. g. Beispiel MEHR oder WENIGER pumpen kann. Je nach Herangehensweise bei der NF!T® kann ich mit der gleichen Übung oder Maßnahme eine Hyperfunktion oder eine Hypofunktion bearbeiten und verändern.

Es ist für das Ziel der therapeutischen Arbeit deshalb stets wichtig, den Ausgangspunkt zu kennen und die jeweilige Übung entsprechend modifiziert zu verwenden. Der Begriff Homöostase wird in meiner Arbeit im Sinne von „Gleichgewicht" verwendet. Gleichgewicht wie auf einer Kinderwippe, bei der auch ein Wippenschenkel nicht dauerhaft oben oder unten sein sollte.

Die Übungen der NF!T® sollten immer das Ziel im Auge behalten, das Gleichgewicht einer Funktion in den erwünschten und notwendigen Zustand zu bringen. Dabei muss man aber dem System (dem Menschen!) zwischendurch auch jederzeit die Möglichkeit geben, bewusst mal mehr oder mal weniger Spannung einsetzen zu können. Viele Menschen verlieren das Gefühl für sich. Die automatische, auf die jeweilige Notwendigkeit einstellbare Funktion wird zu wenig trainiert. Es gelingt z.B. vielen Menschen nicht, ihre Lippen dauerhaft geschlossen zu halten. Sie schaffen es für wenige Momente, aber sobald die Aufmerksamkeit sich verändert, öffnet sich der Mund wieder und das ursprüngliche Bild des offenen Mundes mit allen seinen negativen Auswirkungen ist erneut vorhanden.

Im Folgenden ist ein Beispiel beschrieben, wie mit derselben Funktionsübung (Saugen) bei einer unterschiedlichen Ausgangsposition für den Patienten die Mitte erarbeitet und gefunden werden kann:

(Das im Folgenden geschilderte Prinzip dient ausschließlich dazu, die unterschiedliche Wirkung aufzuzeigen, die man mit denselben Übungen haben kann. Die Schilderung dient nicht dazu, die vollständige Therapie einer zu verändernden Wangenspannung darzustellen. Dazu gehören noch viele weitere Übungen, wie an anderer Stelle zu lesen ist.)

Hypotone Ausgangsbasis:

Der Patient hat eine hypotone Wangenmuskulatur und wenig Lippenspannung. Beim **Saugen** wird über alle in der NF!T® zur Verfügung stehenden Möglichkeiten dahingehend gearbeitet, Spannung in die Übung zu geben: Die Stimme des Therapeuten ist beim Singen oder beim Sprechen der Verse eher laut und kraftvoll, die Mimik drückt Spannung aus und der Therapeut tut so, als ob er versucht, den Sauger ganz fest aus dem Mund des Patienten herauszuziehen. Diese Maßnahmen veranlassen den Patienten, seine Spannung bei den Saugbewegungen zu maximieren.
Sobald mehr Kraft kommt, signalisiert der Blick des Therapeuten Anerkennung und Lob. Bei Erreichen der gewünschten Spannung beginnt man selber etwas weniger Kraft einzusetzen und zu fordern, so dass die Kraftmitte konstant erhalten bleibt.

Hypertone Ausgangsbasis:

Der Patient ist eher hyperton in der Wangenmuskulatur und hat zu viel Lippenspannung. Beim **Saugen** wird über alle zur Verfügung stehenden Möglichkeiten versucht, Entspannung in die Übung zu bringen: Die Stimme des Therapeuten ist eher leise und sanft, die Mimik entspannt und weich. Am Sauger wird ebenfalls eher nur locker und nicht bis an die Spannungsgrenze der Lippen gezogen. Diese Maßnahmen wiederum veranlassen den Patienten, seine eingesetzte Spannung bei den Saugbewegungen zu reduzieren. Sobald weniger Kraft kommt, signalisiert der Blick des Therapeuten Anerkennung und Lob. Bei Erreichen der gewünschten Spannung wird etwas mehr Kraft eingesetzt und gefordert, so dass die Kraftmitte konstant erhalten bleibt.

Nach diesem Prinzip funktionieren fast alle Übungen der NF!T®. In der jeweiligen Übungsbeschreibung finden Sie die jeweiligen Hinweise zum Einsatz der Übungen.

Fazit:

1. Richtig angewendet, wirkt die NF!T® nach dem Prinzip der Homöostase und bringt das orofaziale Funktionssystem in das gewünschte physiologische Gleichgewicht.
2. Seien Sie aber trotzdem immer sehr aufmerksam für ein sinnvolles Kräftegleichgewicht und einen sinnvollen Krafteinsatz.

2.8 Was hat die NF!T® mit einem Radieschen zu tun?

Jeder, der schon mal Samenkörner, z. B. für Radieschen, in die Gartenerde gestreut hat, kennt das: Man kann gar nicht abwarten, dass sich die ersten grünen Triebe zeigen und dass die saftige rote Kugel endlich geerntet und mit Genuss verzehrt werden kann!
Wenn eine Sache begonnen wurde, möchte man möglichst schnell das Ergebnis sehen.
So geht es auch den Beteiligten an einer Therapie: den Eltern, den Therapeuten und je nach Alter auch dem Patienten selber. Man beginnt die Arbeit und hofft auf schnelle oder schnellste Erfolge! Häufig zeigt sich auf der Seite des Patienten Ungeduld und der Therapeut überlegt, wie die Arbeit intensiviert werden kann, um zu einem möglichst schnellen Ergebnis zu kommen. Denken Sie nur an Kopfschmerzen: Nach Einnahme einer Kopfschmerztablette wartet man ungeduldig auf das Nachlassen des Schmerzes.

Ich komme noch mal auf das Radieschen zurück: Egal, wie ungeduldig jemand ist, das Samenkorn braucht einfach seine Zeit zum Keimen, Wachsen und Gedeihen. Wichtig sind gute Erde, Wasser, Licht und Sonne.
Ein wenig Dünger schadet sicherlich nichts. Und dann braucht es vor allem Zeit und Geduld! Es nützt nichts, an der Pflanze zu ziehen und zu zerren, um das Wachstum zu beschleunigen. Im Gegenteil, das bekommt dem zarten Pflänzchen gar nicht! Jeder Gärtner kann bestätigen: Überdüngung schadet meist mehr, als dass sie nützt, und gefährdet im Ernstfall sogar das Ernteergebnis ...

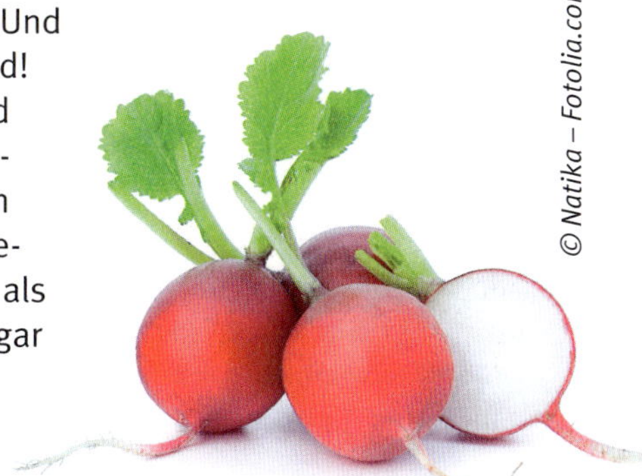

Bei der NF!T® ist es genauso wie beim Wachsen jeder Pflanze: Die Therapie braucht Zeit zum Wirken!

Entwicklung braucht Zeit!

Um den Beginn zu forcieren, kann der Start beschleunigt werden mit einem Intensivstart (erhöhte Frequenz pro Woche) als Wachstumsbeschleuniger. Es ist gut, schnell zu helfen! Oft sind zum Therapiebeginn die Patienten und/oder Angehörigen verzweifelt. Das Störungsbewusstsein ist auf hohem oder sogar oberstem Level. Wenn aber der Startpunkt der Therapie gesetzt wurde, bleibt man am besten durch Regelmäßigkeit am Ball. In jedem Fall sollte man der Entwicklung ausreichend Zeit geben (im ZNS) anzukommen und sich zu entfalten.

Natürlich hätten es viele Ärzte und sicherlich auch die Eltern oder Angehörigen gerne, wenn die Therapie in wenigen Stunden beendet werden könnte (mit einer „Therapie-Tablette“?!). Aber genauso wenig, wie Rom an einem Tag erbaut wurde, kann man das Aufholen eines lange bestehenden Entwicklungsdefizits nicht in wenigen Stunden erzwingen.

In der NF!T® ist ein intermittierendes Vorgehen oft sinnvoll: Einige Stunden Therapie und dann eine therapeutische Pause, in der sich das Gelernte setzen und besser in den Funktionsabruf übernommen werden kann. Je nach Einzelfall und zu behandelndem Störungsbild sollte die Intensität und die Frequenz der angebotenen Therapie abgestimmt werden.

Ich möchte im folgenden, extrem überzogenen Beispiel deutlich machen, dass Entwicklung nicht durch Intensität zu erzwingen ist:
Es hätte wenig bis keinen Zweck einen SP3 Regelfall (= 30 Therapiestunden) in einer Arbeitswoche mit 5 Tagen und täglichen 6 Therapiestunden (5 × 6 = 30) durchzuführen. Die Effektivität wäre deutlich geringer zu dem „Normalfall“ von 30 Wochen à 1 Therapiestunde/Woche oder auch 15 Wochen à 2 Stunden/Woche. Das zuerst genannte Beispiel, dass man eine Woche konsequent durcharbeitet, entspricht einer Dauerberieselung. Der angebotene Therapieinput kann in so einem Fall vermutlich kaum noch verarbeitet werden. Auch der Gartensprenger sollte nicht täglich über viele Stunden Wasser verteilen, die Pflanzen würden vielleicht ertrinken.

Diese Geschichte vom Radieschen eignet sich auch sehr gut zum Erzählen für die Eltern/Angehörigen, bei denen Sie Ungeduld über den scheinbar zu langsamen Therapiefortschritt wahrnehmen. Damit machen Sie den Eltern/Angehörigen in plastischen Bildern klar, nach welchen Grundprinzipien die Therapie abläuft. Es hilft der Familie und den Angehörigen, wenn sie diese Geschichte hören. Sie können sich besser in Geduld üben und dem Patienten mehr Zeit ‚zum Reifen‘ lassen.

Intensivprogramme sollten möglichst nur kurzzeitig und mit eher wenigen Therapieelementen angeboten werden, sozusagen als „Erste-Hilfe“ zum Einstieg bei gesundheitsgefährdenden und natürlich bei lebensbedrohlichen Situationen. Ich habe es in meiner Arbeit einige Male erlebt, dass mir der Kinderarzt z. B. 14 Tage Zeit für erste Veränderungen gegeben hat, ansonsten „drohte“ dem Kind die Klinikeinweisung mit PEG-Versorgung. In diesen Fällen bekam ich eine Frequenz von 5–7 x/Woche, um die tägliche Arbeit durchführen zu können und somit auch täglich den Eltern als Ansprechpartner zur Verfügung zu stehen. Durch diese anfängliche Intensität konnte ich die orale Nahrungsaufnahme derart verbessern, verändern bzw. aufbauen, dass diese Kinder in ihrem häuslichen Umfeld bleiben und wir zu einer niederfrequenteren Therapie übergehen konnten. Ein Riesenerfolg für das Kind und die Eltern und ganz nebenbei auch eine große Kostenersparnis für die Krankenkassen ...

Derartige Intensivangebote sind aber im ambulanten Bereich sicherlich die Ausnahme, und eine oben beschriebene Therapieintervention wird vermutlich eher stationär durchgeführt.

Normalerweise ist es nach meiner Erfahrung nicht sinnvoll, das komplette Programm in kürzester Zeit anzubieten und einzufordern, da es die Patienten (vor allem die kleinen) überfordert, und sie in diesem Fall wohl eher mit Unlust reagieren würden.

Fazit:

1. Lassen Sie dem Patienten ausreichend Zeit für Entwicklung!
2. Entwicklung kann nicht ohne Qualitätseinbußen von außen beschleunigt werden.
3. Der Therapiebeginn kommt allen Beteiligten oft sehr langsam vor, ist aber langfristig gesehen sinnvoll.
4. Geben Sie reichlich alle therapiefördernden Zutaten: u. a. Zeit, Zuwendung, positive Signale, Ruhe und Geduld!

2.9 Die vernachlässigte Blume

Ich habe noch eine nette Geschichte für Sie:

Stellen Sie sich vor, Sie waren für einige Zeit im Urlaub und hatten jemanden aus der Nachbarschaft gebeten, Ihre Zimmerblumen zu versorgen. Jetzt kommen Sie wieder nach Hause und in einer Ecke Ihrer Wohnung sehen Sie eine Pflanze, die kein Wasser bekommen hat. Die Blütenstiele sind fast verwelkt und die Blätter hängen matt über den Rand des Blumentopfes.

Was nun? Die Pflanze braucht dringend Wasser!
Wohin sollte man am sinnvollsten das Wasser gießen? Was sollte getan werden?

- Auf die Erde?
  Dann muss es erst noch durch die Blumenerde sickern und es dauert einige Zeit, bis die Pflanze an das Wasser kommt.
- Pflanze unter die laufende Dusche stellen?
  So viel und ständiges Wasser kann eher nicht verarbeitet werden.
- Pflanztopf längere Zeit tauchen?
  Dann kommt evtl. nicht mehr genügend Luft in die Erde.
- Blätter besprühen?
  Hiermit würden Sie am ehesten am Ort des Problems, direkt an den müden Blättern ansetzen.
- Betroffene Blüten abschneiden?
  Drastisch, die Blume sieht vermutlich anschließend etwas zerrupft, aber eben auch nicht mehr verwelkt aus.

Die bisher genannten Möglichkeit bringen alle eine gewisse Veränderung, aber das eigentliche Problem wurde noch nicht angefasst: Die *Blüten* lassen weiterhin müde ihren Kopf hängen!!!

- Warum holen Sie nicht einige Schaschlikspieße und befestigen Sie an den Stielen oder Stängeln?
  Damit bekommen Sie jeden Blütenstiel aufgestellt! So wird es auch mit einigen hochgezüchteten, langstieligen Blüten gemacht, wie z. B. der Gerbera. Mit dieser Methode würde man unmittelbar symptomorientiert arbeiten und das Symptom der erschlafften Blütenstiele hätten Sie in jeden Fall direkt behoben.

Was soll diese unsinnige Idee mit dem Schaschlikspieß in dieser kleinen Geschichte? Auf diese alberne Idee mit der zuletzt genannten symptomorientierte Möglichkeit der Blütenrettung mit den Schaschlik-Spießen ist sicherlich niemand von Ihnen gekommen.

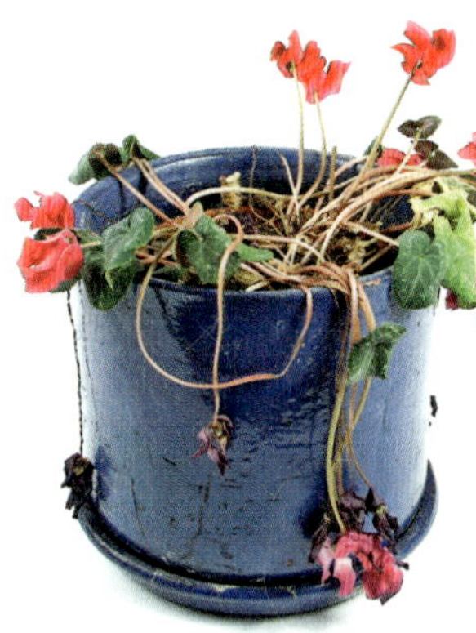

© ronstik – Fotolia.com

Fast alle oben genannten Möglichkeiten (bis auf das Abschneiden der verwelkten Blüten) haben sich um die **Ursache** des Problems gekümmert!

So kann die Blume recht schnell gerettet werden, wenige Stunden nach dem Gießen steht die Pflanze vermutlich wieder in alter Pracht da! Ich will jetzt nicht so weit gehen und die Geschichte noch einmal erzählen, in der ich bei den oben erwähnten Möglichkeiten den Begriff „Blume“ ersetze durch „Kind“ oder „erwachsener Patient“.

Jetzt stelle ich die Frage: Warum wird die ursachen-orientierte Sichtweise, die Sie bei der Blumenrettung so selbstverständlich anwenden, so selten in der Therapie angewendet? Warum wird so selten die Ausführung der Primärfunktionen des orofazialen Systems berücksichtigt? Eine korrekte Hörwahrnehmung als Voraussetzung für korrektes Sprechen ist viel eher im Bewusstsein für logopädische Arbeit. Zusätzlich zu allgemeinen Kräftigungs- und Koordinationsübungen für die Zunge müssen unbedingt die Basisfunktionen des Mundes vom Patienten Berücksichtigung finden und einwandfrei ausgeführt werden können!

Es ist recht unwahrscheinlich, dass jemand z. B. ein kraftvolles /k/ sprechen kann, wenn sie/er nicht kraftvoll beißen und kauen kann!

Tipp:
Es ist deshalb sehr sinnvoll, sich die Art der Nahrungsaufnahme anzusehen: Ich lasse gerne (im zweiten Kontakt) etwas zu Essen mitbringen (Brot, ein festes Stück Obst u. a.) und schaue mir **ohne** vorherige Beratung an, wie die Essenssituation im Interaktionszusammenhang vor sich geht. Jede vorherige Beratung würde das eigentliche Ergebnis verfälschen. Um den Patienten nicht so allein essen zu lassen, können Sie ja auch ein kleines Stück Obst essen.

In der logopädischen Therapie wird vielfach eher die symptomorientierte Sicht- und Arbeitsweise der „Schaschlik-Spieße“ angewendet. Das Kind kommt z. B. mit einem Sigmatismus interdentalis oder lateralis in die Praxis und es wird meistens unmittelbar lautorientiert gearbeitet. (Ist es bei Ihnen auch so? Vielleicht ja, sonst hätten Sie dieses Buch vermutlich jetzt nicht in der Hand.)

Im Blumen-Beispiel ist der Schaschlik-Spieß das Symbol für die unmittelbare **symptom**orientierte Arbeit. Auf die Therapie übertragen heißt das, dass an der Korrektur des Lautes gearbeitet wird. Es wird nicht berücksichtigt, dass es tiefer liegende Funktionsprobleme geben kann, die es dem Kind unmöglich machen, den Laut korrekt zu artikulieren. Es muss also unbedingt untersucht und festgestellt werden, ob das Kind bei den Primärfunktionen Probleme oder Defizite hat, die der fehlerhaften Lautbildung zu Grunde liegen! Wenn zunächst diese Defizite korrigiert werden, dann schafft man die beste Voraussetzung, dass das Kind die Korrektur des betroffenen Lautes vielleicht sogar von allein vornimmt und auch dauerhaft in sein Sprachsystem integriert.

Noch einmal zur vernachlässigten Blume: Es wäre natürlich am günstigsten und effektivsten, das Wasser in die tiefsten Bereiche zu bringen. Die Pflanze benötigt Wasser an den Wurzeln, und sie ist durch die ihr eigenen Fähigkeiten in der Lage, es ganz schnell über das eingebaute Kapillarsystem zu den Stellen, nämlich zu den Blättern und Blüten zu transportieren, wo es benötigt wird.

Auf die Therapie übertragen heißt das, wenn wir durch unsere NF!T®-Arbeit die zugrunde liegenden *Ursachen* z. B. der Lautfehlbildung beheben, bekommen wir sehr schnell einen nachhaltigen Erfolg in der Therapie und eine Reduzierung der gezeigten Symptome und nebenbei auch die Sicherheit, dass ein Rezidiv kaum eintreten wird! Man könnte es auch „neuropoetisch" ausdrücken: Das Sprechen erblüht!

Das neuromuskuläre System, das für die Primärfunktionen des Mundes zuständig ist, steuert und reguliert auch die Artikulation als Sekundärleistung des Mundes.

Über die Bedeutung der auditiven Basisfähigkeiten für den Spracherwerb ist in den letzten Jahren sehr viel geschrieben worden und die Notwendigkeit der Therapie in diesem Bereich ist allen gegenwärtig. Über die Verbesserung der Mundmotorik wurde sicherlich schon viel geschrieben, aber es werden eher reine Bewegungsübungen angeboten, die auf das Schlucken abzielen. Nach meiner Erfahrung sollte aber zusätzlich zum Schlucken unbedingt der Aspekt der Nahrungsaufnahme und -verarbeitung mit beachtet werden, um zu einem guten und vor allem nachhaltigen Therapieergebnis zu kommen.

Fazit:

1. Überprüfen Sie bei jeder Artikulationsauffälligkeit die zu Grunde liegenden Primärfunktionen!
2. Behandeln Sie Primärfunktionen vor Sekundärfunktionen!
3. Wenden Sie Ihren therapeutischen Blick stets auf die Ursachen der logopädischen Auffälligkeiten, dadurch geben Sie immer die „Nahrung" an die tiefsten Wurzelbereiche.

2.10 Die Adresse muss stimmen und komplett sein

Stellen Sie sich vor, Sie verschicken einen Brief und schreiben außer dem Vornamen und der Stadt keine weiteren Adressdaten auf den Umschlag. Wie groß ist die Wahrscheinlichkeit, dass dieser Brief sein Ziel erreicht? Natürlich nahezu unwahrscheinlich!

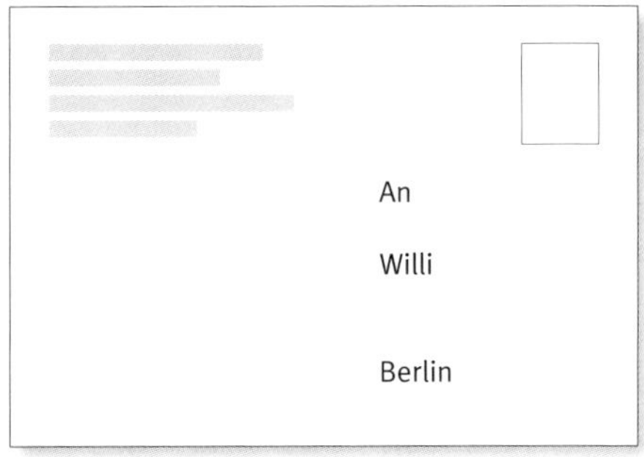

Mit jeder zusätzlichen Angabe wie Nachname, Straße und als I-Tüpfelchen auch noch die Hausnummer erhöhen Sie die Wahrscheinlichkeit, dass Ihre Nachricht ihren Empfänger erreicht und der Brief nicht irgendwo im Bermudadreieck der Postsäcke liegenbleibt oder über lange Zeit sein Ziel sucht.

Auch im Therapieverlauf werden oft wichtige Adressbestandteile vergessen oder vom Therapeuten als bekannt vorausgesetzt. Die Kinder, die mit einer Auffälligkeit in unsere Therapie kommen sind verwirrt oder in der notwendigen und angestrebten Funktionsveränderung oft überfordert. Wir Therapeuten mühen uns mit unserer Arbeit der Lautanbahnung ab, vergessen aber oft, dass jede Nahrungsaufnahme mit seinen ggf. unzulänglichen oder störenden Funktionen wie ein Tintenlöscher oder Fehlerteufel auf die in der Therapiestunde erlernten Artikulationsbewegungen wirkt! Zunge, Kiefer und Lippen arbeiten in alten, eingefahrenen Bahnen zusammen und löschen immer wieder die von uns Therapeuten mühsam antrainierten Korrekturen der Artikulation.

Therapeuten sind selbstverständlich oft sehr frustriert darüber, wenn nach einer erfolgreichen Anbahnung und Anwendung eines Lautes in der Therapie, eine Generalisierung beim Patienten **nicht** über die Therapiestunde hinaus gelingt. Alle sind absolut bemüht es „richtig“ zu machen, aber irgendwann entsteht Frustration über die anscheinend vergeblichen Bemühungen. Warum kann der Laut nicht über die Therapiestunde hinaus erhalten bleiben und angewendet werden?

Die Antwort bekommen wir, wenn wir an die oben erzählte Geschichte des Briefes zurückdenken:
Der Adresse auf dem Brief fehlen wichtige Angaben, die erst die Voraussetzung dafür schaffen, dass der Brief überhaupt befördert werden kann, denn ohne Weg gibt es kein Ziel. Je detailreicher und genauer wir die Adresse auf den Umschlag schreiben, desto sicherer wird der Transport unserer Therapie-Post. Auch ohne Hausnummer kann es bei einer langen Straße für den Postboten mühsam sein, den Empfänger zu recherchieren. Für unsere Therapie sollten wir auch nur mit einer 100% korrekten Adresse auf der Übung arbeiten: Großzügigkeit oder gar Nachlässigkeit ist hier überhaupt nicht angebracht und nimmt der Übung den Erfolg. Eine Funktion oder Bewegungsausführung soll nicht nur „fast“ korrekt sein, genauso wenig, wie wir möchten, dass der sehnlichst erwartete Brief den Adressaten nur „fast“ erreicht und beim Nachbarn landet.

Es geht also immer wieder um Genauigkeit und Präzision bei der Durchführung der Übung am Patienten. Denken Sie hier stets an die letzten Feinheiten und schreiben Sie auch die „Hausnummer“ besonders deutlich auf die Übung, so dass sie ihr Ziel im ZNS wirklich findet!

Der Therapeut sollte also stets bei einem Patienten mit einer Sprechstörung oder einer anderen Problematik, die sich im orofazialen Bereich zeigt, immer **zuerst** die Primärfunktionen beurteilen und ggf. korrigieren! Durch diese Korrektur werden die richtigen Engramme für die neuen Bewegungsmuster im ZNS geschrieben. An diese Engramme docken sich als Begleitfunktion z. B. die entsprechenden Artikulationsbewegungen an, da beide von identischen Nervenleitungen gesteuert werden.

Fazit:

1. Je genauer, besser und präziser Sie die Primärfunktionen des Mundes mit Ihren Patienten erarbeiten bzw. verbessern, desto genauer, besser und präziser entwickeln sich (fast von allein) die entsprechenden Artikulationsbewegungen und generalisieren sich.
2. Für Ihre Therapiesituation bedeutet das, dass die korrekte Artikulation ebenso wie die Verbesserung vieler anderer logopädischer Bereiche (Hör-Merk-Spanne, phonologisches Bewusstsein, Sprachverständnis u. v. a.) durch die NF!T® oft als „Geschenk" ohne direktes Zutun erreicht wird.

2.11 Langsam ist manchmal schneller

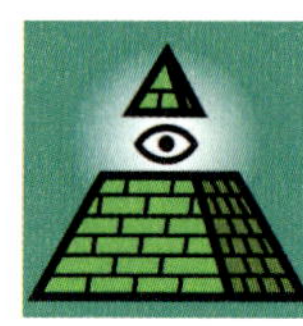

Zur besseren bildlichen Vorstellung stellen Sie sich bitte alle zu erlernenden Fähigkeiten und Funktionen in Form einer Pyramide vor: Die Basis einer Pyramide ist groß, breit und sicher. Je größer, breiter und sicherer die Funktionsbasis nun ist, desto besser sind die Voraussetzungen für die darüber abgelegten, höheren Leistungen. Mit den Übungen der NF!T® wird ganz unten an der Pyramidenbasis angesetzt, an der Basis des gesamten Funktionsgebäudes.

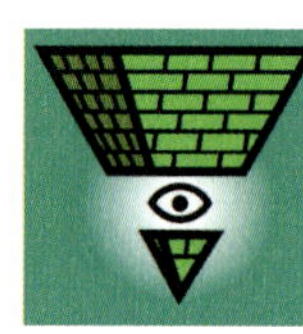

Bei vielen Patienten habe ich oft den Eindruck, dass ich eine auf den Kopf gestellte Pyramide ausrichten und regulieren soll. Viele der für das Lernen und Leben notwendigen Fähigkeiten sind gar nicht oder nur unzureichend vorhanden. Die Basis ist keine echte Basis, sondern diese auf der Spitze stehende Funktionspyramide ist absolut unsicher und wackelt. Wie viel Mühe macht es nun, hier komplizierte artikulatorische Bewegungen anzubahnen und zu erhalten, wenn die dazugehörenden Grundfunktionen nicht in korrekter Art und Weise vorhanden sind und das Bauwerk der notwendigen Funktionen nicht auf einer sicheren Basis steht? Wenn die Therapie beginnt, wird von allen erwartet, dass der Weg zum Ziel möglichst schnell ohne Umwege eingeschlagen wird. Aber nicht jeder wohnt an einer Autobahnauffahrt. Wie im wirklichen Leben muss so mancher Autofahrer erst über verschiedene kleine und dann immer größer und breiter werdende Zubringerstraßen fahren, um die ersehnte Autobahn zu erreichen.

Die Realität ist aber, wie schon erwähnt, oft eher eine „gedrehte“ Pyramide. Die Defizite und Auffälligkeiten sind vielfach massiv. Die Probleme sind dann so groß, wenn dem Patienten einige wichtige Funktionen als Basis fehlen. Jetzt würde es keinen Sinn machen, wenn die Übungen zu hoch angesetzt, in einem Rutsch oder in einer zu schnellen Abfolge angeboten werden würden. Je basaler die nicht vorhandene Fähigkeit, desto mehr Intensität und Sorgfalt sollte in das Training gelegt werden.

Wir wollen doch von der physiologischen Entwicklung der Kinder lernen:

Kein Kind lernt an einem Tag oder auch nicht in einem Monat zu saugen **und** zu beißen **und** zu kauen. Wozu sollte dann also Eile in der logopädischen Therapie gut sein?

Anfangs kommt Ihnen die Vorgehensweise der NF!T® vermutlich außerordentlich langsam vor, nur 1 bis 2 Übungen in der 1. Sitzung, diese in der nächsten Stunde wiederholen und absichern, dann *eine* neue Übung dazu und erneut alles wiederholen und absichern. Zusätzlich sollte man immer daran denken, zu den angebotenen Funktionsübungen die passenden Bahnungsübungen hinzuzunehmen. Die Auswahl wird immer vom jeweiligen Störungsbild des Patienten vorgegeben, sie sollten individuell passen, unterstützen und verarbeitet werden können.

So kann sich das ganze Funktionssystem langsam aufbauen oder neu gestalten. Je nach Störungsbild oder Grad der Einschränkung dauert es mindestens 20 Stunden, bis alle Übungen sorgfältig angeboten sind und durchgeführt werden können.

Bei neurologischen Störungsbildern mit entsprechend gravierenden Einschränkungen oder Behinderungen bezüglich der Nahrungsaufnahme, -verarbeitung und des Schluckens kommt man eventuell nicht über die Bahnungsübungen (Passivübungen) hinaus, mit denen man aber in diesen Fällen zum Erhalt von noch vorhandenen Fähigkeiten maßgeblich beiträgt. Trotz einer intensiven therapeutischen Arbeit ist es vielleicht nicht möglich, neue Fähigkeiten anzubahnen, sondern die therapeutische Aufgabe liegt darin, dass vorhandene Rest-Fähigkeiten erhalten bleiben. Ohne die NF!T®-Arbeit würde sicherlich oftmals ein Vielfaches an Kosten in anderen Bereichen anfallen (PEG-Anlage mit allen Folgekosten, Klinikaufenthalte, Mehrkosten für Zahnarzt oder Kieferorthopäde, mehr notwendige Medikamente etc.).

(Schade, dass das von den Krankenkassen budgetmäßig nicht anerkannt und gegengerechnet wird!)

Fazit:

1. Entwicklung braucht Zeit!
2. Geben Sie dem Patienten Zeit!
3. Denken Sie an das Radieschen und an die Blume!
4. Temporeduzierung im therapeutischen Vorgehen bringt oft schon Funktionsqualität!
5. Hetzen Sie nicht durch das Programm!
6. Die Basis der Fähigkeiten neu zu gestalten ist oft viel wichtiger, als am Dachstuhl zu arbeiten. Der obere (=höhere) Bereich richtet sich oft alleine aus, wenn ihm von unten eine neue Stabilität gegeben wurde.

2.12 Schnuller? Sauger?

Ist es nicht kleinlich, eine derartige Frage über eine Begrifflichkeit zu stellen und zu diskutieren? Gibt es denn tatsächlich einen Unterschied?

Auf diese Frage die richtige Antwort zu haben, ist jedoch für die Betrachtungs- und Herangehensweise an die NF!T® und auch für Gespräche mit Patienten, Eltern, Angehörigen sowie Ärzten notwendig.

Sie müssen in Ihren Kontakten mit allen oben Genannten mit der folgenden Frage rechnen:

„Wozu soll denn eine Übung mit einem Schnuller gut sein? Es weiß doch jeder, dass ein Schnuller möglichst schnell abgewöhnt werden soll, sonst gibt es Folgeschäden für die Zähne!“ Oder aber: „Ein Schnuller? Das ist doch etwas für Babys!“

Seien Sie sich selber über den Unterschied im Klaren: Ein Schnuller ist etwas für Babys? Ja, das stimmt!

Achten Sie bitte stets darauf, dass Sie in der Information über die NF!T® konsequent vom *SAUGER* sprechen, wenn es um den therapeutischen Einsatz geht, immer und ausschließlich! Das Wort „Sauger“ hat einen ganz anderen Klang, als das Wort „Nuckel“ oder „Schnuller“ oder sogar „Nucki“ oder „Schnulli“.

Mit den verniedlichenden Bezeichnungen „Nucki“ oder Ähnlichem wird tatsächlich nur der tröstende oder spielerische Einsatz eines Kleinkind-Schnullers bezeichnet. An einem Schnuller wird meist nur gelutscht oder locker „geschlabbert“, zumindest wenn sich der „Schnuller“ bei schon etwas älteren Kindern im Mund befindet.

Wenn man das *Saugen* nicht an sich selbst erfahren hat, kann man die Wirkung, die Kraft und die Anstrengung des **richtigen** Saugens kaum erfassen und nachvollziehen. Wer diese Übung ausschließlich aus der Sicht des Betrachters kennt, wird die Übung anfangs belächeln und eventuell auch total unterschätzen. Erst durch die eigene Durchführung und die damit verbundenen Erfahrungen kann die Wirkung und Anstrengung des Saugens in voller Konsequenz gespürt werden. So mitleidig wie anfangs der Sauger belächelt wird, so viel Mitleid kann man nach erfolgter Anstrengung empfinden ...

Ein Säugling kann noch *richtig*, das heißt mit großer Kraft, am Schnuller saugen. Das Saugen ist zum Teil so heftig, dass man einem Baby den Schnuller nicht aus dem Mund ziehen kann. Versuchen Sie es einmal: Dann spüren Sie die Kraft, mit der das Kind am Schnuller saugt und seinen Sitz verteidigt. Bei etwas älteren Kindern nimmt die Kraft des Saugens am Schnuller nicht automatisch zu, sondern der Schnuller wird oft nur noch gewohnheitsmäßig benutzt und liegt meist nur sehr locker im Mund. Ein derartig lockeres und spannungsloses „schnullern“ oder „nuckeln“ hat mit unserem therapeutischen Saugen so viel zu tun wie eine Brille mit der Verbesserung des Hörvermögens.

Wie der Name „Säugling“ schon sagt, wird ein Säugling über das Saugen ernährt. Dabei geht es nicht nur um die Nahrung zum Sattwerden. Unabhängig davon, ob er aus der Brust oder aus der Flasche trinkt, kommt ein weiterer sehr wichtiger Aspekt hinzu: über die Anstrengung der Milchaufnahme ermüdet auch die Muskulatur. Mit dem zunehmenden Zustand der Sättigung geht ein Gefühl der Zufriedenheit und der Entspannung einher. Der Bauch ist voll mit warmer Milch, die Muskulatur ermüdet und entspannt sich gleichzeitig und das Kind schläft – meist – anschließend ein. Das Wort STILLEN kommt von STILL MACHEN, im Sinne von beruhigen, zufriedenstellen und befriedigen. Wenn die Milch zu schnell in den Bauch fließen würde, z. B. durch eine ungeeignet große Öffnung am Flaschensauger, hätte das Kind zwar den Bauch voll mit Milch, wäre aber vielleicht noch unzufrieden und würde weinen. In dem geschilderten Fall wäre nur ein Bedürfnis gestillt: der Hunger. Der zweite Aspekt, die Zufriedenheit, die durch die wohlige Müdigkeit nach der Anstrengung eines intensiven Saugens entsteht, würde nicht befriedigt sein. Da geht es den Babys nicht anders als uns, wenn wir ein Mittagessen wegen Zeitmangel zu schnell in uns „hineinlöffeln“: das Ergebnis sind oft Bauchschmerzen. Der Genuss, der mit einer entspannten und gemütlichen Mahlzeit einhergeht, bleibt auf der Strecke.

Wir reden also konsequent vom **Sauger** und arbeiten in der Therapie stets so, dass der Patient mit individuellem, aber immer auf einen optimalen Krafteinsatz ausgerichteten Einsatz saugt. (Sauger klingt zudem viel „erwachsener" als die üblichen verniedlichten Bezeichnungen.)

Was mit dem **Sauger** gemacht wird, wird auch konsequent *„saugen"* genannt. Schon durch diese Benennung wird sehr klar und deutlich von einem un-therapeutischen Einsatz des Nuckelns abgegrenzt!

Unabhängig davon, ob ein Kind für den eigenen Bedarf einen Schnuller oder Nuckel besitzt, wird für den therapeutischen Einsatz in jedem Fall ein zusätzlicher Sauger angeschafft. Es sollte **niemals** mit demselben Sauger (zu Hause) genuckelt und (therapeutisch) gesaugt werden! Wenn jemand aber zu Hause noch einen alten Sauger (Schnuller) hat, der heute nicht mehr benötigt wird, kann dieser selbstverständlich für das neue, das therapeutische Einsatzgebiet benutzt werden.

Fazit:

1. Beim therapeutischen Einsatz wird immer vom **Sauger** und vom **Saugen** gesprochen!
2. Beim gewohnheitsmäßigen / nicht-therapeutischen Einsatz kann jeder beliebige Begriff benutzt werden.

2.13 Die Rolle der Eltern und der Angehörigen

... sollte weder überschätzt noch unterschätzt werden.
Eltern und Angehörigen sollte immer die Möglichkeit gegeben werden, an der Therapie teilzunehmen und auf ihre Fragen sollten sie angemessene Antworten erhalten.

Es gibt Eltern, die sehen eine Therapie-Praxis als „Kinder-Reparaturwerkstatt" an, in der kein eigenes Engagement notwendig ist. Sie müssen gedrängt werden, in der Therapiestunde anwesend zu sein. Durch das Zuschauen bekommen sie ein besseres Verständnis für die Probleme und die Zusammenhänge der Auffälligkeiten ihrer Kinder. Wenn Kinder erst einmal an das Zuschauen ihrer Eltern gewöhnt sind, lenkt sie das auch nicht mehr so stark ab. Andererseits bedeutet eine bloße Anwesenheit im Therapieraum aber noch kein Verständnis für die Therapieabläufe und -zusammenhänge. Deshalb ist es immer wieder sinnvoll, bei der Durchführung der NF!T®-Übungen den Eltern zwischendurch – oder zumindest am Ende der Therapiestunde – Informationen über die Hintergründe des therapeutischen Vorgehens zu geben. Auf die Fragen: Warum, Wieso und Weshalb.

Anfangs kommen häufig Fragen, wie z. B.

- „Was hat denn das Kauen auf einem Schlauch mit dem Sprechen zu tun?"
- „Wir haben auf Anraten des (Zahn-) Arztes gerade den Nuckel an den ‚Nuckelbaum' gehängt. Jetzt wollen Sie doch wohl nicht allen Ernstes, dass unser Kind wieder anfängt so einen Nuckel in den Mund zu nehmen?"
- „Welchen ernsthaften therapeutischen Sinn kann denn Material haben, das aussieht wie vom Kindergeburtstag?"

Aber auch:

- „Machen Sie mal. Sie werden schon wissen, wozu das gut ist!"

Meistens genügt den Eltern auf die zuerst genannten Fragen schon der Hinweis, dass das Essen **und** das Sprechen beides im Mund geschieht. Häufig kommt man auch schon während der Anamnese ins Gespräch und die Eltern erkennen Zusammenhänge zwischen der Nahrungsaufnahme und dem unzulänglichen Sprechen. Man kann es oft geradezu in den Gesichtern der Eltern sehen, wann sie erkennen, welche Auswirkungen die beeinträchtigten Funktionen für ihre Kinder haben.

Andererseits haben die meisten Eltern ein fast unbegrenztes Vertrauen in die Fähigkeiten und Fertigkeiten von Therapeuten. Und dass manche Therapeuten merkwürdige Wege gehen, ist vermutlich auch bekannt ...

Trotzdem ist Transparenz wichtig und notwendig. Entsprechend den Möglichkeiten der Eltern und Angehörigen sollte man all das erklären, von dem man denkt, dass es verstanden und verarbeitet werden kann. Schließlich soll der Übungsablauf zu Hause (korrekt) durchgeführt werden können.

Am Ende der jeweiligen Therapiestunde werden alle oder nur einige der in der Stunde durchgeführten Übungen für das Üben zu Hause freigegeben. Zu Beginn der nächsten Stunde sollte erfragt werden, ob zu Hause etwas gearbeitet werden konnte.

- Wenn ja: „Hat es geklappt? Wie lief es?"
- Wenn nein: „Welche Probleme gab es?"
  - Manchmal war nur die Woche „zu kurz"!

Gemeinsam werden Lösungsmöglichkeiten besprochen und mögliche Wege gesucht, wie die Übungen in den häuslichen Alltag integriert werden können.

Nachdem einige Stunden – mindestens 4 sollten es schon sein – gearbeitet wurde, können Sie ankündigen, dass Sie in der *nächsten* Stunde „von Ihnen" (als Eltern/Angehörigen) / „von Ihnen / Dir" (als Patient) sehen möchten, wie die Übungen zu Hause durchgeführt werden. Mit dieser Ankündigung für die *nächste* Woche wird den Eltern, Angehörigen oder dem Patienten selber die Gelegenheit gegeben, einzelne Übungen und den Ablauf noch einmal zu Hause zu üben! Die Angehörigen können sich durch diese Ankündigung vorbereiten und

Sie überraschen somit niemanden und laufen auch nicht Gefahr, jemanden – in seiner Ungeübtheit – bloßzustellen.

In der angekündigten „nächsten" Therapiestunde, in der der Ablauf beobachtet wird, sollte vom Therapeuten eine wirklich passive Rolle eingenommen werden: Er sitzt daneben und lässt *alles* ohne eigenes Zutun ablaufen, beginnend von der Reihenfolge der Übungen bis zur Durchführung und dem Sprechen der begleitenden Verse und Lieder.

Allerdings sollten Sie als Therapeut unmittelbar in angemessener Form helfend oder korrigierend eingreifen, wenn eine fehlerhafte Durchführung auffällt. Denn auch hier ist Toleranz oder Großzügigkeit für Fehler nicht angebracht.

Für Eltern und Angehörige ist es oft am schwierigsten, die Übungen nicht verbal anzuleiten, vom begleitenden Rhythmisieren oder Singen mal ganz abgesehen. „Ich kann nicht singen" ist einer der Sätze, die am häufigsten genannt werden. Ihr Gegenargument sollte sein, dass **jede** Mutter oder **jeder** Vater gut genug für das eigene Kind singt, und jedes Kind Spaß am Singen der Eltern hat. Wenn es aber völlig abgelehnt wird, gibt es ja immer noch die gesprochenen Verse und Gedichte oder das Zählen! (Außerdem hören und merken die Eltern in der Therapiesituation, dass auch der Therapeut vielleicht mal etwas schief oder falsch singt.)

Wenn es gut geklappt hat, sollten die Eltern in ihrem Tun bestätigt werden, worüber die Akteure sich selbstverständlich meist sehr freuen. Die NF!T® bietet ja auch den Vorteil, dass der sichere Umgang mit den Materialien ein absolut gutes Handwerkszeug für den häuslichen Bereich ist und eine schnelle Unabhängigkeit von einer Therapie in einer Praxis zulässt.

Nun gibt es aber andererseits auch die Eltern, die zwei linke Hände haben. Oder die, für die es zu Hause eher ein Stressfaktor wäre, die Übungen durchzuführen. Sie tun in diesen Fällen dem Kind, den Eltern und letztlich auch sich selber keinen Gefallen, wenn häusliches Üben erwartet wird. Denn durch ungünstiges Verhalten werden die Übungen negativ besetzt und die Kinder haben keinen Spaß mehr an der NF!T®. Zudem besteht die Gefahr, dass der Übungseffekt deutlich geringer oder schlimmstenfalls nicht mehr vorhanden ist, wenn negative Gefühle den Übungsablauf begleiten.

Natürlich wäre es wegen der Verbesserung der Intensität und Effektivität zu begrüßen, wenn zu Hause die Übungen wiederholt werden würden, aber wie ich an anderer Stelle beschreibe, sollte kein Zwang dahinterstehen. Stress behindert Lernen und verdirbt den Spaß am Lernen.

Nicht zuletzt eignen sich auch für die Eltern die Geschichten vom Radieschen, der Blume oder der Pyramide. Anhand dieser Bilder kann die Wirkung der NF!T® sehr gut erklärt und verstanden werden.

Fazit:

1. Holen Sie sich alle Angehörigen und Eltern als Helfer ins Boot und nutzen Sie diese Ressource als Therapiebeschleuniger!
2. Beziehen Sie alle Angehörigen und Eltern, so intensiv es geht, in die Therapie ein!
3. Schonen Sie aber auch alle Angehörigen und Eltern, die, aus welchem Grund auch immer, die Therapie nicht durch häusliche Übungen unterstützen können!
4. Haben Sie Verständnis für überforderte Angehörige!
5. Die Übungen **dürfen** zu Hause durchgeführt werden, müssen aber nicht.

2.14 Die Sitzposition

Die optimale Sitzposition bei der Durchführung dieser Übungen ist frontal und sehr dicht am Patienten. Wieder etwas, das Ihnen anfangs etwas befremdlich vorkommen mag, es wirkt auf einen uneingeweihten und neuen Betrachter eventuell fast schon bedrohlich. Tatsache ist jedoch, dass durch diese Art des Sich-gegenüber-Sitzens ein fürsorglicher Rahmen gegeben wird. Das „Bedrohliche“ empfindet meist nur der, der selber nicht in die Zweiersituation involviert ist. Der Therapeut ist **keine** Bedrohung für den Patienten, sondern vermittelt durch diese Sitzposition Sicherheit und Nähe. Je selbstverständlicher man die beschriebene Position einnimmt, desto eher wird diese Nähe bei Jung und Alt als angenehm empfunden. *(s. Abb. 6)*

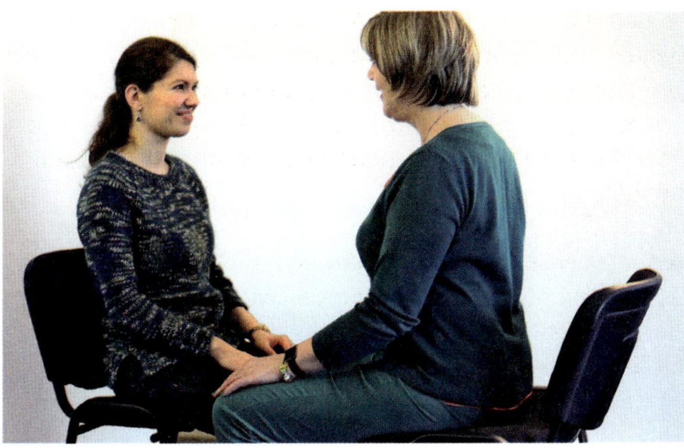

Abb. 6

Bei kleinen Kindern bis zum Grundschulalter sollten zusätzlich die Möglichkeiten zur Bewegung im Beinbereich begrenzt werden, und zwar so, dass die Beine oder Knie des Therapeuten den äußeren Rahmen bilden und Kontakt zu den äußeren Beinseiten des Kindes haben.

Die Beine des Therapeuten bilden das äußere „V“ und begrenzen die geschlossenen Beine des Patienten.

Bei Jugendlichen und Erwachsenen ist es ebenfalls empfehlenswert außenbegrenzend zu sitzen. Allerdings muss jeder für sich abwägen, ob ein direkter Körperkontakt hergestellt oder vermieden werden sollte, der für den Patienten unangenehm sein könnte. In dem Fall ist es besser etwas Abstand zu halten, ansonsten bleibt die Haltung gleich.

Kinder sollten auf einem Kinderhochstuhl (z. B. Marke Geuther) mit Armlehnen auf beiden Seiten sitzen, so dass man sicher sein kann, dass sie nicht seitwärts wegrutschen können. Die Füße sollten aufgestellt werden können, und somit eine guten Kontakt zum Boden (oder zum Fußbrett des Kinderstuhles) einnehmen. Die Kinder dürfen sich an die vorhandene Rückenlehne anlehnen.

(s. Abb. 7)

Hilfreich für Patienten, die eher unruhig sind, kann eine besondere Sitzunterlage sein: Ganz besonders gut eignet sich dafür eine Fußmatte, wie sie für den Außenbereich angeboten wird. Sie sieht aus wie eine Grasmatte. Halb durchgeteilt passt sie genau auf die Sitzfläche eines Kinderhochstuhles. Es ist eine deutliche, angenehme und beruhigende Art zu sitzen.

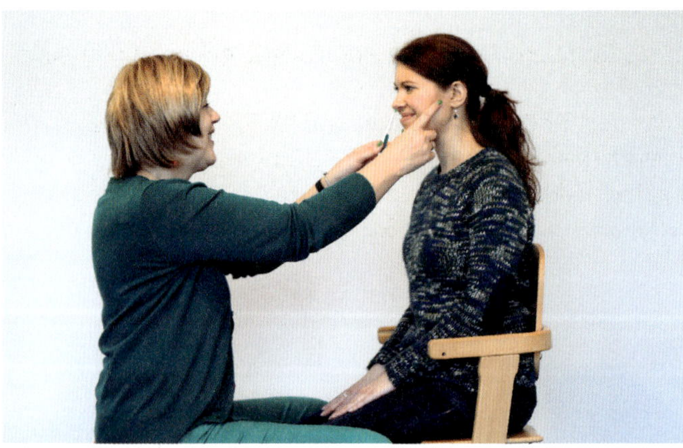

Abb. 7

Jugendliche und Erwachsene sitzen auf einem normalen Stuhl, der eine Rückenlehne haben kann, aber nicht muss.

Ihr Therapeutenstuhl sollte in der Sitzhöhe möglichst so sein, dass Sie mit Ihren Armen in einem guten Winkel zum Gesicht des Patienten kommen: Während Ihrer Arbeit müssen Sie als Therapeut über eine recht lange Zeit Arme und Hände zum Gesicht des Patienten heben. Wenn dieser nun gleich hoch oder sogar höher sitzt als der Therapeut, wird das unnötig anstrengend für Sie, da der Winkel der Arme dann > ist als 90°. Ideal sind < als 90°.

Kinder, die noch nicht sitzen können oder die noch nicht sicher in ihrer Sitzaufrichtung sind, können auf einen gepolsterten Tisch oder eine Massagebank gelegt werden. So können Sie als Therapeut sicher sein, dass es bequem und entlastend für sie ist. Der Therapeut kann, von der Seite über das Gesicht des Kindes geneigt, in Ruhe arbeiten.

Wenn ein Patient im (Pflege-)Bett liegt, sollten Sie ihn für Ihre Arbeit gut positionieren und Sie stehen seitlich am Bett. Je nach Übung kann es sinnvoll sein, die Seite zu wechseln. Bei einem Patienten im Rollstuhl ist es manchmal in der Frontalposition schwierig, eine geeignete und auch für den Therapeuten bequeme Sitzposition zu finden, da sich durch den oft breiten Rollstuhl der Abstand zum Mund deutlich vergrößert. Oftmals ist es günstiger, seitlich wechselnd neben dem Rollstuhl zu stehen oder zu sitzen.

Die frontale Sitz- bzw. Arbeitsposition ist nicht nur für den äußeren Rahmen notwendig, sondern auch für den Blickkontakt, der nur frontal ausreichend aufgenommen, erhalten und trainiert werden kann. Diesen Aspekt sollte man auf keinen Fall in der Therapie mit Kindern, oder bei Patienten mit Problemen der Blickmotorik außer Acht lassen.

Fazit:

1. Geben Sie mit Ihrer Position dem Patienten einen schützenden und fürsorglichen Rahmen!
2. Setzen Sie sich so, dass es für Ihren Patienten und für Sie bequem ist.
3. Setzen Sie sich, so nah es geht, frontal vor den Patienten.
4. Haben Sie keine Angst vor Nähe!
5. Halten Sie bei Erwachsenen zusätzlich zur Nähe respektvollen Abstand.

2.15 Führhand und Fühlhand

Bei der Durchführung der NF!T®-Übungen sind zu jedem Zeitpunkt beide Hände im Kontakt zum Gesicht des Patienten. Meist ist die Fühlhand im 3-Finger-Griff am Gesicht. Manchmal ist es möglich, die Fühlhand etwas aus dem direkten Kontakt zum Gesicht zu nehmen. Das könnte z. B. eine Stelle am seitlichen Halsbereich oder auf der Schulter des Patienten sein.

Führhand: ist die aktive Hand, hält und bewegt das Material
Fühlhand: eher passive Hand, hält immer (!) Kontakt zum Gesicht des Patienten, am besten durch den Kieferkontrollgriff, kann aber auch eher seitlich angesetzt werden, dadurch können Sie
- taktile Hilfen (Abb. 8) oder
- die Vorgabe von Bewegungsrichtungen oder
- Widerstand zur Führhand geben.

- Die Hände machen bei den Übungen immer eine isometrische Bewegung.
- Bei einigen Übungen sind beide Hände gleichberechtigt. (Näheres finden Sie in der jeweiligen Übungsbeschreibung.)

Für den Therapeuten bedeutet es durchaus eine große körperliche Anstrengung, beide Arme und Hände stets in Gesichtshöhe des Patienten hochzuhalten. Die Anstrengung liegt auch darin, dass die Schultern des Therapeuten beim konstanten Hochhalten eventuell zunehmend verspannen, trotzdem müssen die Hände weiterhin gleichbleibend sensibel und locker bleiben. Mit dieser Empfindsamkeit registrieren Sie alle Tonusveränderungen am Patienten. Bei Bedarf sollten Sie mit der Fühlhand auch regulierend auf unerwünschte Kopf- oder Kieferbewegungen einwirken können.

Für den Patienten bedeutet diese Art des Anfassens und Gehaltenwerdens Sicherheit, Führung, positive Begrenzung, Halt und Hilfe.

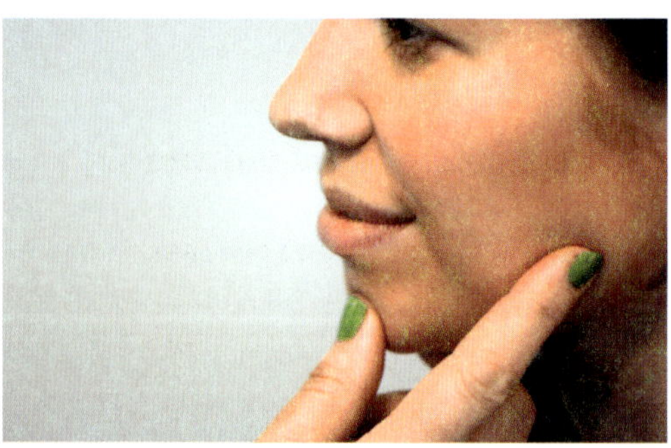

Abb. 8

Wenn Sie ihre (freie) Hand absinken ließen, bestünde die Gefahr, dass der Patient eine spontane und unerwartete Bewegung mit dem Kopf macht. Dieses könnte bei unzureichender Kopfkontrolle jederzeit geschehen. Wenn Sie nun gerade mit der Außenbürste arbeiten, kann es für den Patienten zu einer schmerzhaften Berührung kommen. Besondere Vorsicht ist geboten, wenn Sie mit dem „Zauberstab" intraoral arbeiten. Aber seien Sie unbesorgt, wenn Sie Ihre Hände wie beschrieben einsetzen, kann nichts passieren!

Gestalten Sie Ihren Griff stets so, dass der Patient sich sicher aufgehoben fühlt und vermeiden Sie Irritation und Unsicherheit durch diffuses Anfassen des Gesichts.

- Festes und sicheres, aber kein hartes Greifen.
- Sensibles, aber kein diffuses Greifen.

Wenn die Fühlhand nicht direkt im Gesicht des Patienten sein muss, weil die Übungen schon relativ sicher ausgeführt werden können, gibt es für mich folgende Lieblingsposition: Die Fühlhand ist geöffnet und die Finger sind gespreizt. Ich lege meine Fühlhand so hin, dass der kleine Finger auf der (rechten) Schulter des Patienten zu liegen kommt und der Daumen als Kontaktpunkt an der Wange des Patienten ist. So erfühle ich auch die kleinste Bewegung des Patienten und kann mit meinem Material immer sofort entsprechend reagieren.

Fazit:

1. Halten Sie stets beide Hände am Patienten und geben Sie ihm damit alle notwendigen Hilfen und Unterstützungen, die er benötigt.
2. Über den intensiven und konstanten Kontakt Ihrer Hände haben Sie als Therapeut viele Möglichkeiten der Einflussnahme.
3. Durch den konstanten Kontakt fühlen Sie kleinste Bewegungs- oder Tonusveränderungen.
4. Dem Patienten gibt diese Handhaltung Sicherheit und verbessert seine Eigenwahrnehmung.

2.16 Fingerspitzengefühl und Sensibilität sind notwendig

Die Durchführung der Therapie mag beim ersten Betrachten bzw. Lesen sehr direkt und vielleicht sogar ein wenig übergriffig wirken: Das Kind / der Erwachsene muss die ganze Zeit ruhig sitzen, darf nicht aufstehen, darf den Übungsablauf nicht bestimmen, es wird auch nicht mit ihm geredet.

Wo bleibt hier der Spaß?

Eine Kollegin äußerte vor einigen Jahren, dass diese Therapieform undenkbar für sie sei, da das Therapiekind auf einem Stuhl sitzen müsste, ohne dass es zwischendurch spielen dürfte, und dass der Therapeut den Therapieablauf bestimmt ohne Mitspracherecht des Kindes. In der damaligen Situation war ich noch ein wenig sprachlos über diese Einschätzung, heute reagiere ich anders: Dieser Skeptiker sollte sich mal eine NF!T® Stunde ansehen. Hinterher kann über die Therapie geredet werden. Sinnvoll wäre sicherlich auch ein anschließendes Gespräch mit dem jeweiligen Elternteil oder Angehörigen über die durchgeführte Arbeit in der beobachteten Therapiestunde. Ich habe zigmal erfahren, dass Kinder wiederkehrende Abläufe brauchen, die ihnen Sicherheit und Verlässlichkeit geben. Sie brauchen Rituale und lieben Wiederholungen. Jeder weiß, dass z. B. auch bei einer häufig wiederholten Bilderbuchbetrachtung keine Veränderungen oder Auslassungen am Text vorgenommen werden dürfen ...

Die NF!T® ist in ihrer therapeutischen Intervention und in ihrer Durchführung das absolute Gegenteil des vordergründig negativ erscheinenden Eindrucks:

Die NF!T® ist zu 100 % einfühlend und einfühlsam, berücksichtigt die aktuelle und individuelle Befindlichkeit, lässt respektvolle Nähe zu, und ist immer „liebevoll“ im therapeutischen Sinn. Der Therapeut *berührt* den Patienten mit der NF!T® im wahrsten Sinne des Wortes, *ohne* übergriffig zu sein.

Dieses Feedback bekomme ich in der Therapiesituation oft ungefragt:
„Ist das angenehm!“
„Das könnte ich noch länger haben!“
„Noch mal ...!“
„Mehr ...!“

Viele Kinder und auch die Erwachsenen werden gerade durch die geschaffene Nähe ruhiger und die Intensität der Zweiersituation wirkt oft schon ausgleichend. Das allein macht schon aufmerksamer und verändert die Grundspannung der Patienten in positiver Richtung. Durch die Nähe erspüre ich intensiv die Bedürfnisse meiner Patienten, was sinnvoll und notwendig für sie ist, und die Patienten spüren im Gegenzug, dass ich ganz für sie da bin und sie dort abhole, wo sie sich gerade befinden.

Wenn ich mit meinen Patienten arbeite, bin ich absolut präsent für das, was ich bei ihnen an Problembereichen vorfinde und mit ihnen bearbeiten möchte. Ich habe, wie schon angeführt, meine Hände und meine Beine im respektvollen Kontakt zum Patienten und auch mein Blick bleibt konstant auf mein Gegenüber gerichtet. So entgeht mir auch nicht die kleinste Änderung der aktuellen Befindlichkeit. Ich kann auf alles eingehen, was mir durch eine Änderung des Tonus oder der Mimik mitgeteilt wird. Ich sehe sofort, wenn sich auch nur die kleinste Störung einstellen sollte, die über eine mimische Äußerung sehr viel schneller gezeigt wird, als es verbal möglich wäre. Es kann sein, dass sich die Stirn kraust oder die Augenbrauen zusammenziehen als Zeichen, dass irgendetwas nicht in Ordnung ist. Es kann auch ein Hinweis im Gesamttonus sein, den ich durch meinen Kontakt zu den Beinen des Patienten gut wahrnehmen kann. Bei einem Patienten, der kognitiv wach und ansprechbar ist, sollte in so einem Fall natürlich nach der Ursache der „Störung" gefragt werden, auch wenn man ahnt, wodurch oder warum es passiert sein könnte. Bei einem Patienten, der über seine Veränderung selber keine Auskunft geben kann, sollte man durch Veränderung seiner therapeutischen Intervention reagieren.

Viel Fingerspitzengefühl zu zeigen und einzusetzen schließt aber nicht aus, dass die therapeutischen Interventionen kräftig durchgeführt werden sollten. Der positive Effekt der einzelnen Übungen liegt darin, dass man an die individuelle Grenze des jeweiligen Patienten geht. Die ist so individuell wie die Patienten, die die Therapie erhalten.

Unabhängig davon, ob Sie eine Übung sanft oder kräftig ansetzen, sollten Sie jedem Patienten vermitteln, dass Sie seine Art der Durchführung einer Bewegung als absolute Spitzenleistung empfinden. Das kann bei einem Patienten im Wachkoma oder einem kleinen Patienten mit einer absoluten Hypotonie der Krafteinsatz wie von „Schmetterlingsflügeln" sein, oder bei einem anderen Patienten der erforderliche Krafteinsatz zum „Ziehen einer Lokomotive". Natürlich sollte es Ihre Intention sein, durch prosodische Mittel die aktuell bestehende (unphysiologische) Kraftgrenze zu verändern und somit eine Veränderung des Krafteinsatzes in die gewünschte Richtung zu erzielen.

Jede Veränderung seitens des Patienten sollte von Ihnen als Therapeut wahrgenommen werden, so dass Sie jederzeit unmittelbar darauf eingehen können. So fühlt der Patient sich sicher und geborgen und in seiner Individualität aufgehoben und akzeptiert.

Dazu gehört, dass Sie stets genau auf jegliche Veränderung der Mimik schauen und zusätzlich immer und zu jedem Zeitpunkt der Therapie beide Hände möglichst am Gesicht des Patienten haben (siehe Kapitel: Führhand und Fühlhand), da Sie nur so ganz sicher sein können, auf kleinste dort auftretende Tonusveränderungen reagieren zu können. Hier ist also wahrlich Sensibilität und Fingerspitzengefühl gefordert! Und nicht nur Fingerspitzengefühl in den Händen, sondern auch im übertragenen Sinn.

Fazit:

1. Der Therapeut berührt seine Patienten.
2. Im übertragenen Sinn berührt die Therapie ebenso den Patienten.
3. Seien Sie in Ihrer Therapeutenrolle stets zu 100 % präsent!

4. Achten Sie auf kleinste Veränderungen in der Befindlichkeit oder im Krafteinsatz des Patienten und gehen Sie unmittelbar und individuell darauf ein.
5. Verlangen Sie alles, was möglich ist, aber nie etwas Unmögliches!

2.17 Rhythmus und Melodie

Warum lege ich in meinem NF!T®-Konzept besonders viel Wert auf einen rhythmischen Ablauf?

Was es für die Therapie bedeutet, immer „im Rhythmus" zu bleiben, habe ich zunehmend im Laufe meiner praktischen Arbeit erfahren: Rhythmus gibt eine Regelmäßigkeit und eine Verlässlichkeit vor. Wenn wir aus „dem Rhythmus" oder aus „dem Takt" kommen, gibt es einen störenden Einfluss in unserem Leben, etwas, das uns aus der Bahn wirft.

Schon das ungeborene Baby lebt im Rhythmus und Einklang mit der Mutter. Klänge und Musik, die in Harmonie mit der Herzfrequenz stehen und über den Bauch der Mutter für das Kind fühlbar gemacht werden, beruhigen es.

Das ganze Leben wird bestimmt vom Rhythmus. Tag und Nacht bestimmen den Schlaf- und Wachrhythmus, und ebenso folgen z. B. der Herzschlag, Atmung und der Blutkreislauf einem Rhythmus. In der Literatur findet man Hinweise, dass das ungeborene Baby bereits pränatal eine rhythmische Struktur von Sprache und Beziehung erwirbt (Morris et al., S. 22).

Kinder, die Probleme beim Aufbau von Bindung zu anderen haben, versuchen oft diesen Mangel an Resonanz durch Schaukelbewegungen (Hospitalismuszeichen) zu kompensieren.

„Rhythmus ist einer der grundlegendsten Aspekte unseres Menschseins ... und auch das konsistenteste Charakteristikum des Essens während der ersten drei Lebensmonate." (Morris, a. a. O.)

Schon beim Baby kann man einen regelmäßigen Rhythmus beim Saugen beobachten. Bei den jeweiligen Übergängen zur nächsten Koststufe muss das Kind erneut Sicherheit im Umgang mit der schwierigeren Anforderung erlangen und erneut seinen individuellen Rhythmus finden. Ein gleichmäßiger Ablauf kann durchaus als Hinweis gewertet werden, dass diese Stufe beherrscht wird.

Auch für den Spracherwerb ist die Wahrnehmung der spezifischen prosodischen Merkmale von entscheidender Bedeutung und schafft so eine wichtige Voraussetzung für das Erlernen der Muttersprache.

„Sprachrhythmus, Betonung, Lautstruktur und Klang liefern Informationen, die für die Gliederung des Gehörten in Sätze und Wörter erforderlich sind. (...) In den ersten Lebensmonaten erkennen Babys die Sprachmelodie und den typischen Rhythmus ihrer Muttersprache." (Wagner, S. 9)

In der Arbeit mit der NF!T® sollte auf zwei Bereiche Wert gelegt werden:

- Rhythmus im Ablauf der Übungen
- Rhythmus durch Verse oder Lieder innerhalb der Übungen

Nach meiner Erfahrung genießen die Patienten die Regelmäßigkeit und Verlässlichkeit durch die rhythmische Steuerung der Therapiestunde. Sie unterstützt, harmonisiert, beruhigt und gibt Patienten in allen Altersgruppen Sicherheit.

Ein weiterer, nicht zu unterschätzender positiver Faktor für viele Patienten ist sicherlich auch, dass sie selber sprachlich „geschont" werden. Zumindest zu Beginn der Therapie. Dass sie trotzdem an Sprach- und Sprechsicherheit gewinnen, ist ihnen bei dem hier dargestellten Konzept gar nicht so bewusst. Es passiert einfach, anscheinend ohne ihr Zutun.

Der Erfolg der verdrehten Rollen zeigt sich häufig schon nach wenigen Therapiestunden: Viele der vorher auffälligen sprachlichen Bereiche (Artikulation, Lexikon, Grammatik, Hör-Merk-Spanne etc.) verändern sich oft schneller als man denkt zum Positiven, ohne dass man gezielt in diesem Bereich die logopädische Therapie durchgeführt hat.

Unterschieden werden kann bezüglich des Rhythmisierens zwischen den Funktionsübungen und den Bahnungsübungen.

- Funktionsübungen: Dabei wird fast immer eine aktive Mitarbeit erwartet. Für die Durchführung ist es deshalb absolut notwendig, einen Rhythmus vorzugeben.
- Bahnungsübungen: Hierbei muss nicht unbedingt rhythmisiert werden, da keine Reaktionen vom Patienten erwartet werden.

Zu den einzelnen (Funktions-)Übungen sollte immer dasselbe Begleitlied gesungen werden. Es gibt nur wenige Übungen, bei denen es sich anbietet, jahreszeitlich angepasst zu singen oder ein entsprechendes Gedicht zu sprechen. Bei Jugendlichen kann man vielleicht nur die Melodie eines Liedes auf „la la la" singen (weil semantische und phonologische Aspekte in der Therapie keine Rolle mehr spielen, sondern andere Dinge wichtig sind), oder wie bei Erwachsenen von 1 bis ca. 20 hochzählen. Bis 20 nur deshalb, weil danach die Zahlen dreisilbig werden und somit einen anderen Rhythmus vorgeben würden. Wenn Sie bei einem Patienten eine Übung aber 100× durchführen möchten, zählen Sie einfach 5× bis 20, mit entsprechenden kleinen Pausen dazwischen, in denen sich die Muskulatur (und auch die Armmuskulatur des Therapeuten) wieder erholen kann.

Fazit:

1. Singen und rhythmisieren Sie so viel wie möglich als Begleitung zu den Übungen, vor allem bei den Übungen, bei denen Sie eine **eigene** Aktivität des Patienten erwarten.
2. Wenn Sie Verse sprechen, legen Sie Wert auf eine intensive Betonung!
3. Passen Sie Ihr Sprechen unbedingt dem Übungsablauf an, und geben Sie der Übung so eine Struktur.
4. Je auffälliger die Sprachentwicklung, desto mehr prosodische Deutlichkeit (Übertreibung) ist angebracht.

2.18 Hausaufgaben

Vielfach ein leidiges Thema.

Für viele Menschen hat dieses Wort einen sehr unangenehmen Klang: Pflicht, Zwang, Zeitaufwand.
Vor allem, wenn ein hinzugefügtes Modalverb die Verpflichtung verstärkt:

- „Bis zur nächsten Woche sollst – musst – machst Du ...!“ oder:
- „... sollen – müssen – machen Sie ...!“

Wie viel anders klingt es, wenn gesagt wird:

- „Vielleicht **darfst** Du auch zu Hause mit diesen Sachen üben?!“
- „Vielleicht **möchten / können** Sie zu Hause mit den Materialen weiterarbeiten?!“

Selbstverständlich schreitet die Therapie schneller voran, wenn auch häusliches Üben stattfindet. Das sollte aber immer in einer angenehmen und freiwilligen Lernatmosphäre stattfinden, ohne häuslichen Stress. Wenn im häuslichen Umfeld ungern oder „falsch“ geübt wird, könnte ein gegenteiliger Effekt entstehen, nämlich in der Form, dass

- Funktionen falsch antrainiert werden
- das Verhältnis zum Angehörigen (Mutter, Vater, Lebenspartner) belastet wird, der die häuslichen Übungen durchführt
- das Therapieangebot abgelehnt wird

Nichts von alledem ist für den Fortschritt der Therapie förderlich. Die Arbeit mit den Materialien soll Spaß machen und dieses Gefühl soll zu jeder Zeit vermittelt werden.

Aus diesem Grund sollte der Therapeut die Durchführung der Hausaufgaben so „verkaufen“, dass sie eine Belohnung (1) darstellen und darauf achten bzw. überprüfen, dass der Ablauf zu Hause (2) korrekt ist.

Zu (1): Hier genügt fast immer das Modalverb „können“ oder „dürfen“
Zu (2): Hierfür sollte die Durchführung unbedingt überprüft werden:
„Nächstes Mal möchte ich von Dir / von Ihnen sehen, wie Du / Sie die Übungen durchführst / durchführen!“

Bei der „Rolle der Eltern“ bin ich auf diese Thematik auch schon eingegangen: Mit dem Hinweis auf das „nächste Mal“ gibt man jedem die Möglichkeit, sich alles zu Hause noch einmal in Ruhe anzuschauen und durchzuführen. Nichts wäre peinlicher und unangenehmer für den Patienten, wenn er die Übungen „heute“ ohne vorherige Ankündigung (und ohne nochmaliges Üben eventuell unsicher) zu zeigen hätte! Wir alle waren doch zu Schulzeiten froh, wenn der Vokabeltest rechtzeitig angekündigt war. Natürlich sollten Sie sich nicht scheuen, eine fehlerhafte Herangehensweise zu korrigieren, aber natürlich auch eine richtige Art und Weise zu loben und damit zu bestätigen.

Wenn Sie diese Hinweise beachten, können Sie recht sicher sein, dass die Übungen als Hausaufgaben gemacht werden und dass sie **richtig** durchgeführt werden.

Nicht wenige meiner Patienten berichten mir, dass sie die Kiste sogar in den Urlaub mitgenommen hätten …

Fazit:

1. Hausaufgaben dürfen gemacht werden, müssen aber nicht sein!
2. Falls etwas gemacht wurde, mit Freude anerkennen und wenn nötig freundlich korrigieren.
3. Hausaufgaben sind sinnvoll und nützlich, sollten aber nie in Stress ausarten!
4. Lieber zu Hause nichts machen lassen, als falsche Muster einzuüben oder zu festigen.

2.19 Die Zauberkiste und das Material

Wenn Sie die NF!T® durchführen möchten, sollten Sie dem Patienten die vorbereitete durchsichtige Box vorstellen (siehe Abb. 9, S. 68), in der alle benötigten Materialien, inklusiv der Verpackung des Saugers, enthalten sind. Diese wird in der Therapiestunde vor dem Übungsbeginn, zum Ende der Diagnostikstunde – am besten wortlos – auf den Tisch gestellt. Jetzt warten Sie einfach die Reaktion Ihres Patienten ab. Es gibt vieles: Ungläubigkeit, fragende Blicke, Erstaunen, meist verbunden mit einem Lächeln, aber so gut wie nie Entsetzen oder Abwehr.

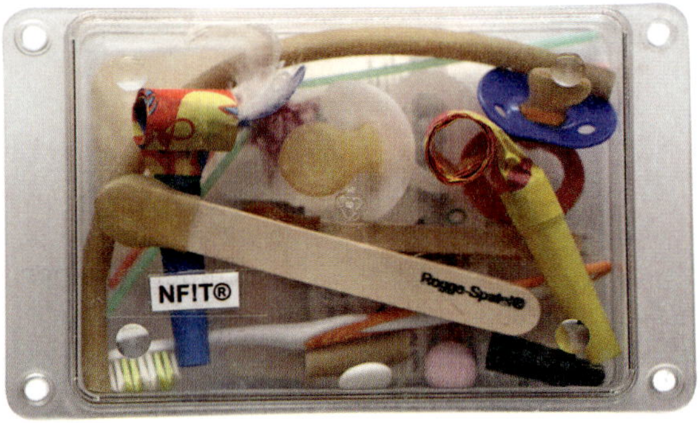

Abb. 9

Nach einigen Momenten geben Sie den Hinweis, dass dies das Material sei, mit dem in der nächsten Zeit gearbeitet werden soll. Auf Ihre Frage, was der Patient beim Betrachten des Materials denkt, wird vermutlich meist so etwas genannt wie: „Lustig!", „Kindergeburtstag!", „Wenn Sie meinen?!"

Aber manchmal sieht man auch ein wenig Skepsis, vor allem beim Blick auf den Sauger. „Ein Nuckel???" Dann wird die verschlossene Box umgedreht und so kann die Aufschrift von der dort eingelagerten Saugerschachtel gelesen werden: „Therapeutischer Sauger für die logopädische und physiotherapeutische Praxis", und: „Saugtrainer" – aber kein Wort vom Nuckel oder Schnuller!

Für größere Kinder und Jugendliche ist folgender Hinweis ideal: „Du siehst hier die kleinste ‚Mucki-Bude' der Welt! So eine bekommst du ganz für Dich allein! Damit können wir bei Dir wunderbar Deine Muskeln trainieren!" – Dazu hat bisher noch niemand „Nein" gesagt.

Den Erwachsenen genügt es fast immer, wenn der Hinweis kommt, dass man im Mund arbeiten möchte und man mit keinen anderen Materialien so gut in den Mund hineinkommt wie mit den hier liegenden Dingen. Die Alternative sind

- Finger (ist eher nur mit Handschuhen oder Fingerling möglich und zusätzlich sind die Finger des Therapeuten manchmal wegen der Nähe zu den Zähnen in Gefahr) oder
- (zahn-) ärztliche Instrumente

Wenn im häuslichen Bereich brauchbare Materialien vorhanden sind, können diese selbstverständlich benutzt werden. So gibt es z. B. noch gute Schnuller, die Sie für den Rogge-Spatel® zerschneiden können oder die auch für die Übungen mit dem Sauger genutzt werden können. Wichtig ist hierbei, dass ein Sauger, der für die Therapie benutzt wird, auf keinen Fall weiterhin zum gewohnheitsmäßigen Nuckeln benutzt werden darf. Der „Nuckel" ist für das ggf. noch bestehende Habit und ein anderer Nuckel wird in dem Moment ein „Sauger“, wenn er therapeutisch eingesetzt wird.

Zur nächsten Stunde sollte vom Patienten eine Schachtel oder Kiste in die Praxis mitgebracht werden. Es gibt im Handel preiswerte Kästchen oder auch kleine Köfferchen zu kaufen. Auch leere Pralinenkästen oder ein Schuhkarton von (Kinder-!) Schuhen sind gut geeignet. Viele Kinder verzieren, bemalen oder bekleben diese Schächtelchen und sind sehr stolz auf ihr Werk. So wird nebenbei noch die Kreativität gefördert und das sollte natürlich vom Therapeuten bewundert werden!

(Gar nicht gut eignen sich Verpackungen aus Kunststoff, da diese meist zu luftdicht abschließen. Wenn sich bei Verschluss der Dose noch Feuchtigkeit (Speichel!) an den Materialien befindet, können sich nicht nur unangenehme Gerüche, sondern auch gesundheitsschädliche Bakterien bilden.)

Für die Erwachsenen sollten für die erste NF!T®-Stunde die benötigten Materialien schon zusammengestellt im Therapieraum sein. Kinder lieben es, bei der Zusammenstellung zu helfen. Dann können sie sich selbst die Farben von einigen Dingen, z. B. der Pustepfeifen oder der Feder, aussuchen.

Die Materialien werden in die mitgebrachte Schachtel gegeben und dem Patienten übereignet. Die Schachtel bleibt immer beim Patienten, das heißt, er nimmt sie regelmäßig mit nach Hause, denn er soll / darf ja auch zu Hause damit arbeiten. Es kommt nur sehr selten vor, dass vergessen wird, diese Zauberkiste in die Therapiestunde wieder mitzubringen. Die Kinder sind eher stolz auf ihren Besitz und passen gut auf ihn auf.

Die Frage nach der Notwendigkeit oder Häufigkeit der Reinigung der Materialien soll jeder Besitzer selber für sich entscheiden und diese selber übernehmen. Wenn eine luftige und staubfreie Aufbewahrung gewährleistet ist, reicht ein Abspülen. Nach der Arbeit während eines Infektes (z. B. Schnupfen) ist eine gründlichere Reinigung notwendig: Sauger, Saugerkopf und Schläuche können durch Kochen keimfrei gemacht werden. Andere Materialien, wie der Holzspatel, sollten ausgetauscht werden.

Folgendes Material wird individuell je nach Therapieerfordernis für den Patienten zusammengestellt:

1 NUK®-Sauger	Größe abhängig vom Patienten Jugendliche und Erwachsene: Gr. S oder L Kinder: Beruhigungssauger Größe 1, 2 oder 3 (altersabhängig!)

1 NUK®-Sauger	Beruhigungssauger Größe 3 zum Zerschneiden: – Schild – Saugerkopf für Rogge-Spatel® Für Babys auch hier Größe 1 oder / und 2
1 Rossmann Sauger „Dentistar“	bei zu behandelnden Lippenbändchen
1 Kauschlauch / lang	ca. 25 cm lang, Lumen 5 × 2,5 mm
1 Kauschlauch / kurz	ca. 2 – 3 cm, Lumen s. o.
2 Pusteschlangen	möglichst mit Plastikmundstück
1 Feder	(bei Kindern)
1 Zahnbürste	auf geringes Gewicht achten, meist ist ein „No-name“ Produkt sehr gut geeignet. Im Übungsteil nenne ich sie nur „Außenbürste“, mit dieser Bürste wird **nicht** im Mund gearbeitet!
Holzmundspatel / groß	mind. 2 zur Herstellung des Rogge-Spatels®
Holzmundspatel / klein	für den Zauberstab
Zahngummis	für die Zungenentfesselung
Schoko-Pfefferminzlinsen	für das Bonbonballett
1 dicker Kugelschreiber (Big-Pen)	zum Herstellen des Vakuum-Saugers, dem „Rogginator®“
1 „Pröppel“	Saughaken für Handtücher aus weichem Kunststoff (für kleine Kinder)

ggf.

Strohhalme	möglichst die „dünnen“, für die Zungenentfesselung
(sterile) Tupfer	zur Herstellung von Kausäckchen
Wäscheklammer	zum Befestigen der „Rettungsleine“ der kleinen Kaunudel

Silk oder Plastikklebeband (Klebefilm) und Zahnseide zum Herstellen des Rogge-Spatels®

Zusätzlich: Sterilium, Kosmetik-Tücher, Handschuhe aus Latex oder Vinyl, evtl. Fingerlinge

Fazit:

1. Stellen Sie den Inhalt der Zauberkiste komplett zusammen.
2. Die Kinder sind stolz auf ihre Materialien!
3. Geben Sie dem Patienten die Materialien mit nach Hause.

Herstellungshinweise und Größenempfehlungen

Sauger:
Bezüglich der Form eignet sich eine flache Saugerform, so wie man sie beim NUK® Sauger findet, besonders gut, im Gegensatz zur Kirschform. Durch eine vor einigen Jahren vorgenommene Produktänderung wurde (leider) der „Hals" des Spezialsaugers verlängert, wodurch das Lutschteil jetzt weiter in den Mundraum eingezogen werden kann. Nach meiner Erfahrung bedeutet das weniger Stimulation für die Zungenspitze, sondern die Stimulation wird weiter Richtung Zungenmitte verlagert.

Größe:
Für Babys: .... Gr. 1 oder Gr. 2
Ab ca.3 Lj: .... Gr. 3
Ab ca. 10 Lj: .... Gr. S
Jugendliche und Erwachsene: .... Gr. L

Tipp:
Achten Sie unbedingt auf das Merkmal „Beruhigungssauger"!
Der „Einschlafsauger" ist nicht geeignet, da der Ring asymmetrisch angebracht ist!

Für die Therapie bei Patienten mit zu hoch bzw. zu tief angesetztem Lippenbändchen sind Sauger wie z.B. von Rossmann empfehlenswert. Das Lippenschild dieses Saugertyps ist oben und unten jeweils eingekerbt. Diese Kerbe entlastet die Lippenbändchen bei den Übungen.

Schild-Herstellung:
Den Sauger am Ring festhalten, eine zweite Person zieht den Saugerkopf maximal lang und mit einer Kinder-Bastelschere wird er mit einem Schnitt dicht am Kunststoffteil abgeschnitten.
Durch das Langziehen verbleibt kein Gummirest am Schild.
Achtung: Nicht jede Schere ist zum Abschneiden geeignet. Probieren Sie es aus.

Rogge-Spatel® (Abb. 10):
Ich empfehle Ihnen (mind.) 2 große Spatel übereinander zu legen, und diese zum Schutz vor Feuchtigkeit ggf. mit Silk oder Tesafilm zu umwickeln (vor allem bei Patienten, die ein hohes Speichelaufkommen haben) und den Saugerkopf darüber zu stülpen.

Bei allen Patienten, die noch sehr jung sind, oder die eine beeinträchtigte Mundraumwahrnehmung haben, den Saugerkopf unbedingt mit Zahnseide fest umbinden und sicher verknoten, so dass er nicht mit den Zähnen abgezogen werden kann.

Für kleine Kinder nehmen Sie statt der großen Spatel die Spatel in Eisstiel-Größe. Herstellung wie oben. Legen Sie 2 oder auch 3 übereinander, umwickeln Sie sie und ziehen Sie einen Saugerkopf Größe 1 oder 2 darüber (je nach Mundgröße des zu behandelnden Kindes). Unterfüttern Sie ein Ende des Spatels für den Saugerkopf noch mit einigen Runden Tesafilm zum weicheren Aufbeißen.

Achtung: Sichern Sie bei Patienten mit einer eingeschränkten Mundraumwahrnehmung **unbedingt** den aufgepfropften Saugerkopf mit Zahnseide.

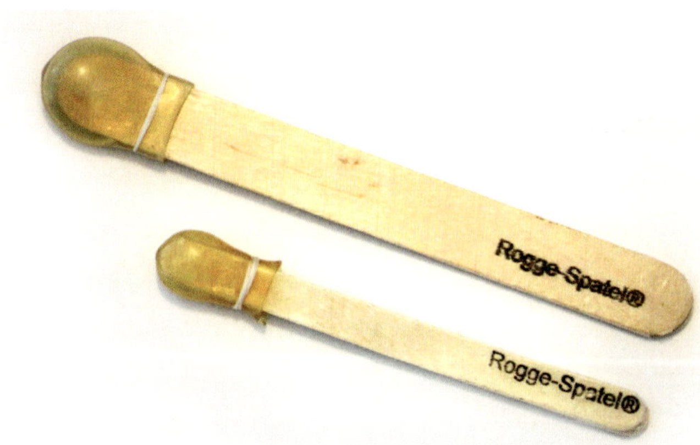

Abb. 10

Oben:
1 großer Spatel mit Saugerkopf Gr. 3

Unten:
1 kleiner Spatel mit Saugerkopf Gr. 1

Kauschlauch:
Auch der Kauschlauch lässt sich am besten mit einer Kinder-Bastelschere in Stücke schneiden.
Vor dem Einsatz beim Patienten sollten Sie die geschnittenen Kauschlauchenden abkochen: Legen Sie die Stücke für einige Minuten in sprudelndes Wasser. Nach dem Abgießen sollten Sie die Stücke auf ein Tuch legen und sofort gründlich trockenreiben. Ansonsten verbleibt ggf. ein weißlicher Film auf dem Schlauch, der sich nach dem Antrocknen nicht mehr entfernen lässt.

Vakuum-Sauger = „Rogginator®": Hierfür benötigen Sie einen dicken Kugelschreiber. Das für die Finger angebrachte Gummistück ziehen Sie mit Kraft vom Kugelschreiber nach unten ab, ebenso den Minendrücker. Stecken Sie nun den Minendrücker in die engere Öffnung des Griffteiles.

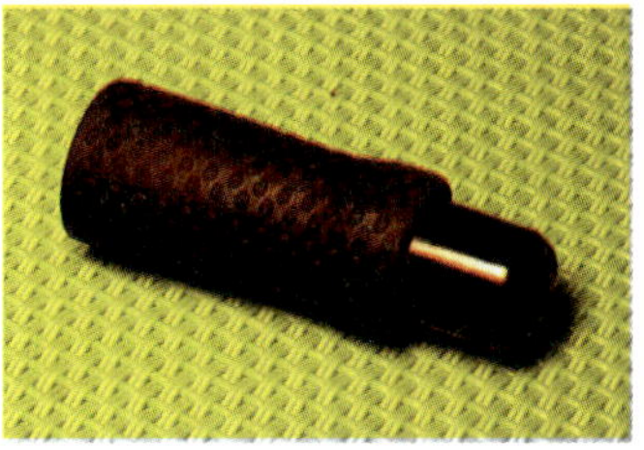

Betrifft: Latexallergie:
Sollte eine Latexallergie vorliegen, besteht die Möglichkeit, die abgeschnittenen Finger (einfach oder doppelt) von einem Vinyl-Handschuh über den Sauger, den Kauschlauch bzw. den Rogge-Spatel® zu ziehen und mit Zahnseide abzusichern. So verhindern Sie den unmittelbaren Kontakt zum latexhaltigen Gummianteil.

Achtung: Bei Kontakt zum Kautschuk (= Latex) könnte es durch die Latexallergie zu Kribbeln, Rötung oder auch zu schweren Entzündungszeichen im Mund kommen, bis hin zum anaphylaktischen Schock.
Wichtig: Klären Sie unbedingt in der Anamnese und somit **vor** dem Einsatz der Materialien ab, ob eine Latexallergie oder eine zu berücksichtigende Einschränkung vorliegt!

2.19.1 Wie kann das Material verwendet werden?

Der Rogge-Spatel®

Nutzbare Seiten:
1. Horizontale Seite
2. Vertikale Seite

Stimulationsmöglichkeiten:
a. Außenstimulation an den Wangen
b. Stimulation im Mundinnenraum (Alveolarkamm, Wangeninnenseiten)

c. Stimulation an den Zähnen
d. Musik an den Lippen

Die Außenbürste

Nutzbare Seiten:
1. Glatte Rückseite
2. Untere Borstenseite
3. Seitliche Borstenseite
4. Vordere Borstenspitze
5. Vordere Glattspitze

Arbeitsgebiete:
a) Wangen
b) Von seitlicher Nase Richtung Wange
c) Naso-Labial-Bereich
d) Lippen
e) Ggf. Stirn

Stimulationsmöglichkeiten der Außenbürste:
a. Leichte Tapps
b. Feste Tapps
c. Striche
d. Fester kurzer Druck („Stempel")
e. Fester langer Druck
f. Horizontaler Strichzug
g. Vertikaler Strichzug („Regen")
h. Diagonaler Strichzug
i. Kreisender Tiefdruck
j. Kombination aus langsam-festem Beginn und raschem Ende

Der Sauger

Nutzbare Seiten:
1. Saugerkopf
2. Hochkant gestellter Saugerkopf
3. Horizontal liegender Saugerkopf

Stimulationsmöglichkeiten:
a. Saugen
b. Musik an den Lippen
c. Lippenschleuder

3. Vor Therapiebeginn

Im Laufe meiner logopädischen Arbeit habe ich zunehmend Arbeitsfelder und Störungsbereiche gefunden, für die manchmal einige wenige Elemente aus dem NF!T® Programm sinnvoll waren; bei anderen Patienten ist es sinnvoll, das komplette Programm durchzuführen.

Anfangs habe ich experimentiert und es überwiegend vor allem bei den myofunktionell auffälligen Patienten genutzt. Ausgehend von diesem Störungsbild, oft geprägt durch eine Zahnfehlstellung (z.B. lutschoffener Biss), fehlerhafte Artikulation (z.B. Sigmatismus interdentalis) und unphysiologische Atmung (z.B. verlegte Nasenatmung), hatte eine nicht unerhebliche Anzahl von Patienten weitere Probleme, deren Behebung anfangs nicht in meinem Therapierepertoire vorhanden war. So kamen sukzessiv weitere Arbeitsbereiche hinzu. Manchen Patienten fehlten grundlegende Fähigkeiten, z.B. zum Erlernen der Nasenatmung, manche Patienten fragten nach Therapiemöglichkeiten mit Störungsbildern, die neu für mich waren, wie z.B. Würgreiz bei der Zahnbehandlung, aber auch Würgreiz schon beim eigenen Sprechen.

Nach meiner Erfahrung liegt oftmals die Grundproblematik für die verschiedensten orofazialen Probleme, einschließlich einer gestörten Artikulation, in einer fehlenden oder falschen **Wahrnehmung** im Mundraum.

Auch bei Clausnitzer, R. (2006, S. 56) kann man unter der Überschrift „Zusammenhänge zwischen oralen Wahrnehmungsstörungen, Munddysfunktionen und Gebissanomalien" Folgendes nachlesen: Nach verschiedenen Untersuchungen „handelt es sich bei den oralen Dysfunktionen um die Folge einer gestörten Wahrnehmungsfähigkeit (...) in der Mundhöhle."

So ist meine Indikationsliste für den Einsatz der NF!T®-Übungen im Laufe der Jahre zunehmend länger und umfassender geworden.

Aber:

- Nicht bei allen aufgeführten Störungsbildern müssen alle Bahnungs- und Funktionsübungen durchgeführt werden.
- Bei einigen Störungsbildern ist die NF!T® eine von mehreren Therapieansätzen.

3.1 Indikationsliste zum Einsatz der NF!T®-Übungen

NF!T® eignet sich grundsätzlich bei:

- Störungen der Wahrnehmung im orofazialen Bereich
- Koordinations- oder Tonusproblemen von Gesichts- und Mundmuskulatur
- Störungen der motorischen oralen Entwicklung
- Krankhaften oder funktionellen Problemen
- Fehlendem Rhythmus von Bewegungen, die für die Aufnahme von Nahrung notwendig sind
- Fehlenden oder persistierenden oralen Reflexen

Im Einzelnen:

1. Bei allen Artikulationsstörungen (alle Lautfehlbildungen, alle Sigmatismen, besonders gut geeignet beim Sigmatismus lateralis)
2. Bei Nahrungsaufnahmestörungen oraler Genese
3. Bei PEG-Entwöhnung
4. Bei Dysphagien
5. Bei Recurrensparesen
6. Bei Hypersalivation
7. Bei Kiefergelenksproblemen (CMD) wie z. B. eingeschränkte Beweglichkeit, Schmerzen oder „Knacken", „Aushaken" des Kiefergelenks
8. Bei Sensibilitätsstörungen im Mundraum
9. Bei persistierenden oralen Reflexen (Beiß- oder vorverlagerter Würgreflex)
10. Zum Abgewöhnen von Habits, wie z. B. Schnuller oder Daumenlutschen, Zungenlutschen, Nägelkauen, Bleistiftkauen oder Kauen von Haaren
11. Zur Anbahnung der Nasenatmung (= Mundschluss!) und zu der damit verbundenen Verringerung der Infektanfälligkeit im HNO-Bereich
12. Zum Zahnerhalt bei (Wach-)Komapatienten
13. Zum Funktionsneuaufbau z. B. bei Locked-In-Patienten
14. Zur Kehlkopflockerung / Elevationsbewegung bei Stimmpatienten
15. Bei Gaumensegelstörungen / Veluminsuffizienz
16. Bei Rhinophonien
17. Zur Behandlung von LKG-Spaltproblemen
18. Bei Zungenteilresektionen
19. Bei Facialisparesen
20. Bei infantilem Schluckmuster
21. Bei zu fest sitzenden Milchzähnen
22. Bei Bruxismus (= Zähneknirschen)
23. Bei (fast) allen Formen der Zahnfehlstellungen
24. Zur Unterstützung von kieferorthopädischen Behandlungen
25. Zur Verhinderung von Rezidiven nach einer kieferorthopädischen Maßnahme
26. Bei Septumdeviation
27. Zur Längung und Dehnung der Lippen- und Zungenbändchen

28. Zur Tonisierung des gesamten orofazialen Systems
29. Zur Stoffwechselaktivierung = wirkt wie eine „Lymphdrainage“
30. Zur Straffung der Gesichtshaut und zur Faltenverhinderung = „unblutige Schönheits-OP“

3.2 NF!T®-Diagnostik

Die Kopiervorlagen für den **NF!T®-Diagnostikbogen** finden Sie im Anhang (S. 244–249).

NF!T®- Diagnostikbogen Datum: ____________

Name: ______________________ geb.: ____________

Grund der Vorstellung: ______________________

1. Lippen

- Aussehen
  - ○ normal ○ trocken / spröde
  - ○ Ragaden ○ feucht / nass
- entspannter Lippenschluss möglich
  - ○ ja ○ nein
- Anspannung des Musculus mentalis
  - ○ ja ○ nein
  - ○ bei geschlossenen Lippen
  - ○ bei offenen Lippen
- Zustand der Mundwinkel
  - ○ okay ○ rissig
  - ○ feucht ○ periorale Ekzeme
- Symmetrie der Lippen
  - ○ okay
  - ○ Verhältnis oben : unten
  - ○ Verhältnis rechts : links
- Oberlippe
  - ○ normal ○ aufgewölbt
  - ○ hypoton ○ zu kurz
  - ○ hochgezogen ○ zu schmal

1

3.2.1 Fotos und Okklusionsstatus

Ich empfehle, zusätzlich zur vorgenannten Diagnostik vor jeder Therapie Folgendes zu machen:

1. **Machen Sie klinische Fotos in der 1., spätestens in der 2. Therapiestunde!**
   - 1 × frontal mit geschlossenen Lippen = „Pokerface“
   - 1 × Zähne zeigen
   - 1 × Profil links – mit offenen und ggf. geschlossenen Lippen
   - 1 × Profil rechts – bei Bedarf wie oben
   - 1 × – mit Glück – Schluckmoment
     - Und bei Bedarf alle „Extras“:
       wie z. B. abgekaute Fingernägel

   Tipp: Fingernägel auf Karteikarte (Name!) fotografieren
   Immer Datum notieren!
   Je nach Therapieverlauf Kontrollfotos machen!

2. **Okklusionsstatus auf (Well-)pappe darstellen!**
   (auch hier bei Bedarf Kontrollstatus festhalten)
   Hierzu schneiden Sie aus normaler weißer oder farbiger Wellpappe (aus dem Bastelladen) Stücke in verschiedenen Größen von ca. 3 × 8 bis 5 × 10.
   Die Ecken auf einer Seite werden etwas abgerundet.
   Der Patient soll jetzt dieses Stück Pappe bis ganz nach hinten in den Mundraum nehmen, und 1 × fest aufbeißen.
   Auf der Pappe wird jetzt
   - Name
   - Datum
   - oben / unten notiert

   Das Okklusionspapier wird in einer Klarsichthülle aufbewahrt und mit Folienschreiber werden die Zähne nachgemalt.
   Bei einem Kontrollstatus auf einer neuen Pappe einige Zeit später werden die Veränderungen mit dem Folienschreiber festgehalten. In der Klarsichthülle werden beide Bisse übereinandergelegt und mit verschiedenen Farben dargestellt.

3.3 Anamnesefragen und ihr Hintergrund

1. Wurde das Kind gestillt?
   - Ein Kind sollte möglichst 6 Monate voll gestillt werden bzw. über Saugen Nahrung aufnehmen.
2. Wenn ja: wie lange?
   - Bei einer Dauer von weniger als 6 Monaten werden die entsprechenden Mundfunktionen für das Saugen zu kurzzeitig trainiert.
3. Wenn nein: Warum nicht?
   - Lag es an der Mutter? (Brustentzündung, Hohlwarzen, zu wenig Milch, Stillunsicherheit, Medikamente, Stillabwehr, zu „unhygienisch"?)
   - Lag es am Kind? (Trinkschwäche, organische oder funktionelle Gründe?)
   - Lag es am Vater? (mit welcher Begründung?)
4. Wie lange wurde ausschließlich gestillt?
   - Mind. 6 Monate ausschließlich Nahrung über das Saugen anbieten.
   - Zufüttern mit Flaschennahrung (=Saugen) ist kein Problem.
5. Ab wann wurde zugefüttert?
   - Ab wievielter Woche bzw. Monat? → Sollte *frühestens* ab 7. Lebensmonat auf Löffelnahrung umgestellt werden.
6. Womit?
   - Flasche mit Milchnahrung?
   - Löffelnahrung?
7. Ausschließlich Löffelnahrung?
   - Ab wie vielen Monaten?
8. Wer hat die Ernährungsumstellung ausgelöst und warum?
   - Das Kind?
   - Die Mutter?
9. Wenn Flaschennahrung zusätzlich gegeben wurde, wurde das Saugerloch belassen oder vergrößert?
   - Sollte auf keinen Fall vergrößert werden! Für jede Konsistenz (flüssig, milchig, breiig) gibt es einen passenden Sauger.
10. Haben unterschiedliche Personen die Flasche gegeben?
    - Waren es ausschließlich Rechtshänder oder auch Linkshänder? Davon hängt die Lagerung des Kindes für das Geben der Flasche ab. Dadurch wird die motorische Entwicklung bzw. die Lateralität beeinflusst!
11. Ab wann wurde mit festerer Nahrung begonnen?
    - Zwischen Zunge und Gaumen zerdrückbare Speisen: z. B. Graubrot mit Schmierwurst oder Schmierkäse, Banane, Toastbrot mit weichem Aufstrich.
12. Gab es „Häppchen" oder wurde abgebissen?
    - Ein „Häppchen" kann ohne Zahn oder Zahnleistenkontakt aufgenommen werden; Abbeißen ist der zu bevorzugende *aktive* Prozess.

13. Wurde vom Brot die Rinde entfernt? Heute noch?
    - Damit verringert man die Kauintensität und die Anzahl der Kaubewegungen.
14. Welche Konsistenzen wurden bzw. werden bevorzugt?
    - Weiche, harte, poröse, trockene, homogene?
15. Lieblingsessen? Begründung?
    - Nach der Aufzählung der ersten 4 Speisen ist die Geschmacksrichtung erkennbar. Begründung nennen lassen – kann eine andere sein, als die, die vordergründig erwartet wird!
    - Keine „Lust" auf Nahrung, die heftiges Kauen erfordert!
16. Was wird nahrungsmäßig vermieden? Begründung?
    - Erklärung wie 15.
17. Kann abgebissen werden?
    - Diese Frage sollte in jedem Fall gestellt werden, auch bei jemandem mit lutschoffenem Biss! Wird auch in diesem Fall oft mit „Ja" beantwortet! Die Antwort gibt Hinweise zur Wahrnehmung.
    - Das Abbeißen pantomimisch vormachen lassen: Ist im Seitenzahnbereich eher ein Festhalten und Abreißen von Nahrung.
18. Dauer der Zeit für eine Mahlzeit?
    - Ungefähr zur gleichen Zeit mit den anderen Essern fertig, oder immer Erster oder immer Letzter?
19. Wird lange gekaut oder zwischendurch das Kauen vergessen?
    - Wenn sehr lange gekaut wird fehlt oft die Effektivität durch fehlenden Zahnkontakt im Molarbereich.
    - Wenn das Kauen vergessen wird, liegt die Ursache oft im Bereich der fehlenden intraoralen Wahrnehmung.
20. Wird beim Essen gespielt?
    - Essen wird zur Nebensache und ihm wird die nötige Aufmerksamkeit entzogen (Essen mit einer Hand am Joy-Stick).
21. Wird geschlungen?
    - Hat etwas mit dem Tempo zu tun, aber auch mit fehlender Kautätigkeit.
22. Wird geschmatzt?
    - Essen/Kauen mit offenem Mund bei vermutlicher fehlender Nasenatmung.
23. Bis zu welchem Alter wurde aus der Flasche getrunken?
    - Die Flaschennahrung sollte ca. zum 1., spätestens zum 2. Lebensjahr für den Nahrungsplan überflüssig geworden sein.
24. Heute noch? Wann bzw. wozu?
    - Einschlafflasche? Beruhigungsflasche? Mehrere Flaschen in der Nacht?
25. Womit ist die Flasche gefüllt?
    - Milch, Kakao, Tee, Saft, Limonade, Cola, Wasser, oder ...?
26. Wird genuckelt?
    - Daumen, 1 oder 2 Finger, Fingerknöchel, Nuckel/Schnuller, Zunge?

27. Wann und wie?
    - Vormachen lassen und beobachten!
28. Wird an den Fingernägeln gebissen?
    - Ist oft schon daran erkennbar, dass die Finger in der Hosentasche oder unter dem Tisch versteckt werden und natürlich an den abgebissenen Nägeln. Oftmals bis *hinter* den Fingerwulst abgekaut, zum Teil blutige Ränder. Auch das Kauen der Fußnägel ist möglich und wird praktiziert!
29. Wird an Stiften gekaut?
    - Ist kein Widerspruch zum Nicht-kauen-können! Wird zwar oft verneint, aber auf die Frage „Wie oft müssen Sie einen neuen Federhalter kaufen?“ bekommt man dann die wahre Antwort, da dies ggf. alle paar Wochen notwendig ist.
30. Wird an Kleidungsstücken gekaut?
    - Anorakbänder, Kragenecken, Fransen vom Schal, oder auch Haare.
31. Wird geschnarcht?
    - Es wird mit offenem Mund geschlafen, keine Nasenatmung, intraoraler Tonus zu gering.
32. Wird mit den Zähnen geknirscht?
    - Ist häufig die Suche nach Reizen im Kausystem
    - Unausgelastetheit im System
    - Psychische Komponente kann *zusätzlich* vorhanden sein
33. Kann die Nase ausgeschnaubt werden?
    - Falls hier verneint wird, die Ersatzstrategie erfragen:
      Hochziehen → Wahrnehmung sehr gut, Sekret wird noch erfühlt.
      An Kleidung/Ärmel abwischen → Wahrnehmung noch vorhanden, Sekret wird erst unterhalb der Nase erfühlt.
      Laufenlassen → gestörte Wahrnehmung für das Vorhandensein und das Ablaufen des Sekrets.
      Andere Person wischt Sekret unterhalb der Nase ab → Wahrnehmung gestört, Verantwortung wird abgegeben.
      Andere Person drückt Sekret aus der Nase → Verantwortung wird abgegeben.
      Andere Person macht Auspusten der Nase mit dem Mund vor und hält gleichzeitig das Taschentuch vor die Nase (des Kindes) → das Kind ahmt nach und pustet ebenfalls aus dem Mund aus.
      Nase wird aktiv (von Mutter) ausgesogen → mit Unterdruck-Ballon, mit dem Mund(!).
34. Wie viele Otitiden gab es schon?
    - 2–3 pro Jahr gelten als normal, höhere Zahlen können einen Hinweis auf eine verlegte oder nicht vorhandene Nasenatmung geben.
35. Wie viele Infekte der Nase und seiner Nebenhöhlen gab es bisher schon?
    - Gab es bisher andere Häufigkeiten pro Jahr?

36. Wurde schon eine Tonsillektomie durchgeführt?
    - Kann ein Hinweis auf eine Stoffwechselproblematik oder eine Funktionsstörung sein.
37. Wurde schon eine Adenotomie durchgeführt?
    - Kann ein Hinweis auf eine Stoffwechselproblematik oder eine Funktionsstörung sein.
38. Gab es sonstige Eingriffe oder Operationen im Gesichtsbereich?
    - Nebenhöhlenfensterung, Korrektur einer Septumdeviation, Veränderung am Zungenbändchen oder den Lippenbändchen, Paukenröhrchen, oder ...?
39. Gab es Unfälle, die den Gesichtsbereich betrafen?
    - Zahnverlust, Nasenbeinbruch, oder ...?
40. Ist eine kieferorthopädische Maßnahme geplant?
    - Was, wann und mit welchem Ziel?
41. Wurde schon eine KFO-Maßnahme durchgeführt?
    - Was, bis wann und erreichtes Ziel? Rezidive?
42. Wie wird in Ruhe geatmet?
    - Kann oftmals nicht spontan beantwortet werden, weder vom Patienten noch von den Begleitern, dann wird eine entsprechende häusliche Beobachtung durch die Mutter verabredet.

(Sie finden auf S. 241–243 einen Anamnesebogen zum Kopieren.)

3.4 Grundsätze bei der Durchführung der NF!T®-Übungen

1. **Die NF!T®-Übungen werden nicht mit verbalen Hinweisen begleitet und angeleitet, sondern es wird alles am Patienten gemacht.**
   Für viele Therapeuten ein äußerst schwieriger Punkt: Therapeuten sind es gewohnt, ihre Therapie über Worte zu steuern. Es gibt viele Nuancen wie man das machen kann: über Hinweise, Bitten, Befehle, Aufforderungen, Ermahnungen und Tipps.
   In meinem NF!T® Ansatz läuft es ganz anders, die Ausführung einer Übung wird nicht über die Sprache gesteuert! In meiner NF!T® gibt es keine pädagogischen Hinweise! Kein: „Mach mal mit!" „Mach bitte den Mund auf!" „Leg die Zunge oben an den Gaumen!" „Sitz gerade!" oder „Pass (bitte) auf!" Dieses alles hat das Kind / der Jugendliche schon vielfach gehört. Aber warum kann es/er sich nicht längerfristig daran halten???
   Jeder kennt es selber aus dem täglichen Leben mit den vielen guten Vorsätzen, dass manchmal Dinge („mehr" Sport oder „weniger" Essen) verändert werden sollen, es aber beim besten „Willen" nicht geschafft wird. Denn „Wille" allein verändert in dem hier besprochenen Bereichen der Mundfunktionen allein oft gar nichts! Es ist hilfreich, wenn wir (sinnbildlich) an die Hand genommen werden und mit guter und sicherer Führung die andere

Herangehensweise oder die Veränderung sukzessiv am eigenen Körper oder auch wie hier am eigenen Mund erfahren und fühlen können. Dann ist nicht nur die Motivation, sondern ebenso die Fähigkeit viel größer, auch in Zukunft die Veränderung beizubehalten.
Jede Veränderung setzt voraus, dass wir nicht nur wollen, sondern auch tun.

2. **Die NF!T®-Übungen werden sehr langsam aufgebaut, die bisherigen Übungen müssen sicher und gut ausgeführt werden können.**
   Beim Vorangehen sollten Sie als Therapeut Ruhe walten lassen und ein eher langsames Tempo bevorzugen. Wenn die Übungen zu schnell hintereinander angeboten werden, haben die Bewegungselemente nicht ausreichend Zeit zu wirken und sich als neue Information im ZNS zu manifestieren. Hier gilt, was auch an anderer Stelle (Kapitel 2.8 „Die Geschichte vom Radieschen“) ausführlich besprochen wurde: Entwicklung braucht Zeit! Wir wollen keinen Wettlauf durch das ZNS machen, sondern eine nachhaltige und dauerhafte Wirkung erzielen!

3. **Die NF!T®-Übungen müssen (sollten) in ihrer Durchführung perfekt sein!**
   Nur die absolut korrekte Durchführung einer Übung stellt den gewünschten Erfolg sicher. Wenn hier für Großzügigkeit in der Anwendung Raum gelassen wird, ist dies keine Hilfe für den zu therapierenden Patienten, sondern letztlich eine Einschränkung der Effektivität der Übung. Dem ZNS sollen ja die neuen und richtigen Informationen gegeben werden, und das geht schließlich nur mit den neuen und richtigen Ansätzen! (s. auch Kapitel 2.10 „Die Adresse muss stimmen“). Ich weiß aus meiner Erfahrung von den Teilnehmern aus meinen Seminaren, dass eine Übung, die bei meiner Durchführung recht einfach aussieht, in der tatsächlichen eigenen Durchführung sehr kompliziert wird. Trotzdem sollte auf eine absolut richtige Ausführung geachtet werden, denn z. B. „fast richtig“ zu saugen ist keine Option, das hat der Patient vorher auch schon gemacht.

4. **Die NF!T®-Übungen sollten *immer* in der Reihenfolge durchgeführt werden, so wie es für den natürlichen Entwicklungsverlauf notwendig ist.**
   Mit den verschiedenen Übungen gehen wir durch die „normale“ neurologische Entwicklung. Wir beginnen bei der frühesten, der ersten Fähigkeit und arbeiten uns immer weiter hoch zu den schwierigeren und komplexeren Fähigkeiten (s. auch Kapitel 2.11 mit der Geschichte von der Entwicklungspyramide).
   Das Vorgehen ist zu vergleichen mit dem Hochgehen einer Treppe: Hier wird auch zuerst die erste, dann die zweite, dann die dritte Stufe, usw. betreten. Das Überspringen von Stufen kann zum Stolpern führen, ebenso wie das Hin- und Herspringen auf einer Treppe nicht ungefährlich ist. Am schnellsten und effektivsten geht es von einer Stufe zur nächsten und deshalb sollte

auch die Entwicklung nicht durch eine Veränderung der Reihenfolge gestört werden.
Die Ablauf der Übungen sollte immer vom Therapeuten auf den Patienten abgestimmt sein. Mal ist es möglich, schon bei den Funktionsübungen zu beginnen, mal muss man erst einmal mit den Bahnungsübungen die Voraussetzungen für den Einsatz der Funktionsübungen schaffen. Allein der Therapeut bestimmt die Reihenfolge der Übungen nach den Notwendigkeiten für den Patienten.

5. **Die NF!T®-Übungen werden im Tempo dem individuellen Temperament des Patienten angepasst, das Finden der Mitte erfolgt mit der Zeit.**
Das bedeutet, dass bei dem eher zappeligen, hyperaktiven Kind die Übungen etwas zügiger durchgeführt werden, als bei dem etwas langsameren, phlegmatischen Kind, bei dem die Übungen eher in einem ruhigen Tempo gemacht werden sollten. Wenn in diesem Bereich nicht auf die Individualität des Kindes/Patienten Rücksicht genommen wird, kann es sein, dass die Übung nicht gut ankommt, da der Patient in seinem individuellen Lern- und Aufnahmetempo nicht richtig angesprochen wird.
Natürlich sollte es stets das Ziel sein, dass sich das Tempo auf den „Normalbereich" zubewegt. Das sollte aber behutsam passieren. Wenn Sie das Kind genau beobachten, spüren Sie mit der Zeit, dass sich das Tempo in Richtung des erwünschten „Normalbereichs" ändert. Die flüssigere Durchführung gelingt mit zunehmender Sicherheit und lässt den Bewegungsablauf harmonisch werden.

6. **Bei den NF!T®-Übungen soll der Patient während des gesamten Therapiezeit den Stuhl nicht verlassen.**
Dies ist wiederum etwas, was vielen Therapeuten anfangs unmöglich erscheint. Es scheint, als ob man vor allem einem Kind „Gewalt" antut, wenn es sich über längere Zeit nicht vom Platz wegbewegen soll. Tatsache ist aber, dass es gerade die Kinder sind, die von sich aus keinen Wunsch haben, die Durchführung der Übungen zu beenden. Es sind schon die jüngsten Kinder, die völlig gebannt (manchmal fast wie hypnotisiert!) sitzenbleiben und andauernde Wiederholungen einfordern. Deshalb stellt sich das Problem: „Ich möchte aufhören", vom Kind aus gesehen, in der Realität kaum. Mit prosodischem oder mimischem Einsatz des Therapeuten kann die Aufmerksamkeit und Konzentration und somit auch die Sitzdauer der Kinder fast beliebig verlängert werden.

7. **Die NF!T®-Übungen werden ohne unterbrechende Pausen oder Zwischenübungen aus anderen Bereichen durchgeführt.**
Hier sind jetzt nicht die Pausen zwischen einzelnen Übungssätzen gemeint, die aus therapeutischen Gründen gesetzt werden. Diese Unterbrechungen

sollten so gestaltet werden, dass die sich entwickelnde Übungsspannung nicht abreißt.
Es geht hier um Pausen, die eine tatsächliche Unterbrechung (im Raum umherlaufen, oder ein „Spiel" machen) des Übungsablaufes bewirken und die Spannung aus dem Übungsablauf herausnehmen. Für das Kind besteht keine Notwendigkeit ein Spiel dazwischenzuschieben, da der Reiz, die Übungen fortzusetzen, meist größer ist.

8. **Die NF!T®-Übungen werden mit sprachlich passenden Reimen, Liedern, rhythmischen Reihen oder Zählen begleitet.**
   Für Kinder eine phantastische Regel: Nicht sie müssen sprechen, sondern sie bekommen erzählt und vorgesprochen, und zwar die ganze Therapiestunde lang, und das jede Stunde wieder. Diese Regel gilt vor allem für die Störungsbilder, die eine sprachliche Komponente haben, also für die Patienten mit einer SEV / SES und ähnlichem. Das begleitende Singen ist nicht wichtig, bei Patienten, die z. B. eine Recurrensparese, Würgreiz oder eine Zungenteilresektion haben, trotzdem sollte man auch hierbei einen Übungs-Rhythmus vorgeben.
   Bei unseren sprachlich auffälligen Kindern ist das begleitende Sprechen unbedingt notwendig. Das Gesprochene muss im Rhythmus unbedingt zur Übung passen und die Übung dadurch unterstützen. Am Ende des Buches finden Sie dafür einige Empfehlungen, die sich über viele Jahre in meiner Arbeit bewährt haben. Es können aber auch natürlich andere Gedichte aus Ihrem persönlichen Repertoire gesprochen oder Lieder gesungen werden. Wichtig bei der Auswahl ist vor allem, dass der Rhythmus zum Übungsablauf passt und eine Übung immer mit dem gleichen Vers / Lied unterstützt wird.
   Bei den Funktionsübungen, die Sie hier im Buch finden, wird eine Aktivität vom Patienten erwartet. Um die richtigen Reaktionen zu erleichtern ist es notwendig, die Übungen zu rhythmisieren. Bei den Bahnungsübungen kann man viele auch ohne begleitendes Singen durchführen. Trotzdem sollte eine intensive Spannung zwischen Patient und Therapeut aufgebaut werden.
   Für die Eltern ist es anfangs oft etwas gewöhnungsbedürftig: Ihr Kind hat eine sprachliche Auffälligkeit, aber jetzt muss nicht das Kind irgendwelche Sprechübungen machen, sondern der Therapeut hat die vermeintlich aktive Rolle und das Kind bekommt vorgesprochen oder vorgesungen.
   (Hier gilt übrigens nicht der oft gehörte Satz von Erwachsenen / von den Eltern, manchmal auch von Therapeuten, dass sie nicht singen können! Jeder kann so gut singen, wie es für diese Übungen notwendig ist!)

9. **Die NF!T®-Übungen dürfen nicht wehtun, sie werden immer mit liebevoller Fürsorge durchgeführt.**
Ein äußerst wichtiger Punkt. Einige werden sich jetzt vermutlich fragen, warum so eine Selbstverständlichkeit hier überhaupt erwähnt werden muss? Aus folgendem Grund: Mit den NF!T®-Übungen wird in einem Bereich (Mund, Zähne, Gesicht) gearbeitet, der oftmals mit den bisher gesammelten Erfahrungen von ärztlichen oder therapeutischen Eingriffen besetzt ist, die die ganze Bandbreite von unangenehm bis schmerzhaft ausmachen können. Zahnarzt, HNO-Arzt und manchmal ja auch der Kinderarzt müssen Untersuchungen und/oder Behandlungen durchführen, die den Kindern/Patienten oftmals unangenehm sind oder ihnen auch durchaus Schmerzen zufügen.
Oftmals müssen wir uns erst das Vertrauen der kleinen oder großen Patienten erarbeiten. Vertrauen ist das A und O, um einen guten Therapiestart zu gewährleisten. Dieses gegebene Vertrauen darf vom Therapeuten (und auch von anderen mitbehandelnden Personen wie Eltern oder Pflegepersonal) in der Therapiearbeit niemals missbraucht werden!
Trotzdem kann es natürlich passieren, dass in einem Bereich gearbeitet werden muss, der einen Schmerz auslösen könnte. Das kann z. B. ein sich lösender Milchzahn sein, der mit der Therapie weiter gelockert werden soll. Dies ist dann natürlich ein äußerst empfindlicher Bereich, in den man sich therapeutisch begibt. Selbstverständlich muss hier äußerst sensibel vorgegangen werden, um die „Erlaubnis" zur Arbeit zu bekommen. Wenn die vom Patienten erlaubten Grenzen nicht überschritten werden, läuft die Therapie anschließend fast von allein.

10. **Die NF!T®-Übungen erzielen Effekte im ZNS, unabhängig von der Motivation und Mitarbeit des Patienten.**
Bei fast allen „normalen" Therapien steht und fällt der Therapieerfolg mit der aktiven Mitarbeit des Patienten. Das bewusste und aktive Mitarbeiten ist in vielen Therapieansätzen die Voraussetzung. In vielen Alltags- und Lernsituationen wird diese Mitarbeit aktiv eingefordert (siehe hierzu den 1. Grundsatz). Viele Lernende (Kinder und Erwachsene) schalten schon dann automatisch ab, wenn der Lehrende sagt: „Aufpassen! Du musst jetzt ...! / Sie müssen jetzt ...!" Derartige Sätze verhindert durch den Lern- und Erfolgsdruck, der damit ausgelöst wird, oft jegliche Motivation.
Kinder werden zur Therapie angemeldet, weil sie z. B. Artikulationsprobleme oder ein Habit haben. Wenn es nun so einfach wäre, ihnen zu sagen, was zu tun ist, um einen Laut richtig zu bilden, könnte der Ablauf auch auf CD vorgespielt werden oder die Eltern (Ärzte?) hätten mit ihren belehrenden Hinweisen („Kau mal richtig!", „Schmatz nicht so!", „Hör auf, die Fingernägel zu beißen!", „Mach den Mund zu!" usw.) bisher schon Erfolg gehabt.
Jugendliche oder Erwachsene haben z. B. das Problem, dass die Okklusion nicht stimmt oder eine Hypotonie der Lippenmuskulatur besteht.

In der NF!T® werden nun auch in dieser Hinsicht die Kinder vollkommen entlastet. Es geht für sie vordergründig nicht darum, etwas „richtig" zu machen, sondern sich ein Gedicht oder ein Lied anzuhören. Das schafft jedes Kind und das bringt Spaß! In der NF!T® dürfen die Kinder mit ihren Gedanken „nicht bei der Sache" sein und trotzdem (oder gerade deshalb?) werden die therapeutische Erfolge sich einstellen. Vielleicht deshalb auch sogar noch mehr, als wenn das Kind sich bewusst anstrengen würde.
Auch der Erwachsene ist nicht für die Durchführung und die Qualität der Übungen verantwortlich, sondern er wird vom Therapeuten durch die Übungen geführt.
In dem Moment, in dem der Kopf mitarbeitet, steht man sich oft selber im Weg und das beeinflusst das eigene Handeln. Und vor allem geht man durch das Mitdenken auf alten, früher gelernten (Bewegungs-) Pfaden, die man ja verlassen wollte.
Zum anderen können Sie mit den NF!T®-Übungen auch bei den Patienten Wirkung erzielen, die auf Grund ihrer kognitiven Reife oder ihres Bewusstseinszustandes nicht aktiv mitarbeiten können, dazu gehören u. a. Babys, Patienten im Wachkoma oder Locked-In und geistig beeinträchtigte Patienten.

11. **Die NF!T®-Übungen, die nicht beherrscht werden, sind im ZNS nicht angelegt.**
Was nicht im zentralen Speicher abgelegt worden ist, kann nicht abgerufen werden. Niemand würde von seinem Computer ein Programm erwarten, das er dort vorher nicht eingespeichert hat. Bei unseren Kindern wollen wir oft Leistungen, z. B. im artikulatorischen Bereich abrufen, für die komplexe, zurzeit noch nicht beherrschte Zungenbewegungen notwendig sind. Wobei oft übersehen wird, dass gerade diese Kinder auch bei der Zerkleinerung und dem intraoralen Transport von Nahrung häufig große Probleme haben, und das Zusammenspiel von Lippen, Zunge, Zähnen und Wangen eher unzureichend oder sogar pathologisch ist. Zusätzlich ahnen (oder wissen?) diese Kinder, dass sie bestimmte Dinge nicht richtig können und würden die Ausführung am liebsten verweigern, wenn sie auf aktive Weise von ihnen eingefordert wird. Auch für einen Erwachsenen ist es nicht möglich, statt eines lateralen /s/ einfach mal so ein korrektes /s/ zu machen.
In einigen weiteren Beispielen – aus anderen Lebensbereichen – möchte ich es noch einmal deutlich machen: Ein Kind, das nicht Fußball spielen kann, findet Fußballspielen sicherlich doof! Oder wenn ein Erwachsener das Klavierspiel nicht beherrscht, reicht es ihm sicherlich auch nicht, wenn er eine Melodie vorgespielt bekommt und er sie auf Aufforderung nachspielen sollte. Auch würde niemand gerne Übungen auf dem Stepp-Board machen, wenn er Probleme mit der Koordination von Armen und Beinen hat.
Wenn sich Probleme zeigen, wird wegen des Wissens um die Unzulänglichkeit eher gar nicht oder ungern geübt, aber gerade dann sollte man auf the-

rapeutische Art und Weise konsequent sein! Jetzt hat es aber für das Klavierbeispiel eher wenig Sinn, wenn sofort mit schwierigen Klavierstücken begonnen wird, sondern es sind sicherlich erst einmal einfache Fingerübungen als Voraussetzung zum guten Spiel wichtig!
Für die NF!T® bedeutet das, nicht gleich am „Sprechen" zu üben, sondern erst einmal die Grundfunktionen des Mundes zu trainieren und zu verbessern, bzw. die Voraussetzungen dafür zu schaffen. Denn für die Bereiche, die am wenigsten beherrscht werden, muss die Basis am intensivsten geübt werden. Wenn in der Therapie alle bisher erwähnten Punkte beachtet werden, ist das Üben kein Problem und die Patienten merken gar nicht, wie sie gefördert werden und sich ihre Bewegungsmuster verändern.
Man sollte nun als Therapeut aber niemals nach erfolgreicher Durchführung (vor allem bei den Kindern) triumphieren, und sich deshalb den Satz verkneifen: „Sieh mal, ich wusste doch, dass du es kannst!"
Richtig und ehrlich loben dürfen wir aber so oft wir das wollen!

12. **Die NF!T®-Übungen, die für den Patienten zu schwierig sind, sollten mit den entsprechenden Bahnungsübungen vorbereitet werden.**
Es ist manchmal schwierig, direkt an der eingeschränkten Funktion anzusetzen. Es sollte jeweils nur sehr kurzzeitig probiert werden, eine als unzureichend eingestufte Funktion zu verändern. Wenn man bemerkt, dass in der Therapiesituation die gerade gewünschte Ausführung absolut nicht möglich ist, wird einige Stufen basaler angesetzt. Es wird z. B. statt einer direkten Übung, die das Kauen fascilitieren soll, die entsprechende Bahnungsübung durchgeführt. Dieser vermeintliche Umweg ist oftmals im Endeffekt der schnellere Weg zum Ziel. Denn der Patient soll ja keine Mühe haben, die Übung auszuführen. Es ist also kein Problem und kein Nachteil für den Patienten oder für den Verlauf der Therapie, wenn eher auf die vorbereitenden Bahnungsübungen zugegriffen wird.
(Immer wieder erlebe ich in meiner Arbeit, dass es vielfach sowieso günstiger ist, die Bahnungsübungen den Funktionsübungen voranzustellen. Sie erleichtern die Arbeit ungemein und bringen oft einen schnelleren Therapieerfolg.) Anfangs habe ich auch mit den Funktionsübungen begonnen und dabei z. B. gemerkt, dass das Saugen funktionell vom Patienten noch nicht durchgeführt werden kann. So sind dann nach und nach meine Bahnungsübungen entstanden.

13. **Die NF!T®-Übungen dürfen auch alleine durchgeführt werden.**
Normalerweise führt der Therapeut in der Therapiesituation die Übungen am Patienten durch. Die Reihenfolge wird vom Programm (individuell auf den Patienten abgestimmt) vorgegeben und der Therapeut gibt Anregungen für die Intensität und Dauer der einzelnen Übungen.
Normalerweise wird die praktische Durchführung vom Therapeuten übernommen. Es kann aber auch durchaus aus verschiedenen Gründen sinnvoll

sein, dass der Patient verschiedene Stimulationen selber übernimmt, und hier sind es gerade die Kleinsten, die es an sich selber durchführen möchten. Das hat sicherlich mit dem Selbständig-Werden der Kinder zu tun, aber auch damit, dass sie verschiedene Dinge gerne selber ausprobieren möchten. Genauso, wie die Kinder mit ihren Fingern im Mund spielen, auf Bausteinen lutschen oder Beißringe in den Mund nehmen, probieren sie jetzt die vom Therapeuten angebotenen Materialien aus. Das Überraschende ist, dass sie die Übung (ohne verbale Anleitung!) meist genau in der Art und Weise weitermachen, wie sie das aus dem Therapieverlauf kennen. Die Verse oder Lieder laufen dabei natürlich vom Therapeuten weiter, und die Kinder überraschen oft damit, dass sie die Pausen genau wie vom Therapeuten setzen und über Blickkontakt die Pausenspannung halten.

14. **Die NF!T®- Übungen zu Hause zu üben ist sinnvoll, sollte aber kein Zwang sein! Lieber 1 × pro Woche lustvoll und gerne in der Praxis üben, als zusätzlich noch zu Hause mit Stress, Streit und Zwang.**
Dem Kind wird gesagt: „Du darfst die Übungen auch zu Hause machen!" Mit diesem DARF als Modalverb, statt des „Du **musst** zu Hause üben!" wird dem häuslichen Üben eine ganz andere Stellung gegeben, und das Kind empfindet es durchaus als ein Privileg, wenn es außerhalb des therapeutischen Rahmens auch mit den Materialien arbeiten darf.
Dieser Grundsatz zielt aber auch darauf ab, dass die Eltern entlastet werden, die nicht so viel Geschick und Feingefühl für die Durchführung der Übungen aufbringen, wie es notwendig wäre. Wenn die Eltern wenig Zeit und Einfühlungsvermögen haben, werden die Übungen eher als lästige Pflicht angeboten, ungünstige verbale Hinweise gegeben und dem Kind damit der Spaß verdorben. Dann ist es tatsächlich sinnvoller, die Übungen ausschließlich im therapeutischen Rahmen durchzuführen. Für viele ist es kaum zu glauben, dass ein einmaliges Üben pro Woche einen therapeutischen Effekt haben kann. Glauben Sie mir: Auch dann werden Sie Fortschritte und Veränderungen bewirken, die Sie nach Ihrer bisherigen Erfahrung nicht für möglich gehalten haben!
(Außerdem: Eltern sollen in erster Linie Eltern bleiben und nicht die Funktion von Hilfstherapeuten übernehmen müssen! Es ist zwar schön und hilfreich, wenn Eltern unterstützend wirken, aber eine Verpflichtung ist niemals gut.)
Auch wenn Eltern regelmäßig in der Therapie zuschauen, heißt das noch nicht, dass sie automatisch die Fähigkeit erwerben, die beobachteten Elemente der Therapie selber durchzuführen. Ich bin oftmals erstaunt, wie unzureichend Zuschauer einzelne Übungen und deren Regeln wahrnehmen und umsetzen. Mir fällt dann immer das Spiel der „Stillen Post" ein und ich habe den Eindruck, dass diese Zuschauer am Ende einer sehr langen Beobachtungskette gesessen haben.
Bei größeren Kindern, Jugendlichen oder Erwachsenen wird durchaus erwartet, dass sie die Übungen zu Hause (alle 2 Tage für ca. 10–15 Minuten) auch

allein bei sich durchführen. Das ist natürlich nur dann sinnvoll, wenn sie auch korrekt angewendet werden können. Deshalb ist es auch bei Jugendlichen und Erwachsenen absolut notwendig, sich die Durchführung zeigen zu lassen, um zu überprüfen, ob es richtig gemacht wird.
Man sollte sich also die konkrete Ausführung in der Therapiesituation zeigen lassen. Diese Demonstration seitens der Patienten, der Eltern oder anderer Begleitung sollte vorher angekündigt sein, damit jedem vorher noch einmal Gelegenheit gegeben wird, zu Hause zu üben.
Das Vorgehen ist im Kapitel 2.13 „Die Rolle der Eltern“ genau beschrieben.
Der Therapeut muss sich sicher sein, dass die Übungen auch zu Hause richtig durchgeführt werden, nur dann sollte selbständiges Üben zugelassen werden.

15. **Die NF!T®-Übungen werden ohne (!) Spiegel durchgeführt**
Der Patient soll die Wirkung der Übungen fühlen und spüren was im Mund geschieht, aber er soll nicht über die Augen korrigieren. Jede Korrektur kommt vom Therapeuten. Vor einem Spiegel würden die Augen die Hauptführung übernehmen und so die Ausführung verändern. (Nur bei der Übung „Zungenentfesselung mit Strohhalmrettung“ darf für das Ergebnis ein Handspiegel hinzugenommen werden.)

16. **Die NF!T®-Übungen sollten nach diesen Regeln durchgeführt werden.**
Versuchen Sie bitte, die hier erwähnten Regeln konsequent einzuhalten. Sie geben damit dem Patienten in der Therapie Sicherheit und der therapeutische Prozess hat für den Patienten und den Therapeuten einen verlässlichen Rahmen.
Denken Sie nicht, dass durch diese straffe bzw. strikte Durchführung der Spaß an der Therapie verlorengeht! Im Gegenteil: Sie werden erleben, dass Kinder bestimmte, ihnen bekannte Dinge immer wieder einfordern. Sie bemerken auch meist sofort, sollte aus Versehen (oder absichtlich!) etwas „falsch“ gemacht worden sein! Es wird dann eventuell gleich die verbale Korrektur vom Kind kommen, oder aber am Blick und der Mimik können Sie bemerken, dass die Kinder wahrgenommen haben, das da etwas nicht stimmte oder anders als bisher bekannt durchgeführt wurde.
Wenn eine Regeländerung als bewusstes Mittel eingesetzt wird, um die Wahrnehmung des Kindes zu schulen oder zu testen, ist es natürlich völlig legitim, dieses als therapeutisches Mittel einzusetzen.
Kinder lieben und brauchen Rituale. Für uns Therapeuten sind oft häufige Wiederholungen manchmal schon „langweilig“, aber den Kindern geben die Wiederholungen Sicherheit. Das ist auch etwas, was vielen Kindern heute fehlt: Dass Erwachsene ihnen Sicherheit und Verlässlichkeit geben.
So ganz nebenbei erleben sie die für ihre gesamte Entwicklung nutzbare Sicherheit bei der Durchführung der NF!T®.

Auch für Jugendliche und Erwachsene ist die Verlässlichkeit der Regeleinhaltung ein wichtiges Qualitätskriterium für die Therapie.
Selbstverständlich ist aber auch, dass von jeder dieser Regeln abgewichen werden darf, wenn es dafür eine **therapeutische** Begründung gibt, z. B. weil eine andere Reihenfolge günstiger für den Therapieablauf erscheint. Dass der Patient es möchte ist keine Begründung.

3.5 Therapieziele – Wirkung der Primärfunktionen auf andere Bereiche

„Der Mund ist ein Organ mit vielen Funktionen, die mit dem Gesamtorganismus innigst verkoppelt und vernetzt sind. Insofern spiegelt der Mund jeweils die geistig-körperliche Verfassung des Betreffenden wider. In der ganzheitlichen Kieferorthopädie wollen wir über den ganzen Menschen den Mundraum entwickeln – dann bewegen sich auch die Zähne. Mundfunktionen sind immer Grundfunktionen. Der Mund ist für lange Zeit der frühkindlichen Entwicklung unsere Hauptinformationsquelle und ein Schlüsselorgan für übergeordnete Prozesse." (Broich 2009, S. 29)

Wir reden jetzt wieder von der Reihenfolge Saugen und Beißen/Kauen auf alles Weitere, das sich im Mundbereich abspielt. Durch das Training des Saugens, erzielen wir Veränderungen in anderen Bereichen, z. B. des Schluckens, ohne direkt in diesen Bereichen Übungen zu machen, sogenannte „cross-over-Effekte".

Warum wird so viel Wert auf das Saugen gelegt? Die Antwort ist, dass das Saugen auf einzigartige Art und Weise vielfältige Anforderungen und Zusammenhänge von Bewegungen des gesamten orofazialen Bereichs verbindet. Sie finden ab Seite 94 eine Auflistung der Wirkungen, die Sie mit dieser einzigen Übung erzielen können.

Die Notwendigkeit, diese Übung (im Gesamtkontext des NF!T®-Programms) durchzuführen, ergibt sich meist schon aus der Optik des Patienten. Die Physiognomie, die sich beim Patienten findet, wirkt oft von der Muskulatur her aufgedunsen, mit leicht hängenden Augen, scheinbar „unbenutzter" Nase, mit offen stehendem Mund (hängender Unterlippe, inkompetenter Oberlippe), oft fehlerhafter Okklusion, und auch häufig mit einer Interdentalität. Da es jetzt darum geht, den Mund-Zungen-Wangen-Nasen-Augen-Bereich zu tonisieren, wird das „richtige" = kräftige Saugen angestrebt.

(Richtiges!) Saugen ist Grundlage für alle weiteren Mundfunktionen der Nahrungsaufnahme und es ist auch für eine regelrechte Artikulation eine wichtige Voraussetzung!

Saugen ist beim Menschen die erste Funktion des Mundes, und prägt so durch die Qualität dieser Funktion die weiteren Nahrungsaufnahmefunktionen des Mundes:

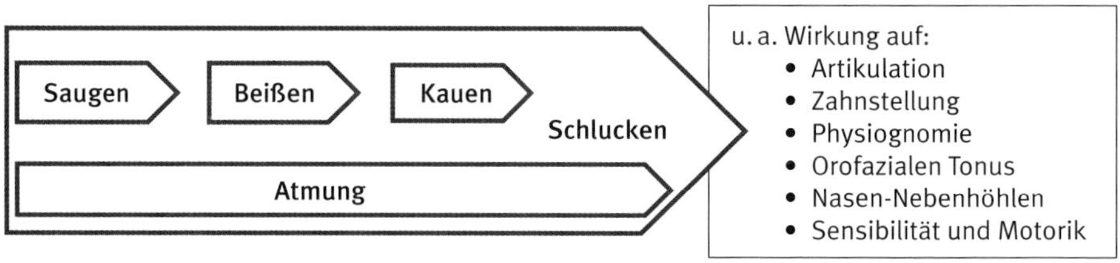

Abb. 11

Die Qualität der Bewegungsausführung jeder Funktion ist von entscheidender Bedeutung für das, was sich gleichzeitig entwickelt und natürlich auch für das, was entwicklungsmäßig später kommt. Von daher hat es einen ganz entscheidenden Einfluss auf ein wichtiges Arbeitsfeld im Alltag der Logopäden: die Artikulation.

Broich (1992, S. 23) spricht vom Mund als einem „Einfüllstutzen für die Nahrung". Aus meiner Beobachtung kann ich das nur bestätigen. Vielen Kindern wird „geholfen", dass sie sich beim Trinken aus der Flasche nicht so anstrengen müssen, indem das Saugerloch etwas vergrößert wird. Die Milch läuft fast ohne Anstrengung in den Mund und das Kind muss sich dieses Milchüberangebots oftmals erwehren und versucht sich davon zu befreien. So kann so mancher Zungenvorstoß entstehen und in Folge auch eine Interdentalität.

Anschließend geht es oft weiter mit Toastbrot und anderer weicher Nahrung, wie z. B. Formfleisch, Fischstäbchen und Hack zwischen weichen Brötchenhälften. Für all das brauche ich keine Kraft der Zähne, ich kann es fast über die Zunge rutschen lassen, nach hinten befördern und wegschlucken.

Broich (2009, S. 26): „Leute, die ihre Kauwerkzeuge ungern benutzen und leicht verdauliche Kost, Süßwaren (...) bevorzugen, sind wohl als ziemlich bequem und denkfaul anzusehen. Sie erwarten, bedient zu werden und strengen sich nicht gerne an. Es sei darauf hingewiesen, dass Mahlzeit von ‚mahlen' kommt, was nicht schlingen bedeutet. Also haben wir unsere Zähne nicht nur zum Essen und zum Sprechen, sondern auch zum Denken. – **Wer von der Welt überfordert ist und seine Realität nur mühsam verarbeiten kann, läuft nicht selten mit hängendem Unterkiefer herum."**

Es ist nicht die Frage, **ob** Kinder saugen, sondern **wie** sie saugen und vor allem geht es mir immer um die Auswirkungen, die es haben kann, wenn jemand *nicht richtig* saugen kann. In diesem Buch stelle ich Ihnen eine Vielzahl an Übungen vor, die Ihnen mit dem NF!T®-Programm für die notwendigen Veränderungen der Funktionen zur Verfügung stehen.

Auch die Tatsache, dass ein Mensch Zähne hat, bedeutet logischerweise noch nicht, dass er damit auch beißt oder kaut. Zumindest nicht, dass er „richtig“ beißt oder kaut. Hier gibt es sehr große qualitative Unterschiede, die erkannt und in der Folge therapeutisch bearbeitet werden müssen.

Um die individuelle Therapie planen zu können, ist neben der Anamnese und Diagnostik oftmals eine Beobachtungssituation (Essen) notwendig und sinnvoll. Wie wird mit dem Löffel gefüttert? Wie wird gebissen? Wie wird gekaut? Achten Sie bei der Durchführung auf alle Details der Funktionen, Motorik und auf alle Verhaltensweisen. Die Ergebnisse der Beobachtungen fließen in die Gesamtdiagnostik ein und geben Ihnen wichtige Hinweise zur Therapiedurchführung. Sie stellen danach ein Therapieprogramm zusammen, mit dem Sie die unzureichenden Funktionen mit der NF!T® dauerhaft verändern können.

Im Kapitel der Indikationsbereiche können Sie sich informieren, welche Symptomkomplexe mit welchen Übungen therapiert werden können.

Durch das richtige Saugen als erste Nahrungsaufnahme trainieren Kinder im frühen Lebensalter automatisch und nebenbei ihre Muskulatur umfassend und schaffen dadurch die allerbeste Voraussetzung für eine optimale Entwicklung der orofazialen Strukturen. Im Laufe des Lebens kann es aber durch unterschiedliche Gründe zu Problemen kommen, so dass einzelne oder mehrere Fähigkeiten oder funktionelle Elemente eine Störung erfahren. Nach dem Saugen kommt es anschließend zum Beißen, dann zum Kauen. Zusätzlich zu den unmittelbaren Mundfunktionen wird eine große Anzahl vieler weiterer Fähigkeiten angebahnt und trainiert.

Ich habe im Laufe meiner logopädischen Tätigkeit folgende Erfahrung gemacht: Durch das Wiederholen einzelner Entwicklungsschritte oder das Durchführen von ganz bestimmten Stimulationen, die für den Menschen ganz normal und natürlich sind, kann man dem Patienten zu jedem Zeitpunkt seines Lebens erneut die Möglichkeit geben, seine physiologischen Abläufe zu verbessern oder wiederherzustellen.

Nach dem Saugen kommt die Aufnahme von „festerer“ Nahrung, die mit der Zunge aktiv gefühlt und transportiert werden muss, und so kommt es zum Beißen und Kauen mit aktivem Schluckvorgang. Sowohl beim Saugen, als auch beim Beißen/Kauen muss die Atmung koordiniert werden. Das Essen muss in seiner Konsistenz und seiner Position im Mund gefühlt werden. Im Laufe der Entwicklung sammeln wir Erfahrungen, wie sich unterschiedliches Essen im Mund anfühlt. So kommt es dazu, dass uns beim Anblick verschiedener Speisen schon

„das Wasser im Mund zusammenläuft". Es reicht oft schon ein Blick in den Topf auf dem Herd, dazu kommt der Geruch der Speise, und wir kriegen Appetit.

Beim „Essen" passiert aber zusätzlich noch sehr viel Anderes, von dem man manches auf den ersten Blick gar nicht den Prozessen der Nahrungsaufnahme zuordnen würde. Diese vielen Nebeneffekte können wir – so ganz „nebenbei" – mit der NF!T® dem Patienten vermitteln.

Durch die in diesem NF!T®-Programm angebotenen Übungen werden alle Bereiche der orofazialen Muskulatur trainiert, gekräftigt, sensibilisiert und/oder desensibilisiert, je nach Übungsdurchführung. So nimmt z. B. das Saugen für das Training des gesamten Mundinnenraumes und der äußeren Muskulatur des Gesichts eine genauso umfassende Stellung im NF!T®-Programm ein, wie z. B. das Schwimmen gut ist für den ganzen Körper. Beim Schwimmen werden auch, ohne dass man sich dessen im Detail bewusst ist, alle Muskeln des Körpers trainiert. So können beim richtigen Einsatz der NF!T®-Übungen **alle** unten aufgeführten Effekte gleichzeitig erzielt werden.

Durch die rhythmisch-mechanische Arbeit der Übungen, das heißt

a. **durch gezielte Bewegungsanforderungen,**
b. **durch den permanenten Wechsel von Spannung und Entspannung,**
c. **durch die gute und sichere Führung der Übung durch den Therapeuten,**
d. **durch das rhythmisch passende Sprachangebot und**
e. **durch unseren direkten und führenden Kontakt**

können wir auf die Fähigkeiten und die Funktionen des Patienten auf vielen verschiedenen Ebenen Einfluss nehmen:

1. **Verbesserung der Wahrnehmung für alle orofazialen Strukturen**
2. **Verbesserung aller Grund- / oder Primärfunktionen**
3. **Verbesserung der Sekundärfunktion**
4. **Verbesserung der Zungenbeweglichkeit**
5. **Anbahnung der (Nasen-) Atmung**
6. **Anregung des Lymphflusses**
7. **Dehnung und Längung der Lippenbändchen**
8. **Längung des Zungenbändchens**
9. **Entwicklung der knöchernen Strukturen des Kinns**
10. **Physiologische Formung des knöchernen Gaumens**
11. **Verringerung der Hypersalivation**
12. **Optimierung des intraoralen Stoffwechsels**
13. **Verbesserung der Funktion des Velums**
14. **Abbau von bestehenden Habits**
15. **Abbau von unerwünschten Reflexen**

16. **Verbesserung der phonologischen Fähigkeiten**
17. **Verbesserung der semantisch-lexikalischen Fähigkeiten**
18. **Verbesserung der Hör-Merk-Spanne**
19. **Verbesserung des seriellen Gedächtnisses**
20. **Verbesserung des Blickkontaktes**
21. **Verbesserung der Prosodie**
22. **Verbesserung der Konzentration**
23. **Verbesserung des sozialen Kontakts**
24. **Spaß, Freude und Motivation**

Im Übungsteil finden Sie in den einzelnen Übungsbeschreibungen eine genaue Auflistung des jeweiligen therapeutischen Nutzens.

Im Einzelnen:

1. **Verbesserung der Wahrnehmung für alle orofazialen Strukturen**
   Der Patient lernt durch die Übungen und durch die permanente Spiegelung seines Therapeuten, seine Bewegungen anders, besser und richtiger einzusetzen. Zusätzlich kann die Positionierung oder der Kraftaufwand, z. B. der Zunge besser gesteuert werden.

2. **Verbesserung aller Grund- / oder Primärfunktionen**
   Durch die Bahnungsübungen werden das Saugen, das Beißen, das Kauen, die Nasenatmung und alle in dieser Aufzählung erwähnten Bereiche einfacher und sowohl im Ablauf als auch in der Funktion selbstverständlicher.

3. **Verbesserung der Sekundärfunktion**
   Durch die Veränderungen im Bereich der Grund- / Primärfunktionen wird automatisch eine Verbesserung der Sekundärfunktion, des Sprechens erreicht. So wird die Artikulation als Nebeneffekt korrigiert.

4. **Verbesserung der Zungenbeweglichkeit**
   Es kann durch die Übungen relativ schnell eine deutliche Verbesserung der Zungen- und Mundmotorik beobachtet werden. Zusätzlich wird eine zielgerichtete Steuerung einfacher, d. h. der Patient kann z. B. seine Zungenbewegungen effektiver, zielgerichteter und sinnvoller gestalten. Viele der Übungen zielen darauf ab, und durch eine Verbesserung in diesem Bereich kommt es oft gleichzeitig zu einer Korrektur eines fehlerhaften Schluckmusters. (Aus diesem Grund gibt es in meinem NF!T®-Programm keine Schluckübungen im eigentlichen Sinn. Wenn Sie die in diesem Buch beschriebenen Übungen sorgfältig durchführen, sind „Schluckübungen“ oft nicht mehr notwendig! Falls doch, greifen Sie auf Ihnen bekannte Konzepte zurück.)

5. **Anbahnung und/oder Stabilisierung der Nasenatmung**
   Bei der richtigen Durchführung, z. B. des Saugens und vieler anderer Bahnungs- und Funktionsübungen, ist der Mund geschlossen und bleibt es auch während des gesamten Ablaufs der Übung (siehe Übungsbeschreibung). Dadurch kann natürlich nur noch mit der Nase ein- und ausgeatmet werden. Auch Patienten, denen sonst ihre Nase bzw. der Weg der Nasenatmung nicht bewusst ist, können meist sofort während dieser Übung ausschließlich über die Nase atmen.
   Clausnitzer, R. (2006, S. 55) sagt, „die offene Mundhaltung kann auch über Zungendysfunktionen zur Entstehung von Gebissanomalien beitragen bzw. ihr Bestehen und Rezidivieren fördern."
   Broich (1992, S. 38) erwähnt, „dass eine anhaltende Behinderung der Nasenatmung während des Wachstums, neben anderen Einflüssen auf Leistung und Vitalität des Gesamtorganismus, durch reflektorisch ausgelöste Haltungsveränderungen skelettale Strukturabweichungen im Kieferbereich induziert."
   Wenn sich die Nasenatmung dauerhaft zeigt, können sich die Nebenhöhlen besser entwickeln. Dadurch vergrößern sich die knöchernen Strukturen und das Mittelgesicht wandert sichtbar nach vorn.

6. **Der Lymphfluss**
   Der Wechsel von Spannung und Entspannung aktiviert den interzellulären Stoffwechsel, dadurch wird eine abschwellende Wirkung auf das Gewebe des Gesichts erzielt. Patienten, deren Gesicht vor der Behandlung aufgequollen oder verquollen aussah, bekommen Struktur in ihren Gesichtszügen. Vorher sah die Epidermis oft luft- oder flüssigkeitsunterfüllt aus, durch die NF!T® bekommen diese Patienten einen sehr klaren und ausgeglichenen Ausdruck in ihrer Physiognomie (siehe Abb. 116 bis 118 von Christina auf S. 262).
   Da das Saugen dem Stillen nachempfunden wird, trifft hier zu, was Broich (1992, S. 39) unter „Lymphangiomotorik" versteht: „Die Muskel- und Gelenkpumpen des Kiefers sowie des Zwerchfells befördern die lymphpflichtige Last aus dem ZNS über Liquorraum/Nase/Oberkiefer in die Halslymphbahnen, wo sie abtransportiert werden. (...) Ansonsten käme es u. a. zu Stauungen und Schwellungen im Bereich des lymphatischen Rachenringes, des Zahnfleisches, der Lippen und der Nase mit den charakteristischen Kopf- und Kieferhaltungen, einer Vorverlagerung der Zunge bzw. Klangveränderungen im Stimmlichen infolge der Dämpfung, und bei Wegfall des Nasenraumes als Resonanzorgan durch ‚Verwässerung' und Polypenbildung."

7. **Dehnung und Längung der Lippenbändchen**
   Es gibt mehrere Übungen innerhalb des Programms, die es möglich machen, dass eine nicht vorhandene Länge oder Dehnmöglichkeit entwickelt werden kann.

8. **Längung des Zungenbändchens**
Über intensive rhythmische Zungenhebeübungen (Saugen) kann sich die Länge des Zungenbändchens verändern. Damit kommt es auch zu einer verbesserten Beweglichkeit der Zunge (sofern das Zungenbändchen noch nicht operativ verändert wurde!).

9. **Entwicklung der knöchernen Strukturen des Kinns**
Durch die vor allem beim Saugen notwendigen Bewegungen wird das Knochenwachstum des Unterkiefers und des Kinns stimuliert. Der Therapeut kann – bei Bedarf – durch begleitenden Zug am Kinn während des Saugens diesen Vorgang noch verstärken und unterstützen. (Achtung: dieser Zug bedeutet aber auch gleichzeitig eine massive Belastung für das Kiefergelenk!)

10. **Möglichkeiten für die Formung des knöchernen Gaumens**
Mechanische Wirkung: (Abb. 12)
Durch den von der Zunge auf den Saugerkopf übertragenen Druck in Richtung des Gaumendaches wird dieses geweitet, verbreitert bzw. geformt.
Physikalische Wirkung: (Abb. 13)
Beim Saugen und dem zwischendurch stattfindenden Schlucken entsteht im Mund ein Unterdruck, während gleichzeitig in der Atmosphäre und so-

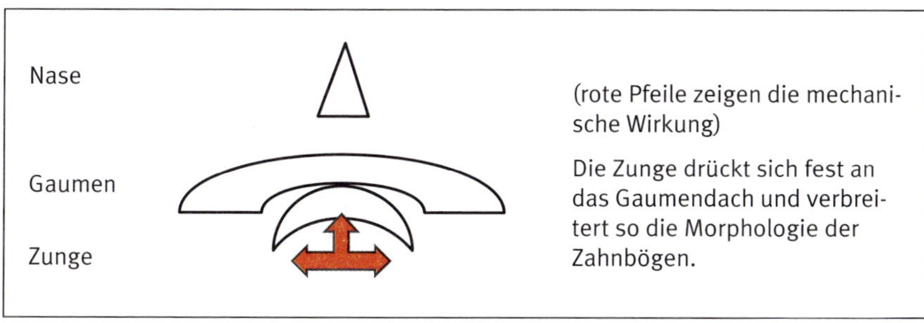

Abb. 12

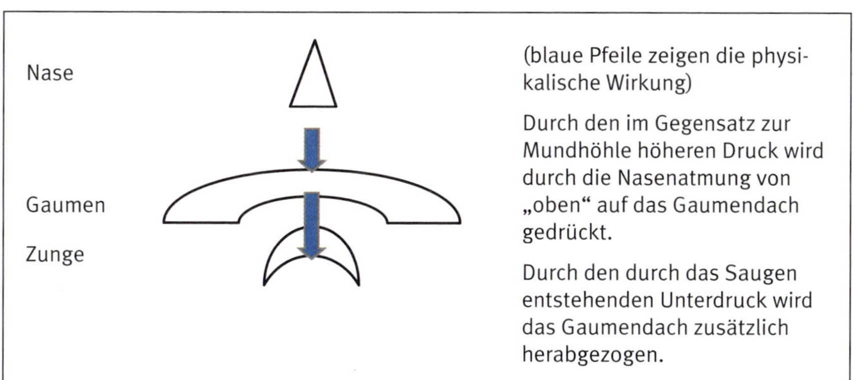

Abb. 13

mit auch in der Nase ein höherer Druck herrscht. Diese Druckunterschiede wirken auf die knöchernen Strukturen des Gaumens und der Nase ein und bewirken eine zwar langsame, aber stetige Formung des Gaumendachs. Diese formgebenden Wirkungen fehlen bei einem konstant offenstehenden Mund!

11. **Verringerung der Hypersalivation**
    Durch die NF!T®-Übungen wird Einfluss auf die Speichelmenge und deren Kontrolle erzielt. Dieses geschieht durch eine Harmonisierung der Speicheldrüsen und der Speichelproduktion. Der weitere Effekt entsteht durch die insgesamt verbesserte intraorale Wahrnehmung. Dadurch bekommt der Patient ein verbessertes Gespür für die vorhandene Speichelmenge und für den deshalb notwendigen Schluckvorgang. Durch das NF!T®-Programm kann man diese Entwicklung des „Füllstandanzeigers" für die Speichelmenge anregen und entwickeln.
    (Den Begriff „Speichel-Füllstandanzeiger" benutze ich für das Gefühl der vorhandenen Speichelmenge im Mund. Er bedeutet, dass durch die stete Verbesserung der kinästhetischen und taktilen Wahrnehmung auch eine Verbesserung für die Menge und den Ort (WIEVIEL Speichel befindet sich WO?) stattfindet. Nur wenn ein GEFÜHL dafür entwickelt wird, FÜHLT man die Notwendigkeit des Schluckens, ansonsten lässt man den Speichel aus dem Mund herauslaufen.)

Fallbeispiel – Mundschluss mit NF!T®: *Herr G.*

Der Patient hatte 2006 eine Stammhirnganglienblutung. Diagnose: Locked-In, PEG und TK Versorgung.
Herr G. hat spontan konsequent einen offenen Mund, nur reflektorisch kann er ihn schließen, wobei er sich aber sofort wieder öffnet. Der Speichel läuft unkontrolliert linksseitig aus dem Mund. Einen Sauger kann Herr G. natürlich nicht halten, aber ich habe schnell gemerkt, dass eine Stimulation auf den Lippen mit dem Rogge-Spatel® (abklopfen) einen Lippenschluss bewirkte. Das gleiche erreichte ich mit der Saugerschleuder außen (s. Bahnungsübungen 5.6.1 bis 5.6.3). Auch hierbei sind seine Lippen konstant locker geschlossen. In einem „Versuch" habe **ich** nach 18 Minuten ununterbrochener Saugerschleuder die Übung abgebrochen, da **mein** Arm diese Bewegung nicht länger aushielt.
Herr G. saß dabei die ganze Zeit sehr entspannt mit geschlossenen Lippen in seinem Rollstuhl.
Er hatte während der ganzen Zeit eine gute Speichelkontrolle mit adäquater Schluckreaktion.

12. **Optimierung des intraoralen Stoffwechsels**
    Durch den Wechsel von Spannung und Entspannung verändert sich der gesamte Stoffwechsel innerhalb und außerhalb des Mundes. Jede Zelle wird

durch die Übungen optimal massiert und der interzelluläre Stoffwechsel läuft auf Hochtouren:

- Die Schleimhaut innerhalb des Mundes wird desensibilisiert, die Empfindlichkeit nimmt ab, so wird zum Beispiel Zahnfleischbluten reduziert.
- Die Zunge bekommt eine verbesserte Optik, u. a. durch die Reduzierung eines eventuell vorhandenen Belages.

13. **Verbesserung der Funktion des Velums**
Auch in diesem Bereich wird durch verschiedene NF!T®-Übungen eine Verbesserung der Funktion des Velums erreicht. So ist es möglich, das Velum und den damit verbundenen Nasenabschluss zu aktivieren. Durch die Aktivierung des Velums wird ein näselnder Stimmklang verringert oder es werden auch – bei Bedarf – velare Konsonanten ermöglicht.

14. **Abbau von bestehenden Habits**
Durch den Einsatz der NF!T®-Übungen ist es meist relativ einfach, Angewohnheiten, wie z. B. Nuckeln, Zähneknirschen oder Beißen von Fingernägeln abzubauen, ohne dass es eine unerwünschte Verlagerung in andere Bereiche gibt. Man nimmt niemandem ein bestehendes Bedürfnis, sondern es werden mit der NF!T® evtl. vorhandene Bedürfnisse nachhaltig gestillt.

15. **Abbau von unerwünschten Reflexen**
Es gibt viele Patienten, die z. B. unter einem Würgreiz (s. Kapitel 4.3 „Der Würgreflex") leiden. Die meisten berichten von Problemen, die bei der Zahnarztbehandlung auftreten, es geht aber manchmal auch in Bereiche des täglichen Lebens: Manche Patienten können noch nicht einmal essen oder sprechen, ohne würgen zu müssen. Auch hier ist die NF!T® eine Methode, die kurzfristig und nachhaltig wirkt und den Patienten eine große Erleichterung für den Alltag bringt.
Auch für einen eventuell noch vorhandenen Beißreflex gibt es einige Übungen, mit denen dagegen gearbeitet werden kann.

16. **Förderung der phonologischen Fähigkeiten**
Die Verbesserung entsteht durch die stetige Wiederholung der Lied- und Gedichttexte. Die Kinder hören sie, nehmen sie wahr, merken sie sich und bemerken dann zu einem späteren Zeitpunkt wenn etwas „falsch" gemacht wird, bzw. wenn der Text oder Worte daraus verändert werden.
Das geschieht so, dass z. B. absichtlich „Drei Chinesen mit dem Kontrabass ..." in „Dri Chinisen mit dim Kintribiss ..." verändert wird. Wenn also das Gedicht z. B. von „Es schlummert der Riese ..." in „Es schlummert der Ruse ..." verändert wird, merkt das Kind gleich, dass da etwas nicht stimmt! Anfangs sagt es vielleicht nur: „Irgendetwas hast du da nicht richtig gesagt!", ohne dass es den Fehler jetzt richtig benennen kann. Zu einem späteren Zeitpunkt wird es sich sehr bemühen, den Fehler explizit zu benennen.

Das macht Spaß, fördert die Konzentration, die lexikalischen und phonologischen Fähigkeiten und die Hör-Merk-Spanne.
Es gibt viele bekannte Lieder, die sich sehr gut eignen und einen „logopädischen“ Lerneffekt beinhalten. Neben der oben beschriebenen phonologischen Ersetzung gibt es auch die Auslassung von Phonemen, die in bekannten Liedern vorhanden sind: z. B. in „Auf der Mauer, auf der Lauer sitzt 'ne kleine Wanze, auf ...“
Auch ohne dass die Kinder zur Verbesserung aufgefordert werden, kann man sofort am Ausdruck in ihren Augen merken, dass sie den Fehler oder die Veränderung registriert haben. Am Ende der Übung kommt die Auflösung, in dem Sinne, dass die Kinder die Korrektur des Textes nennen dürfen.
Da nach dem „Fehler“ die jeweilige Übung bis zum Ende der Strophe oder auch des Liedes vorerst fortgesetzt wird, werden gleichzeitig die Konzentration und das Gedächtnis trainiert.

17. **Semantisch-lexikalische Fähigkeiten**
Hier kommt es auf die Wahrnehmung verschiedener Worte an, die bewusst ausgetauscht oder wie im folgenden Liedbeispiel ausgelassen werden. Das Zuhören wird auf eine andere sprachliche Ebene, auf die des „Wortes“ gelenkt.
Das Auslassen eines Wortes, für die Kinder ein eher abstraktes Gebilde, lässt sich z. B. gut in dem Lied „Jetzt fahr'n wir über'n See, über'n See, jetzt fahr'n wir über'n See, ...“ darstellen.

18. **Hör-Merk-Spanne**
Die Verbesserung des Gedächtnisses für Gehörtes geschieht im gleichen Maße wie die Verbesserung der phonologischen Fähigkeiten. Durch das Wiederholen der Texte lernt das Kind sie automatisch und ganz nebenbei auswendig. Auch hier wird jeder, der die NF!T® durchführt, bemerken, dass auch die Kinder, von denen man bisher nicht wusste, welche Fähigkeiten sie in diesem Bereich haben, die Texte und die Abfolge zunehmend auswendig können.
Ich habe es in meiner Arbeit erlebt, dass ein Kind, das z. B. bisher ausschließlich „Mama“, „Papa“ und einen gurrenden Rachenlaut benutzte, wenn es etwas haben wollte, folgendermaßen reagierte: „... und morgen gibt es ... ‚FISCH!‘.“ Die anwesende Mutter und ich waren regelrecht erschrocken, als das Kind mit diesem Wort, dazu noch in absolut korrekter Artikulation, die Gedichtzeile zu Ende brachte! Bisher war mit keinen Tricks und Dialogversuchen dem Kind eine verbale Äußerung zu entlocken gewesen.

19. **Serielles Gedächtnis**
Hierbei geht es um die Reihenfolge im Übungsablauf. Durch das stete Einhalten der sinnvollen und notwendigen Reihenfolge wird hier der Übungseffekt erreicht. Der Therapeut bestimmt den Ablauf der Übungen, der am

sinnvollsten und logischsten für den Patienten erscheint, damit ist die sich in jeder Stunde wiederholende Reihenfolge schon vorgegeben.
Das Kind greift oft schon zum nächsten Therapiewerkzeug, womit es zeigt, dass es die Reihenfolge kennt. Es kann auch sein, dass es den Anfang des nächsten Liedes oder Gedichtes zu sprechen beginnt, während vielleicht noch Eintragungen im Protokollbogen gemacht werden, und es zeigt damit, dass es mit dem Vers die nächste Übung schon beginnt.

20. **Blickkontakt**
Babys „sind von Geburt an mit der Mutterstimme vertraut. Sie halten inne, lauschen, wirken ruhig und aufmerksam, versuchen den Kopf zuzuwenden, wenn die Mutter mit ihnen spricht“ (Seiler, S. 142). Dieses Suchen nach einer Geräuschquelle oder einer Stimme geht bei vielen Kindern verloren, und der Blick irrt unstet durch den Raum. Bei den NF!T®-Übungen hat und sucht der Therapeut eine intensive Blickgerichtetheit. Er beobachtet stets sehr genau die Mimik des Patienten und stoppt natürlich auch das Gedicht oder Lied, wenn das Kind blickmäßig nicht bei der Übung ist; so lernen Kinder auch hier „nebenbei“ das Hinsehen. Der Therapeut gibt mit seinem Gesicht und seinen Augen ein lebendiges und „ansprechendes“ Aussehen und fängt damit die Augen des Patienten mit seinem Blick ein.
Durch die intentionale Spannung, die den Texten mit seiner Mimik und auch mit prosodischen Elementen gegeben wird, wird das Interesse des Patienten geweckt. Dadurch wird das Hinschauen interessant und spricht die Patienten im wahrsten Sinne des Wortes tatsächlich an. Das Kind schaut auf den Mund und wird auf diese Weise aufmerksam für Artikulationsbewegungen.

21. **Verbesserung der Prosodie**
„Erstaunlicherweise ist erst in den letzten Jahren die Bedeutung von Rhythmus und Betonung für die Sprachentwicklung in den Vordergrund wissenschaftlicher Betrachtung gerückt. Demnach steht in den ersten Lebenswochen und -monaten die Wahrnehmung der Prosodie (Sprechmelodie, Sprechtempo, Dynamik, Betonung, Rhythmus und Stimmklang) im Mittelpunkt der Aufmerksamkeit. Aber nicht nur als Einstieg in die Sprache, sondern auch in späteren Phasen der Wort-, Grammatik- und Ausspracheentwicklung spielt die Entdeckung sprachspezifischer prosodischer Muster und Regeln eine wichtige Rolle. Rhythmisch-prosodische Defizite gelten mittlerweile als entscheidende Faktoren für die Entstehung von Sprachentwicklungsstörungen(...)“ (Wagner, S. 7).
Wir gehen also in der NF!T® eine Sprachauffälligkeit neben der Verbesserung der orofazialen Fähigkeiten auch über den auditiven Kanal an. So nutzen wir in der NF!T® diese Möglichkeit, dass das Erlernen der grammatikalischen Strukturen sehr stark vom Erfassen der prosodischen Merkmale unterstützt wird und therapieren somit gleichzeitig zwei wesentliche Ursachen von Spracherwerbsstörungen.

Neben den intensiven Stimulationen rund um den Mund ist ein weiterer wichtiger Punkt zum Sprechen lernen: Input, Input, Input ... Nutzen Sie zudem die Möglichkeit, die Lieder und Reime durchaus übertrieben zu betonen. Das Singen und Sprechen kann eher einem Krimi als dem Vorlesen eines Telefonbuches ähneln.

Die eingesetzten Gedichte und Lieder werden immer und immer wieder vom Therapeuten wiederholt. Änderungen liegen meist nur in der Veränderung der prosodischen Merkmale:

laut und leise + **schnell und langsam** + **hoch und tief**

Diese Veränderungen bringen Spannung in die schon bekannten Texte und man erahnt, dass sich ggf. noch irgendwelche Überraschungen finden lassen (lexikalische, semantische oder phonologische Veränderungen). Die meisten Kinder „hängen" dem Therapeuten regelrecht an den Lippen, um den nächsten „Fehler" auch bestimmt nicht zu verpassen!

22. **Verbesserung der Konzentration**
Die Dauer der Übungen ist unterschiedlich und abhängig vom Patienten. Das Bemühen sollte stets dahin gehen, die Dauer zu verlängern. Der Übungsablauf dauert je nach Anzahl der Übungen und Wiederholungen zwischen 10 und 50 Minuten. Für viele (kleine) Kinder, aber auch für Kinder mit Aufmerksamkeitsstörungen können schon 2 Minuten, in denen sie sich konzentrieren müssen, eine Ewigkeit sein. Vor allem, wenn sie gelangweilt oder überfordert sind. Durch die intensive Zuwendung und durch die Nähe ist „Langeweile" aber bei der NF!T® nach meiner Erfahrung kein Problem. Bei Kindern wird über die Art des Angebotes das Interesse an der Mitarbeit wachgehalten. Wenn Sie doch einmal bemerken sollten, dass die Toleranz zur Mitarbeit ausgeschöpft ist, bestimmen **Sie** das Ende der Übung mit den Worten: „Noch einmal und-jetzt-ist-Schluss!"
Natürlich liegt es im Interesse des Therapeuten, die Konzentration des Kindes zu verlängern. Das geschieht durch aufmunternde und motivierende Mimik von Ihrer Seite, oder eventuell auch durch die Frage: „Letztes Mal hast du das 6× geschafft! Wieweit kann ich wohl heute zählen? Vielleicht geht es heute ja 8×?"
In der Regel ist es so, dass die Übungen an sich für Kinder schon sehr lustvoll sind und sehr viel Spaß machen! Oft zeigen Kinder durch ihr Verhalten während der Übung, dass der Ablauf und die Wiederholungsfrequenz fast beliebig verlängert werden können.
Nicht selten höre ich zum Abschluss der Therapiestunde nach 40 Minuten intensiven Trainings: „Jetzt ist ja schon Schluss? Schade!" – und das Kind greift in die Kiste und macht mit seiner Lieblingsübung noch eine Runde weiter.

23. **Verbesserung des sozialen Kontakts**
Aus allem, bisher Gesagten wurde deutlich, dass die Patienten durch die intensive Arbeit in der Zweierkonstellation viele – und durchweg positive – Erlebnisse haben. Kinder lernen u. a. Vertrauen, Nähe, Zuwendung, Akzeptanz. Sie erfahren auch, dass, wenn es ein tatsächliches Problem gibt (z. B. Zahnschmerzen durch einen „Wackelzahn" oder eine Aphte am Mund), dieses natürlich berücksichtigt wird. Sie erfahren aber auch, dass man manchmal trotz eines Problems unter bestimmten Umständen weiterarbeiten muss. Sie bekommen die Gewissheit, dass der Therapeut „vorsichtig" ist und dass das benannte Problem im Laufe der Zeit geringer wird bzw. weniger Bedeutung bekommt! Die Kinder werden offener, trauen sich eher Fragen zu stellen, nehmen sich selber besser wahr und lassen sich eher von anderen Personen im therapeutischen Rahmen berühren.
Aber auch bei Jugendlichen ist diese intensive Arbeit in der Zweierkonstellation oft eine neue Erfahrung und bringt positive Veränderungen, nicht nur für den logopädischen Symptomkomplex, sondern auch für die soziale Kompetenz.
Durch die NF!T® findet somit auch eine Verbesserung in anderen Kontaktbereichen statt: z. B. verliert oft der Arztbesuch seinen Schrecken, der Zahnarzt darf seine Mundinspektion vornehmen oder der Kinderarzt kann seine Untersuchungen besser durchführen.
Natürlich ist es stets für jede Therapie und jeden Therapeuten oberstes Gebot, die Vertrauensschwelle **niemals** auszunutzen oder zu übertreten. Das Vertrauen der kleinen oder großen Patienten darf niemals enttäuscht werden! Je jünger der Patient ist, desto vorsichtiger sollten Sie sein!

24. **Spaß, Freude und Motivation**
Das scheint auf den ersten Eindruck ein weniger wichtiges, weil nicht spezifisch-logopädisches Therapieelement zu sein. Bei genauer Betrachtung ist aber Spaß und Freude die große Schwester der Motivation. Motivation ist der Antrieb zum Lernen.
Spaß ist somit nicht nur etwas Oberflächliches und Unwichtiges. Wie schreibt Jean Ayres in ihrem Buch „Bausteine der kindlichen Entwicklung": „Ein Kind, das Erfahrungen mit Anforderungen macht, auf die es sinnvoll reagieren kann, hat Spaß. Im gewissen Sinne ist Spaßhaben ein Inbegriff für gute sensorische Integration des Kindes. Die Möglichkeit, Sinneswahrnehmungen sinnvoll ordnen zu können, vermittelt uns Befriedigung, und die Befriedigung wird noch größer, wenn Empfindungen auch mit angepassten Reaktionen beantwortet werden können, die reifer und komplexer sind als alles, was uns zuvor begegnete. Das ist das, was man unter ‚Wachsen mit seinen Aufgaben' versteht. Der Mensch ist dafür geschaffen, sich über Dinge zu freuen, die die Entwicklung seines Gehirns fördern. Darum suchen wir auch ganz natürlich nach Empfindungen, die uns helfen können, unser Ge-

hirn zu ordnen (...) weil das Erlebnis der Bewegungen ihr Gehirn stimuliert und es mit ‚Nahrung' versorgt." (Ayres 1979, 9)

Mit meiner spezifischen Art und Weise die NF!T®-Übungen zu vermitteln (ohne Sprachhinweise und pädagogischen Zeigefinger), erlebt das Kind, aber auch der Erwachsene, auf der motorischen Seite keine Misserfolge und zusätzlich ist der Spaßfaktor bei allen Übungen präsent.

Insofern ist Spaß ein nicht zu unterschätzender Faktor, der oft über den Erfolg oder Misserfolg einer Therapiestunde oder Therapiesequenz entscheidet. Die in diesem Buch vorgestellte Therapie wirkt vielleicht auf den ersten Blick (bzw. beim ersten Lesen) starr, einengend und dem Kind/Patienten keine Selbstbestimmung lassend. In der Realität freut sich jeder Patient, wenn er diese Therapie genießen darf.

Es ist eventuell auch merkwürdig oder sogar unglaubwürdig, dass eine Therapieform für so verschiedene Störungsbilder und Funktionsdefizite gleichzeitig gut und wirksam sein soll. Hier liegt sehr viel Können in der Therapeutenhand, die richtigen Übungen für die jeweilige Problematik herauszusuchen. Ich rate Ihnen: Probieren Sie es aus, spezifizieren Sie, halten Sie sich so eng es geht an die Durchführungshinweise und warten Sie ab, was in der ersten Therapiestunde und in den darauf folgenden passiert. Vielleicht hören auch Sie den Satz: „Jetzt sind wir ja mit allen Übungen schon fertig! Schade ...!"

Nicht nur die Kinder, auch die Jugendlichen und Erwachsenen gehen aus der Therapie und sagen es genauso: „Das hat Spaß gemacht (und hat gar nicht wehgetan)!"

Dass es nicht nur Spaß macht, sondern auch der Übungserfolg einsetzt, werden Sie nach einigen wenigen Therapiestunden bemerken.

4. Besonderheiten und Spezialitäten

Bei den in diesem Kapitel besprochenen Themen gehören einige eher zu den Randgebieten der Logopädie oder werden als Begleitsymptom bezeichnet. In meiner NF!T®-Arbeit habe ich festgestellt, dass diese Symptome wichtige Hinweise auf den Ursachenkomplex einer Störung geben können. Wenn die Ursache bekannt ist, kann eine Symptomatik wirksamer behandelt werden. Aus diesem Grund möchte ich Ihre Aufmerksamkeit auf einige dieser wichtigen „Randgebiete“ lenken bzw. Sie für diese besonderen Themen sensibilisieren.

4.1 Nuckeln oder Daumen oder Schnuller lutschen

Jetzt kommt ein für viele Therapeuten und Eltern wichtiges Thema. Ein Habit, das man Nuckeln oder Schnullern nennt.
Es hat viele verschiedene Namen und man kann es auf viele Arten machen:

Mit
- Schnuller oder Nuckel
- Daumen
- Zeige- und Mittelfinger
- Fingerknöchel
- Zunge

Es ist unerheblich, auf welche Art es durchgeführt wird. Allen gemeinsam ist, dass die Stellung der Zähne mehr oder weniger darunter leidet. Meist mehr. Für die Hoffnung und Annahme vieler Eltern (und auch mancher Ärzte), dass die Zahnfehlstellung mit dem Wechsel des Milchzahngebisses wie von Zauberhand selber verschwindet, gibt es keine Begründung. Eine Zahn- oder Kieferdeformation, die im Milchgebiss besteht, verschwindet nicht nur deshalb, weil die bleibenden Zähne durchbrechen. Zumindest nicht, wenn das Habit oder die Fehlfunktion Bestand hat!

Fast immer geht mit einem Habit bezüglich des Saugens eine interdentale Artikulation einher. Durch den mehr oder weniger großen „lutschoffenen Biss“ findet die Zungenspitze leicht ihren Weg vor die Zahnleiste. Die beiden Auffälligkeiten unterstützen und bedingen sich in negativer Art und Weise.
Die Zunge liegt beim Nuckeln auf der unteren Zahnreihe unter dem Daumen und diese Position nimmt sie ebenfalls beim Sprechen ein, wodurch die Frontzahnlücke offen gehalten wird. Wenn das Kind dann auch noch mit Schnuller oder Daumen im Mund sprechen darf, verstärkt das die Aufrechterhaltung und eine multiple Interdentalität ist sehr wahrscheinlich. So zieht eine Fehlfunktion eine andere nach sich. Der Kiefer leidet darunter, die Zahnstellung verändert sich und es ist das entstanden, was „lutschoffener Biss“ genannt wird. Auch hier wäre es

wieder Wunderglaube anzunehmen, dass sich mit dem Erscheinen der zweiten Zähne die Interdentalität von allein beheben würde.

Es gibt zwei einfache, aber unglaublich einleuchtende Merksätze:

1. Weichteile formen Hartteile

und

2. Funktion bestimmt Form

Wenn Sie sich diese Sätze „auf der Zunge" zergehen lassen, werden Sie herauslesen können,

Zu 1.: dass nicht die Zähne die Zunge zurückhalten, sondern die Zunge und die Lippen die Zahnleisten formen,

Zu 2.: und dass die Art, wie die Zunge bewegt wird, ausschlaggebend für die Form der muskulären, knorpeligen und knöchernen Strukturen ist.

Das bedeutet auch in der Konsequenz, dass ein Abwarten auf die zweiten Zähne das Problem nicht beseitigt, sondern länger bestehen lässt und sich damit manifestiert.

Der Therapieverlauf wird meist durch jedes Verzögern und Abwarten schwieriger und langwieriger. Die Symptomatik „verwächst" sich nicht in dem Sinne, dass sie verschwindet, sondern sie verwächst sich (wie eine Liane im Urwald) immer intensiver mit den umgebenden Funktionen.

Für die bisher genannten Symptome gibt es eine recht einfache Behandlungsmethode:
Die NF!T®-Übungen, wobei der Schwerpunkt bei den Saugübungen liegen sollte. Die Übungen werden so angeboten, dass

- für das Kind der Spaß und
- für die Muskulatur des Kindes die Befriedigung und Ermüdung im Vordergrund stehen.

Im Folgenden möchte ich die Geschichte eines kleinen Mädchens erzählen, das im Herbst 1989 mein erstes Therapiekind war, und deren Saughabit ich mit den NF!T®-Übungen erfolgreich behandelt habe.

Fallbeispiel – Daumen lutschen *Manja*

Manja war zum Zeitpunkt des Therapiebeginns 5;1 Jahre alt. Die Mutter berichtete, dass sie nicht mehr wüsste, was sie gegen das heftige, über den ganzen Tag zu beobachtende und abends sich verstärkende Daumenlutschen ihrer Tochter machen sollte. Sie hätte bereits im Frühjahr (6 Monate vorher) ein Belohnungsprogramm gestartet, das dem Kind für jeden lutschfreien Tag einen Smiley einbrachte. Für 20 Smileys durfte Manja sich eine Belohnung aussuchen. Der größte Wunsch des Mädchens waren ein paar schwarze Lackschuhe! Die Menge der Smileys wuchs, 20 waren erreicht und die Lackschuhe wurden gekauft. Unmittelbar nach dem Kauf fing Manja wieder an, am Daumen zu nuckeln und betrachtete stolz ihre neuen Schuhe ...

Das Ekzem auf dem Jochbein, das auch ca. 3 Wochen Zeit hatte abzuheilen, entzündete sich erneut. Manja strich beim Nuckeln immer mit ihrem Zeigefinger der Nuckelhand entlang des Jochbeins und hatte aus diesem Grund dort diese chronisch entzündete Stelle.

Manja hatte sich also sehr effektiv die heißbegehrten Schuhe erarbeitet und als sie ihren „Lohn“ hatte, ist sie zum noch mehr geliebten Nuckeln zurückgekehrt.

Jetzt saß Manja mit ihrer Mutter vor mir. Die Anamnese ergab keine Hinweise. Die Mutter berichtete, dass Manja 6 Monate voll gestillt wurde, und insgesamt dauerte die Stillzeit 16 Monate. Ich machte die Saugübungen bei Manja und gab der Mutter Hinweise zur Durchführung zu Hause. Ich empfahl ihr, bei Manja jeden Abend die Saugübungen mit begleitendem Versesprechen durchzuführen. Die könnte sie relativ einfach in das Zu-Bett-Geh-Ritual einbauen, anfangs ca. 20 Übungen, und dann Steigerung bis an die Ermüdungsgrenze der Muskulatur.

Nach 1 Woche habe ich Manja und ihre Mutter wiedergesehen. Zu diesem Zeitpunkt war Manja schon 2 Tage frei vom Daumennuckeln, was sich auch bei den nächsten wöchentlichen Treffen erneut bestätigte.

Der Vollständigkeit halber möchte ich noch Folgendes erwähnen: Manja hatte einen kleinen Bruder namens Mattes. Mattes war zu diesem Zeitpunkt 3;6 Jahre alt, nuckelte ebenfalls am Daumen. Die Mutter erzählte mir, dass Mattes abends natürlich immer die gleiche Zuwendung mit allen Elementen haben wollte, die seine große Schwester genoss: Also die Übungen mit dem Sauger, das Gedicht vom Riesen usw. – Bei Mattes hat es im Gegensatz zu Manja aber ungefähr noch 4 Monate gedauert, bis das Nuckeln endgültig vorbei war. – In Anbetracht des jungen Alters von Mattes eine angemessene Zeit.

Noch ein Schlusssatz zu Manja: Ich traf Manjas Mutter nach vielen Jahren noch einmal wieder. Ich war sehr neugierig, wie die Geschichte mit meinem ersten Therapiekind bezüglich des Nuckelns weitergegangen war. Die Mutter erzählte mir, dass das Nuckeln zum damaligen Zeitpunkt endgültig vorbei war, der Sauger aber noch lange Zeit für Manja eine Bedeutung hatte. Er hing noch einige Jahre an einer selbstgedrehten Kordel in der Nähe des Bettes und alle paar Monate bat Manja ihre Mutter: „Mama, mach das noch mal mit dem Riesen, das war sooo gemütlich!"

Die Geschichte von Manja erzählt uns alles, was für die Therapie bezüglich eines Nuckelhabits notwendig ist.

- Das gewohnheitsmäßige Nuckeln *niemals* verbieten oder tabuisieren!
- Gleiches mit Gleichem therapieren.
- Die therapeutische Maßnahme im häuslichen Rahmen immer *vor* das gewohnheitsmäßige Habit setzen.
- Was das Kind *nach* der therapeutischen Maßnahme macht, bleibt dem Kind überlassen (auch wenn es hinterher nuckelt, dann am *nächsten* Abend die Saugübungen noch weiter intensivieren).
- Falls das Kind nicht am Daumen, sondern an einem Schnuller nuckelt: es muss *immer* einen extra Sauger für die Saugübung geben, d. h. *niemals* denselben Sauger für das therapeutische Saugen und für das gewohnheitsmäßige Nuckeln nehmen.
- Den therapeutischen Sauger ausschließlich für die Übungen nutzen.
- *Keine* Erwartungshaltung vermitteln („Wenn Du diese Übung machst, hörst du endlich auf zu nuckeln!")
- Spaß, Nähe, Akzeptanz und Zuwendung vermitteln.

Fazit:

1. Geben Sie dem Patienten das, was er sucht: Saugbewegungen!
2. Arbeiten Sie intensiv und ausdauernd!
3. Dadurch, dass Sie bei den NF!T®-Übungen immer möglichst bis an die Belastungsgrenze gehen, stillen Sie das Saugbedürfnis!
4. Achten Sie stets auf eine gute ganzkörperliche Aufrichtung, indem Sie den Mund des Patienten zum Sauger kommen lassen und nicht mit dem Sauger zum Mund gehen!
5. Seien Sie liebevoll fordernd!
6. Verbieten Sie das Nuckeln nicht!

4.2 Zähneknirschen und Nägelkauen

Was auf den ersten Blick so unterschiedlich aussieht, hat bei näherer Betrachtung die gleiche Wurzel. Und das im wahrsten Sinne des Wortes: hier arbeiten wir im Bereich der Zahnwurzeln, denn für den Zahnhalteapparat wird über das Zähneknirschen, Nägelkauen oder Kauen auf anderen Gegenständen ein intensiver Reiz gesucht. Beides wird auf gleiche Art mit den NF!T®-Übungen behandelt, da beides die gleiche Ursache haben kann:

Es bestehen bei diesen Patienten oftmals Defizite beim Beißen bzw. Kauen!

Warum wird überhaupt mit den Zähnen geknirscht oder gepresst? Die Anspannung des Kaumuskels, bzw. das Zusammenbeißen der Zähne ist evolutionsgeschichtlich erklärbar. Bei Bedrohung oder Gefahr mussten Flucht- aber auch Angriffsreflexe aktiviert werden, um gegebenenfalls einen Feind durch eine Beißattacke in die Flucht zu schlagen. Durch neurologische Verbindungen im ZNS sorgt unter anderem das Limbische System dafür, dass bei Gefahr automatisch die Muskulatur, die zur Flucht notwendig ist, angespannt und aktiviert wird. Heute ist unser Feind oftmals der Stress. Durch eine „Verirrung“ in der Deutung des „Feindes“, versucht nun das Nervensystem den Stress durch nächtliche „Beißattacken“ in die Flucht zu schlagen.

Die Stresssymptomatik berücksichtigend wird in diesem Zusammenhang vielfach argumentiert, dass bei den hier besprochenen Auffälligkeiten die psychische Komponente die größte Rolle spielt und entsprechend psychologisch behandelt werden sollte. Wenn das nächtliche Zähneknirschen dem Stressabbau dient, sollten stressreduzierende Maßnahmen ergriffen und Veränderungen in der Alltagsbelastung vorgenommen werden.

Eine andere Sichtweise zielt darauf ab, dass wir durch die heftige Stimulation des Kaudrucks in den erwähnten Gebieten des ZNS eine positive (psychische) Reaktion hervorrufen wollen. Es ist ein uns angeborenes großes Bedürfnis, viel mit den Zähnen zu arbeiten (s. auch Kapitel 6.3 und 6.4 Beißen und Kauen). Dadurch stimulieren wir uns und können uns in eine bessere Stimmung versetzen. Auch dafür ist u. a. das Limbische System als „Gefühlszentrum“ verantwortlich.

Sowohl beim Knirschen als auch beim Nägelkauen wird auf und über die Zähne und die Zahnwurzeln ein großer Druck gesucht. Im Gegensatz zum Kauen, wo nur über die zwischen den Zähnen liegende Nahrung Druck auf die Zähne mit ihrem Zahnhalteapparat ausgeübt wird, kommt es beim Pressen oder Knirschen zu einem deutlich überhöhten (pathologischen) Druck.

Zusätzlich kann es bei den „Knirschern“ wegen der dauernden Überlastung u. a. zu diesen Folgeproblemen kommen:

- Kiefergelenkbeschwerden
- Lockerung der Zähne
- Zahnabrieb / Abrasion der Zahnkronen
- Schmerzen in der HWS
- Kopfschmerzen
- Gesichtsschmerzen
- Verspannungen in der Schultermuskulatur / im oberen Rücken

Häufig wird den Patienten vom Zahnarzt oder Kieferorthopäden eine sogenannte „Knirschschiene“ empfohlen und verordnet, die das Knirschen *verhindern* soll. Die Patienten sollen die Schiene nachts tragen, um eine schädigende Abrasion der Kauflächen und des Zahnschmelzes zu verhindern. Manchmal hilft eine solche Schiene. Manchmal aber auch nicht. Ich habe schon vielfach von Patienten gehört, dass sie die ihnen verordnete Schiene nach kurzer Zeit durchgebissen haben. Dieses Durchbeißen zeigt sehr plastisch, wie intensiv der Patient nachts den Druck für seine Zähne sucht. Neben der Gefahr, die durch evtl. zerbissene bzw. zerbrochene Kunststoffteile im Mundraum bestehen, halte ich eine Knirschschiene dann für nicht sehr sinnvoll, wenn es darum geht, das Knirschen nachhaltig zu therapieren. Mit der Schiene kann ich das Knirschen nur während der Tragezeit verhindern. Die Bedeutung der Schiene liegt deshalb im zeitlich begrenzten Schutz der Zähne.

Aber: Mit einer Knirschschiene wird das Knirschen nur in der gleichen Art verhindert, wie ich mit einem Maulkorb verhindere, dass ein Hund beißt. Beides ist ein temporärer Schutz (im Sinne von „nicht-mehr-können“), der aber nach meiner Erfahrung leider keinen nachhaltigen Lerneffekt für den Patienten bietet (im Sinne von „nicht-mehr-müssen“ oder „nicht-mehr-wollen“).

In der NF!T® geht es mir aber gerade um einen Lerneffekt des „nicht mehr Müssens“:

Es geht *nicht* darum, etwas zu verbieten oder etwas zu verhindern, wie bei der Knirschschiene, sondern etwas Unerwünschtes zu *verlernen und dafür etwas sinnvolles Neues zu lernen!*

Auch Nägelkauen kann nicht wirksam und nachhaltig mit den handelsüblichen Mitteln (z. B. Speziallack) verhindert werden. Es kommt oft zu einer Verlagerung in andere Bereiche oder auch dazu, dass der „Nägelkauer“ mit Aggression oder Unverständnis reagiert, was da mit ihm passiert, wenn der Nagel wegen des Nagellacks so eklig schmeckt. Der Patient weiß oft gar nicht, wann und wie oft er kaut. Auf diese Frage in der Anamnese wird oft nur mit einem nichtwissenden Schulterzucken reagiert. Die Nägel mancher Patienten sind extrem kurz, oftmals bis hinter die Fingerkuppe abgekaut. Wenn die Nägel nicht mehr nach vorne wachsen können, suchen sie sich einen anderen Weg und werden im Laufe der Zeit immer breiter, das Nagelbett kann sich zudem entzünden und schmerzen.

Diese Kinder, Jugendlichen oder Erwachsenen fallen in der Anamnese schon oft dadurch auf, dass sie ihre Hände zu verstecken versuchen, sich z. B. darauf setzen. Es ist paradox: Sie wissen von dem Problem, aber merken nicht, wann sie es machen. (Ich habe auch ein Kind erlebt, das berichtete fast stolz, dass es auch an den Fußnägeln kaut! Ich habe bestimmt mehr als erstaunt geguckt, absolut sprachlos! Das Mädchen zog sich in Windeseile Schuhe und Strümpfe aus, und bewegte den großen Zeh Richtung Mund. Erst im letzten Moment konnte ich das Kauen verhindern.)

NF!T®-Übungen gegen Zähneknirschen und Nägelkauen

Auch beim Knirschen und Kauhabit wird mit den NF!T®-Übungen Gleiches mit Gleichem behandelt. Jemand, der sich derart starke Druckreize für die Zähne sucht, bekommt den Druck in der NF!T® durch viele Beiß- und Kauübungen!

Exemplarische Übungsauswahl:

- Zähne drücken mit dem Rogge-Spatel®
- Zähne sprengen mit dem Rogge-Spatel®
- Zähne reißen / oder sägen mit dem Rogge-Spatel® (auf die vorhandene Zahnstellung achten!)
- Kauübungen auf dem Rogge-Spatel®
- Beißübungen auf dem Kauschlauch
- Kauübungen auf dem großen Kauschlauch
- Kauen auf dem kleinen Kauschlauch

Alle wichtigen Details zur Durchführung finden Sie in den jeweiligen Übungsbeschreibungen

Die oben aufgezählten Übungen sollten den Schwerpunkt der Therapie ausmachen. Ich empfehle aber, auch die hier nicht genannten Übungen (das heißt: das komplette Programm) in der Therapie zu berücksichtigen. Dann ist gewährleistet, dass tatsächlich alle Bereiche abgedeckt werden.

- Der Patient, der wegen **Zähneknirschens** behandelt wird, sollte die Übungen zu Hause in den letzten 15 Minuten vor dem Schlafengehen (da sich das Zähneknirschen sicherlich vor allem nachts zeigt) durchführen, damit das „hungrige“ Kausystem „satt“ und „zufrieden“ sein kann. Die Muskulatur wird dadurch weitgehend ermüdet, so dass die Wahrscheinlichkeit, dass der Patient ruhiger und entspannter schlafen kann, sehr hoch ist.

- Der Patient, der wegen **Nägelkauens** behandelt wird, sollte idealerweise **vor** der Kausituation seine Übungen machen. Die Situationen, in denen gekaut wird, sind aber oft gar nicht bewusst, deshalb können hierbei die idealen Übungszeiten nicht explizit bestimmt werden. Am besten ist es also, die Übungen über den Tag zu streuen, um das Beißsystem immer wieder erneut zu ermüden.

- Beide Patientengruppen sollten tagsüber die kleine Kaunudel kauen, so lang es ihnen möglich ist. Die Kaunudel kann durchaus dauerhaft wie ein Kaugummi verwendet werden, aber ohne gleichzeitige große körperliche Bewegungen! Aspirationsgefahr!

Selbstverständlich kann beim oben genannten Symptomkomplex eine psychische Komponente eine zusätzliche Rolle spielen. Auch wenn das der Fall sein sollte, würde die Durchführung der NF!T®-Übungen nicht schaden, denn mit dieser Therapie wird ein Habit wie das Nägelkauen nicht verboten oder verlagert. Die NF!T® wird über den Umweg der Bahnungs- und Funktionsübungen auch die Psyche des kleinen oder großen Patienten befriedigen und die Übungen werden guttun und ausgleichend wirken.

Fazit:

7. Geben Sie den Zähnen des Patienten das, was sie suchen: Kaudruck!
8. Arbeiten Sie intensiv und ausdauernd!
9. Dadurch, dass bei den NF!T®-Übungen immer Material zwischen den Zahnreihen ist, bewirken sie keine weiteren Abrasionen der Zähne!
10. Achten Sie stets auf eine gute ganzkörperliche Aufrichtung und schonen Sie das Kiefergelenk!

4.3 Der Würgreflex

Der „Würgreflex ist bei der Geburt ziemlich leicht auslösbar. Er ist ein Schutzmechanismus, der das Überleben sichern soll. Jegliche Stimulation der hinteren drei Zungenviertel oder der Rachenhinterwand löst den Würgreflex aus. Eine kräftige Zungenbewegung und eine umgekehrte peristaltische Bewegung des Rachens bringen nach vorne, was gefährlich wäre geschluckt zu werden. Er schützt den Säugling vor fester Nahrung (...) Wenn Babys älter werden und mehr Kontrolle im Mundbereich entwickeln, reduziert sich die Auslösbarkeit des Würgreflexes auf das hintere Viertel der Zunge und die Rachenhinterwand, von wo die Nahrung nicht mehr durch willentliche Zungenbewegungen zurückgeholt werden kann. Auch bei Erwachsenen besteht noch ein Würgreflex, aber er kann zum Teil willentlich kontrolliert werden." (Morris und Klein, S. 27)
Manchen Erwachsenen gelingt die Kontrolle aber nicht mehr. Sie sind ihrem übersteigerten Reflex hilflos ausgeliefert, vor allem beim Zahnarzt, wenn sie sich überhaupt trauen, in eine Zahnarztpraxis zu gehen. An eine entspannte Behandlung ist natürlich nicht zu denken. Wie bei manchen Erwachsenen der Würgreiz völlig außer Kontrolle geraten kann und ein normaler Alltag nicht mehr möglich ist, zeigt die folgende Fallschilderung.

Fallbeispiel: *Herr M.*

Die Ehefrau von Herrn M. rief an, weil sie einen Therapeuten suchte, der das übersteigerte Würgen ihres Mannes behandeln würde. Bisher hätte sich noch kein Therapeut an dieses Problem herangetraut.
Herr M., Polier auf dem Bau und ca. 40 Jahre alt, erzählte mir in unserem ersten Kontakt, dass er schon beim Sprechen und beim Essen heftig würgen müsse. Völlig eskaliert sei jetzt die Situation, als eine absolut notwendige Zahnbehandlung nach mehreren Versuchen erfolglos abgebrochen werden musste, weil sowohl der Zahnarzt als auch der Patient mit den Nerven am Ende waren.
Sein Frühstücksbrot im Bauwagen könne er auch nur essen, wenn er vorher einen (Eukalyptus-) Bonbon gelutscht hätte.
Bisher wurde er auf Veranlassung seines Arztes von verschiedenen Fachärzten und in mehreren Kliniken untersucht: es gab schon viele apparative Untersuchungen, da der Verdacht auf einen raumfordernden Tumor bestand, der eventuell im Bereich des Vestibularorgans sein ZNS geschädigt hätte.

Mein Vorgehen bei Herrn M. und allen anderen von mir behandelten Patienten schildere ich hier exemplarisch:

1) Vorstellen der Therapiematerialien: Rogge-Spatel® und große Kaunudel
2) Klären von Grundsätzen für die Therapie:
   a. Alle Stimulationen werden vorher angekündigt!
   b. Alles muss vorher vom Patienten erlaubt werden!
   c. Das Vertrauensverhältnis darf niemals missbraucht werden, d. h. es darf niemals etwas gemacht werden, was vorher nicht besprochen wurde!
3) Anfangs wird mit dem Rogge-Spatel® ein Eckzahn kurz angetippt, dann Entlastungsatmung.
4) Nacheinander die anderen Eckzähne antippen, jeweils dazwischen eine Entlastungsatmung.
5) Jeden der Eckzähne 2× nacheinander antippen, oder 2 Eckzähne nacheinander antippen.

6) Es gibt jetzt verschiedene Möglichkeiten der Steigerung:
   a) Häufigeres Antippen der Eckzähne,
   b) oder jeweils beide unteren Eckzähne,
   c) oder die Eckzähne auf einer Seite nacheinander antippen,
   d) oder Druck auf die Kaufläche.

7) Die weiteren Steigerungen erfolgen jetzt in den Bereichen
   (a) der Häufigkeit des Antippens
   (b) durch Erhöhung des Druckes
   (c) durch Kombination des Antippens verschiedener Zähne
   (d) durch langsames (!) Hinarbeiten in den Molarzahnbereich (gefühlte Schritte von jeweils ½ Zahn)

8) Die nächste Stufe ist das Aufbeißen mit sukzessiv zunehmender Dauer.

9) Nach einigen Stunden Therapie ausschließlich mit dem Rogge-Spatel® kann evtl. die Kaunudel zum Einsatz kommen (Kauen) unter Vermeidung eines Zungenkontaktes.

Beachten Sie bitte, dass bei der Behandlung des Würgreizes neben der Beachtung der o. g. Grundsätze einiges anders ist, als bei der sonst üblichen NF!T®:

- Kündigen Sie jeden Ihrer Schritte detailliert an (ganz im Gegensatz zu allen anderen Störungsbildern!) und holen Sie sich jeweils die Erlaubnis sie durchzuführen.
- Stellen Sie immer einen Eimer bereit und legen Sie ein Handtuch in Reichweite, falls es doch zum Würgen kommt (ist bei mir bisher noch nie zum Einsatz gekommen!).
- Arbeiten Sie sehr langsam: Machen Sie eine kleine kurze Stimulation und geben Sie dem Patienten zwischendurch immer Zeit zum Luftholen und entspannen (= Entlastungsatmung). Bei der Problematik des Würgens können Sie kaum langsam genug vorangehen. In der ersten Sitzung jeden Eckzahn 3 × anzutippen, ist schon eine sehr gute Leistung für den Patienten.
- Parallel zu allen oben beschriebenen Stimulationen können Sie mit der Außenbürste vor allem im Wangenbereich Druckmassagen Richtung Alveolarkamm durchführen.

Es geht bei der Behandlung des Würgreizes darum, den Auslösepunkt wieder weiter nach „hinten“ in Richtung des letzten Molaren bzw. zum Velum zu arbeiten.

Durch die Aufnahme und Zerkleinerung von fester Nahrung, die gekaut werden muss, wandert der Punkt, an der der Würgreiz ausgelöst werden kann, beim kleinen Kind immer weiter in den hinteren Mundraum. Diese Rückverlagerung wiederholen wir mit unserer Vorgehensweise bei den betroffenen Patienten.

Fortsetzung *Herr M.*

Als ich ihm in der ersten Stunde den Rogge-Spatel® gezeigt habe, hat er heftig protestiert: „Das Ding in meinen Mund? Niemals!“ Ich habe ihm klarmachen müssen, dass ich in den Mund hineingehen müsse, um ihm zu helfen. Von außen könne ich ihm nicht wirksam genug helfen.
So habe ich mir jeweils die Erlaubnis für die winzigen Schritte geholt, die ich dann über die gesamte Therapiesequenz von 40/45 Minuten durchgeführt habe.
Ich habe mit ihm 6 Therapiestunden in der beschriebenen Art durchgeführt. Nach der 6. Stunde war der Patient so weit vorbereitet, dass ich ihm angekün-

digt habe, dass er jetzt wieder einen Zahnarzttermin verabreden könne. Herr M. traute mir (sich?) nicht, und bat um eine weitere „Sicherheitsstunde", wie er sich ausdrückte. Also haben wir noch eine weitere 7. Therapie durchgeführt, in der ich beliebig viel und stark mit dem Rogge-Spatel® und der Kaunudel arbeiten konnte.
Nach dem dann erfolgten Zahnarztbesuch hatten wir noch eine Kontrollstunde, in der er mir erzählte, dass der Zahnarzt 1 Stunde lang alle Zähne hätte behandeln dürfen, und das er auch noch länger hätte arbeiten dürfen. Es hätte ihm nichts ausgemacht!
Zum Abschluss sagte er mir Folgendes: „Ich finde es unglaublich, mit wie wenig Therapie Sie mein Problem weg-behandelt haben!"

Mir wurde aktuell (2013) von der behandelnden Zahnarztpraxis mitgeteilt, dass Herr M. inzwischen 10 Jahre symptomfrei ist.

Fazit:

1. Haben Sie keine Angst vor dem vorverlagerten Würgreflex!
2. Geben Sie dem Patienten absolute Sicherheit in der Behandlung!
3. Sie können kaum zu langsam, aber durchaus zu schnell arbeiten!
4. Seien Sie sicher in Ihrer therapeutischen Arbeit!

4.4 Der offene Mund oder die unerwünschten Folgen der Mundatmung

Vordergründig werden die Patienten wegen eines Sigmatismus interdentalis oder wegen der Mundatmung in der Praxis vorgestellt, beim genauen Hinsehen ist das Bild deutlich umfassender. Wenn die Therapie dann Wirkung zeigt, ändert sich sehr stark die Befindlichkeit des Kindes oder des Erwachsenen zum Positiven. Die unten aufgezählten Symptome können durch die NF!T® weitgehend aufgelöst werden, und Sie werden beobachten können, dass sich die Physiognomie Ihrer Patienten deutlich verändert.
In den hier aufgezählten Bereichen können die NF!T®-Übungen eingesetzt werden, um eine Veränderung zu bewirken, die durch einen konstant offenen Mund entstehen können. Bei einigen Patienten finden sich mehrere der genannten Folgesymptome, manchmal auch nur eines.

1) Auswirkungen auf die gesamte Gesundheit
   - Lungenentwicklung ▼
   - Atemvolumen ▼
   - Anfälligkeit für Infekte im Hals-Nasen-Ohren-Bereich (Dauerschnupfen) ▲
   - Mund und Hals ist oft trocken ▲

- Hyper- oder Hyposensibilität im Mundbereich ▲
- Erhöhte Empfindlichkeit der Mundschleimhaut ▲

2) Auswirkungen auf Funktionen
   - Artikulationsstörungen, vor allem interdentale, addentale oder laterale Lautveränderungen ▲
   - Persistierender vorverlagerter Würgreflex ▲
   - Schluckstörung ▲
   - Hypersalivation ▲

3) Auswirkungen auf die Physiognomie
   - Unvollständiger Mundschluss / offener Mund ▲
   - Lippenbild verändert ▲
   - Zungenstruktur verändert: belegt, rissig ▲
   - Zunge wirkt zu „groß“, voluminös ▲
   - Hypotonie der gesamten orofazialen Muskulatur ▲
   - Nasengänge sind eng oder verlegt / ggf. Septumdeviation ▲
   - Verändertes Aussehen der Nase bezüglich der Größe und Struktur ▲
   - Augen wirken „hängend“ ▲
   - Gesicht wirkt aufgedunsen und aufgequollen ▲
   - Verengte Nasennebenhöhlen (guter Nährboden für chronische Infektionen) ▲
   - Empfindliche Schleimhaut im Nasen-Rachenbereich ▲
   - Gotischer Gaumen ▲
   - Schmaler Oberkiefer ▲
   - Veränderungen der Zahnstellung ▲

4) Auswirkungen auf die Körperhaltung
   - Tendenz zur Wirbelsäulenverkrümmung (Skoliose) oder Hohlkreuz ▲
   - reklinierte Kopfhaltung ▲
   - „Hühnerbrust“ und vorstehender Bauch ▲
   - Skelettale Veränderungen der Fußknochen: Hallux valgus, fehlendes Fußbett oder „weiche“ Füße ▲

5) Auswirkungen auf die psychisch-emotionale Befindlichkeit
   - Lustlosigkeit ▲
   - „Null-Bock-Haltung“ ▲

Eine sehr gute und kompakte Darstellung findet sich auch bei R. Clausnitzer (S. 56):

Negative Auswirkungen der Mundatmung auf den Gesamtorganismus				
↓	↓	↓	↓	↓
Rezidivierende entzündliche Prozesse der oberen Luftwege	Störung der Wirbelsäulenfunktion = Haltungsfehler	Gebissanomalien	Störung der Bewegungsabläufe der Zunge	Verschlechterte Lungenventilation
↓	↓		↓	↓
Chronisch rezidivierende Tonsillitis	Gebissanomalien		Gebissanomalien	Senkung der Sauerstoffwerte des Blutes
↓				↓
Störung der Wirbelsäulenfunktion				Störung basaler neurophysiologischer Abläufe
↓				↓
Gebissanomalien = gnathovertebrales Syndrom				Verminderte Reaktions- und Konzentrationsfähigkeit

Abb. 14

Wie Sie aus den obigen Auflistungen sehen können, hat die vordergründige Mundatmung vielfältige Auswirkungen. Häufig ist es so, dass vielen Patienten oder ihren Angehörigen die Mundatmung gar nicht bewusst ist. Auch dass die Mundatmung eine solche Vielzahl an Problemen nach sich ziehen kann, ist für viele neu.

Es kann verschiedene Faktoren geben, die zu einer Mundatmung führen können. Wir haben hier oftmals das Problem eines „Teufelskreises“. Diese „Funktionszusammenhänge von Haltung, Lymphe und Atmung“ (Broich, 1992, S. 31) führen durch die „Stauungen und Schwellungen im Bereich des lymphatischen Rachenringes, des Zahnfleisches, der Lippen und der Nase mit den charakteristischen Kopf- und Kieferhaltungen, zu einer Vorverlagerung der Zunge (...) und Polypenbildung.“ Er spricht von „Lymphatismus“ als Folge der „Fehlatmung“ und schreibt, dass der „Effekt für das Sprechen der Gleiche ist, als würde beim Geigenspiel der Klangkörper mit Wasser gefüllt. Man bekommt den Eindruck, die Kinder ‚ersaufen' regelrecht in ihrem gestauten (Gewebs-) Wasser." (Broich, 1992, S. 39)

Ich gehe an dieser Stelle nicht auf Behandlungsmöglichkeiten ein, denn fast das gesamte NF!T®-Programm zielt letztlich darauf ab, dass über das Schließen des Mundes die Mundatmung verlernt und somit die Nasenatmung erlernt wird.

Innerhalb kürzester Zeit werden Sie Veränderungen in allen oben genannten Bereichen bemerken.

4.5 Die Schmerzgrenze

An der Mimik des Patienten sehen Sie sofort und unmittelbar, falls Sie an seine Schmerzgrenze herangekommen sein sollten.

Die individuell sehr unterschiedliche Grenze besteht

- nach oben: wenn es dem Patienten unangenehm ist oder ihm eine Übung tatsächlich wehtut,
- nach unten: wenn der Patient durch die Übung irritiert ist, dadurch, dass der Reiz nicht klar, eindeutig und angenehm ist. Vielleicht spürt er die Stimulation in der ausgeführten Stärke nicht oder nur sehr diffus?

Es ist die Aufgabe des Therapeuten, zu jeder Zeit sehr sensibel die Reaktion des Patienten zu beobachten. Am schnellsten und ehesten kann es an der Mimik im Bereich der Augen und der Stirn beobachtet werden, wie dem Patienten die jeweilige Stimulation gefällt.

Bei einem Missfallen werden vom Patienten die Augen zusammengekniffen, die Augenbrauen zusammengezogen und/oder die Stirn in Falten gelegt. Das geschieht schneller als jede verbale Reaktion möglich wäre.

Wenn nun in der Mimik dieses Missfallen zu beobachten ist, wird bei dem Patienten erfragt, wodurch das unangenehme Gefühl entstanden ist bzw. wo Schmerzen empfunden wurden.

Manche Patienten können Hinweise geben, wodurch der Schmerz entstanden ist. Dann sollte verbal darauf eingegangen und alles besprochen werden. Meist ist es so, dass der Patient seine Toleranzgrenze erhöhen kann, wenn er weiß, dass eine Maßnahme notwendig ist und durch vorsichtiges Arbeiten dem Problem mit Achtsamkeit begegnet wird.

Andererseits werden mit der NF!T® aber auch Patienten behandelt, die keine Rückmeldung von sich geben können, auf Grund des Alters (z. B. Babys) oder des Bewusstseinszustandes (z. B. Wachkomapatienten). In diesem Fall sollte stets sorgfältig darauf geachtet werden, dass die Übung *richtig* angeboten wird, dass der Arbeitsdruck angemessen ist, und die Übung oder das Handling jeweils individuell und stets absolut sorgfältig dem Patienten angepasst wird.

Einige Beispiele:

Was wird beobachtet?	Mögliche Ursache des Problems | Was ist zu tun?
Das Abstreichen der Mundschleimhaut oder der Alveolarkämme verursacht Schmerz.	Im Mund gibt es vielleicht eine wunde Stelle oder eine Aphte: ▪ Sofort aufhören in **diesem** Bereich der Schleimhaut zu arbeiten. Wenn keine Ursache wie eine Aphte o. ä. zu finden ist: ▪ Den Druck verändern und jeweilige Reaktion beobachten.
Ein Zahn schmerzt z. B. während der Übung „Kaudruck mit dem Rogge-Spatel®“, „Zähne sprengen“ oder „Zähne reißen“.	1. Wenn der Patient bisher kaum oder wenig gekaut hat, kann schon geringer Druck mit dem Rogge-Spatel® Schmerz auslösen, da die Zahnwurzel sich erst an einen Druck wie beim Kauen gewöhnen muss. 2. Kann auch ein Hinweis auf Karies sein, deshalb bei anhaltendem Schmerz an gleicher Stelle ggf. zum Zahnarzt schicken. 3. Kann ein Hinweis auf einen Zahnwechsel sein (Lösen eines Milchzahns) ▪ Druck verringern / anpassen
Wangen klopfen mit der Außenbürste oder dem Rogge-Spatel® verursacht Schmerz.	Bei Patienten mit einer Hypotonie oder einer Hypersensibilität im Gesichtsbereich können schon kleinste Berührungen als unangenehm empfunden werden. ▪ Druck eindeutiger und klarer geben, mit Verlängerung der Dauer. ▪ Druck verringern.
Mundvorhof auskreisen mit dem Rogge-Spatel® ist schmerzhaft.	Länge der Lippenbändchens genau kontrollieren! Vielleicht ist es zu kurz oder zu unelastisch. ▪ Von rechts und links des jeweiligen Lippenbändchens Richtung Lippenmitte arbeiten. ▪ Vorsichtig die jeweilige Lippe mit dem Rogge-Spatel® nach frontal dehnen. ▪ Statt mit dem Rogge-Spatel® die Lippe mit dem Saugerkopf dehnen (= Scheibenwischer).

Was wird beobachtet?	Mögliche Ursache des Problems I Was ist zu tun?
„Schild ziehen“ verursacht Schmerz.	1. Vermutlich wird zu fest, zu ruckartig oder mechanisch gezogen und somit am Lippenbändchen gerissen, oder es wird zu stark nach frontal gedehnt. 2. Es ist auch möglich, dass nicht im 90° Winkel zu den Lippen gezogen wird. Dann drückt der untere Rand des Schildes in den Alveolarkamm und zusätzlich kratzt der obere Rand von innen an der Oberlippe. ▪ Vorerst mehr vorsichtige Dehnübungen mit dem Rogge-Spatel®. ▪ Überprüfen, dass *wirklich* im 90° Winkel gezogen wird. ▪ Darauf achten, dass beim Lösen des Schildes dieses nicht die Zähne berührt. Kann Schmerzen am Alveolarkamm verursachen und den Zahnschmelz verletzen.
Das Saugen verursacht Schmerz.	1. Der Sauger wird evtl. falsch gehalten und während des Saugens nach unten gekippt: dann drückt der Saugerkopf gegen die oberen Schneidezähne und zusätzlich die untere Schildkante in den M. mentalis. 2. Der Schmerz kann auch von einem zu großem Kieferwinkel kommen und die Weite belastet die Kiefergelenke. ▪ Übung minimieren, um die Kiefergelenke zu entlasten, aber trotzdem weiterarbeiten mit optimiertem Kieferwinkel.
Jegliche Arbeit und Stimulation am Gesicht wird abgelehnt.	1. Vermutlich massive Wahrnehmungs- und / oder Sensibilitätsstörungen. 2. Vielleicht hat der Patient schon viele schmerzhafte Erfahrungen im Mund- oder Gesichtsbereich machen müssen. ▪ Gesichtsfern beginnen! An den Füßen oder den Händen mit der Außenbürste oder dem Rogge-Spatel® beginnen und sich **langsam** in Richtung Gesicht und Mund voranarbeiten. ▪ Sehr gut eignen sich in diesem Fall auch gesichtsferne Nudelküsschen, mit denen man sich langsam Richtung Hals und Gesicht vorarbeitet.

Aus den Beispielen in der Tabelle können Sie sehen, dass es verschiedene Gründe geben kann, wenn ein Patient eine Abwehrreaktion zeigt. Wobei an dieser Stelle noch einmal betont werden muss, dass diese Abwehrreaktion

- entweder eine tatsächliche medizinische Ursache haben kann, die zu ergründen ist, oder aber
- auch an einem falschen Übungshandling auf Seiten des Therapeuten liegen kann.

Eine Abwehr aus „Unlust“ seitens des Patienten entsteht sicherlich eher selten bis gar nicht. Eher das schon erwähnte „Was, ist die Übung schon zu Ende?“ oder ein „Nochmal!“.

Fazit:

1. Nehmen Sie den Patienten mit seiner Schmerzgrenze stets ernst.
2. Sie können ruhig bis an die Schmerzgrenze, aber nicht (oder nur mit allergrößter Achtsamkeit) in die Schmerzen hinein arbeiten.
3. Antizipieren Sie eventuelle Schmerzen aber nicht, dadurch nehmen Sie dem Patienten Übungsmöglichkeiten.
4. Arbeiten Sie aber auch nicht zu vorsichtig, weil Sie *denken*, Sie *könnten* dem Patienten eventuell wehtun.

5. Bahnungsübungen / Übungsteil

5.1 Einführung in das Thema

In diesem Teil stelle ich Ihnen die Übungen vor, die in der NF!T® angewendet werden. Sie sind unterteilt in Bahnungsübungen (BÜ) und Funktionsübungen (FÜ). Die Auswahl und Zusammenstellung der einzelnen Übungen muss von Ihnen auf den jeweiligen Patienten mit seinem individuellen Störungsbild abgestimmt werden. Es sind die Grundsätze

vom Einfachen zum Schwierigen

und

vom Basalen zum Komplexen

anzusetzen. Es gibt einige Empfehlungen von mir, wie mögliche Übungsabläufe geplant werden sollten, aber jeder wird im Laufe der Zeit seine eigenen Erfahrungen sammeln, so dass eine Änderung der empfohlenen Reihenfolge erfolgen kann.

Die Übungen werden ausführlich beschrieben, wobei ich erwähnen möchte, dass die genaue Handhabung der Materialien und der unterstützende Griff am Patienten zum Teil sehr schwierig zu beschreiben ist. In den Übungsbeschreibungen gibt es jeweils

1. Durchführungshinweise
2. Variationsmöglichkeiten
3. Therapeutische Effekte
4. Mögliche Fehlerquellen
5. Achtung/Warnungen
6. Besondere Hinweise

Die folgenden (Bahnungs-)Übungen haben in meinem NF!T®-Programm im Laufe der letzten Jahre wegen ihrer Wertigkeit eine Sonderstellung bekommen. Zu Beginn hatte ich sie „Vor"-Übungen genannt.

Dieses Repertoire an „Vor“-Übungen war eher klein und bescheiden, und diese Übungen habe ich anfangs

- nur bei Bedarf und
- auch nur „vor“ den Funktionsübungen und auch meist
- nur für kurze Zeit

eingesetzt. Der Saugerkopf auf dem Spatel (heute Rogge-Spatel®) kam sehr selten oder in vielen Therapien auch gar nicht zum Einsatz, und war eher ein „Abfallprodukt“ vom hergestellten Schild. Den Hauptfokus hatte ich bis zu diesem Zeitpunkt auf die Durchführung der Funktionsübungen gelegt, die mit dem Saugen beginnen. In der therapeutische Arbeit mit meinen Patienten habe ich aber stets gespürt, dass bei den Funktionsübungen schon Fähigkeiten eingefordert wurden, die z. T. noch nicht vorhanden waren, aber mit dem Saugen eingefordert wurden. Deshalb musste die Stimulation noch basaler ansetzen.

Die Geburtsstunde des Rogge-Spatels® *Nike*

Zu verdanken habe ich das Nike, einer 7 Jahre alten Patientin. Während einer Therapiestunde hat sie **zufällig** am Ende dieses Therapiedurchlaufs den bis dahin unbenutzten Spatel (mit Saugerkopfaufsatz) in die Hand genommen und mich gefragt: „Was macht man eigentlich damit?“ – Nach kurzem Stutzen über diese Frage – bisher war ich davon ausgegangen, dass dieser Spatel für die Therapie bei Nike nicht notwendig war und deshalb keinen Stellenwert hatte, sagte ich ihr: „Okay, dann mache ich jetzt *damit* mal etwas mir Dir.“ Ich machte einige der „Vor“-Übungen ...
Nach kürzester Zeit äußerte sie Begeisterung. Als ich die Therapieinhalte zwischendurch protokollierte, nahm sie den Spatel in die Hand und versuchte, die von mir erfahrenen Stimulationen selber an sich durchzuführen! Sie verabschiedete sich in der Stunde mit folgenden Worten:

„Das mach ich jetzt immer, das macht ja Spaß!“ (*)

Selbstverständlich waren bei Nike ab sofort diese Stimulationen mit dem Spatel – und viele weitere „Vor“-Übungen – Bestandteil jeder Therapiestunde!

Danke Nike!

* *An diesem Beispiel ist für mich deutlich geworden, dass die therapeutische Arbeit (u. a. Zähne drücken, Zähne quietschen, Druck auf Alveolarkamm), die ich bei Nike mit dem Rogge-Spatel® durchgeführt habe, von ihr gar nicht als „Arbeit“ oder „Therapie“ empfunden wurde. Für sie war es einfach nur Spaß.*

Das war im Jahre 2002. Nach diesem zündenden Erlebnis mit Nike habe ich den bis dahin eher zweitrangigen „Vor-Übungen“ eine deutlich größere Bedeutung eingeräumt und ihnen nicht nur als „Vor-“ oder „Basis-“ sondern auch als „Begleit-“ Übungen einen Platz

- bei fast jedem Störungsbild und auch
- dauerhaft

in meinen Therapiestunden eingeräumt. Das war eine sehr gute und für meine therapeutische Arbeit eine fast revolutionäre Entscheidung!

Die nächste Entdeckung war, dass es für die Kinder (und Erwachsenen) häufig eine Überforderung war, z. B. den Sauger im Mund gleich **richtig** zu verwenden.

Personen, die nicht saugen können, können nicht saugen.

Ein unsinniger Satz? Nein! Manche Patienten haben oft eine so gestörte oder schlechte Wahrnehmung, dass sie keine Idee von möglichen Bewegungsabläufen haben, die für das Saugen notwendig sind: sie fühlen nicht, wie der Sauger auf der Lippe und der Zunge liegt.

Ein Beispiel: Wenn ein Kind nicht (richtig) saugen kann, ist es vermutlich auch nicht sehr effektiv, wenn ich ihm einen Sauger in den Mund stecke und *sage*, es soll jetzt saugen. Der Sauger könnte theoretisch auch absolut passiv im Mundraum verbleiben. Die therapeutische Kunst ist es nun, die Bewegungsneugierde des Kindes (bzw. genauer: des Mundes) so anzuregen, dass es aus eigenem Antrieb anfängt, Saugbewegungen zu machen, die dann beliebig oft reproduzierbar sind.

Fallbeispiel: *Marvin*

So stagnierte bei Marvin (über den in diesem Buch auch an anderer Stelle erzählt wird) die Therapie, da ich mit dem Sauger im Mund nicht weiterkam. Woher sollte Marvin auch wissen, wie man einen Sauger benutzt, wo er doch noch nie in seinem Leben gesaugt hatte, nicht an der Brust und auch nicht an einer Flasche oder am Schnuller. (PEG fast von Geburt an, bis zu der aktuellen Zeit!) Aus diesem Grund hätte ich anfangs auch nicht den Reiz mit einer über das Saugen verbundenen Flüssigkeitsaufnahme (Milchflasche, Strohhalm o. ä.) kombinieren dürfen, denn wenn Marvin *zufällig* eine Ansaugbewegung gemacht hätte, hätte er Flüssigkeit im Mund gehabt, die er nicht regelrecht hätte schlucken können. Die Gefahr einer Aspiration wäre einfach zu groß gewesen. Insofern bin ich der Meinung, dass eine zu frühe Arbeit mit einzusaugenden Flüssigkeiten (über Saughalme, Schläuche o. a.) sehr gefährlich sein kann.

Der Sauger lag passiv bei Marvin im weit geöffneten Mund und es gab keine Annäherungsversuche seitens der Lippen. Also habe ich mir gedacht, wenn der

Prophet nicht zum Berg kommt, kommt der Berg zum Propheten = wenn sich nicht die Lippen dem Sauger nähern, kommt der Sauger zu den Lippen. So kam ich z. B. zur „Lippenschleuder innen" (= Übung Nr. 5.6.5), die Marvin damals, wie auch allen weiteren Kindern heute immer noch, sehr viel Spaß machte.

So könnte ich zu jeder Bahnungsübung eine Geschichte erzählen, wie sie entstanden ist. Es geschieht immer nach dem gleichen Procedere: Der Patient kommt mit einem Problem und ich schaue, wie ich ggf. schon bestehende Übungen modifizieren, differenzieren oder neue Übungen kreieren kann, um an das zu bearbeitende therapeutische Problem heranzukommen. So entsteht immer wieder etwas Neues. Manchmal fragen mich schon die Patienten: „Na, mal sehen, welche neue Übung Sie heute in ihrem Repertoire haben!"

Die Therapiestunde mit Nike war, wie bereits erwähnt, auch die Geburtsstunde dessen, was ich seit geraumer Zeit den „Rogge-Spatel®" nenne und der inzwischen eine zentrale Rolle in der NF!T® einnimmt.

Reihenfolge und Auswahl der im Anschluss beschriebenen NF!T®-Übungen sollten immer auf die Notwendigkeiten und die Bedürfnisse des Patienten abgestimmt werden.

Die Auswahl ist dann richtig,

- *wenn auf die Individualität der Problematik des Patienten eingegangen wird und*
- *wenn die Übung auf die Reaktion des Patienten abgestimmt wird.*

Einige Beispiele, wie Sie mit den Übungen individuell auf die Bedürfnisse des Patienten eingehen können und sollten, finden Sie am Ende dieses Kapitels der Bahnungsübungen (S. 163 ff.).

Bahnungsübungen (BÜ)

5.2 Bahnungsübungen mit der Außenbürste und Rogge-Spatel® – extraoral

5.2.1 Wangen klopfen mit der Außenbürste

(Glattseite – für sanfte Stimulation) **oder/und** *(s. Abb. 15, S. 127)*

5.2.2 Wangen klopfen mit der Außenbürste

(Borstenseite – für intensive Stimulation) **oder/und**

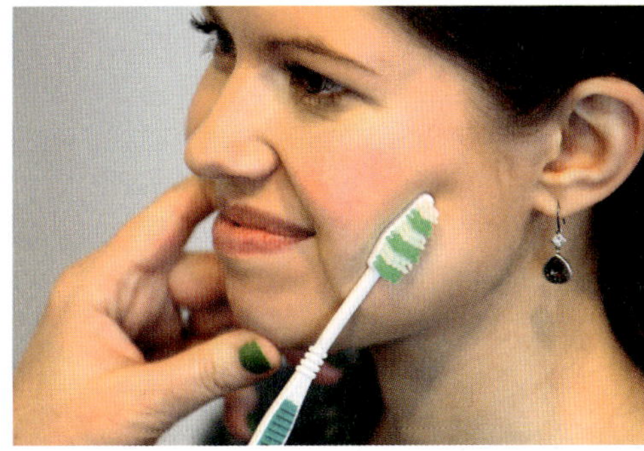

Abb. 15

5.2.3 Wangen klopfen mit der Borstenseite oder dem Rogge-Spatel® (kann sanft oder fest sein)

Durchführung: Die Außenbürste bzw. der Rogge-Spatel® wird locker zwischen Daumen und Zeigefinger genommen, so wird an die verschiedenen zu stimulierenden Bereiche geklopft. Das Klopfen bzw. Tappen mit dem Gerät ist die „Begleitmusik" zum Lied (bei Kindern) des Therapeuten.

Variationsmöglichkeiten

a) Die verschiedenen Materialien bewirken eine unterschiedliche Intensität beim Klopfen. Ausprobieren!
b) Unterschiedliches Tempo oder
c) unterschiedliche Stärke des Tappens. Es besteht auch die Möglichkeit, die verschiedenen Variationen zu kombinieren und/oder auch
d) mit Impulsen zu arbeiten.
Die Festigkeit und Stärke des Tappens hängt ganz von der Empfindlichkeit des Patienten ab. Sehr genau die Mimik beobachten, dass nicht zu fest geklopft wird.
c) Das Klopfen kann innerhalb eines Durchgangs variiert werden:
   - Immer gleichmäßig, von sehr locker und leicht, bis zu eher fest und kräftig.
   - Unterschiedlich, nach einigen leichten Schlägen kommt unverhofft ab und zu ein eher kräftiger Schlag.

Therapeutische Effekte

- (De-)sensibilisierung für die oberen Haut- und Muskelbereiche
- Stoffwechselanregung
- Durchblutungsförderung
- Tonisierung
- Stimulierung
- Wachmachend
- Auditive Stimulierung

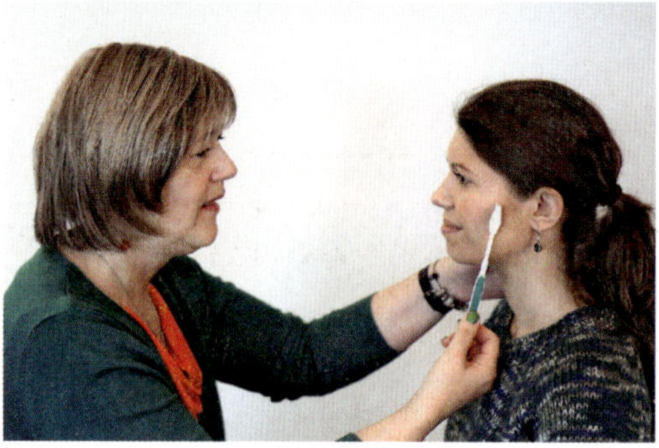

Abb. 16

Mögliche Fehlerquellen

- zu geringe Klopfstärke: kann irritierend wirken
- zu feste Klopfstärke: kann weh tun
- Stärke und Dauer des Tappens kann schnell zu intensiv sein! Deshalb immer gut auf die Reaktion des Patienten achten!
- Zu dicht an empfindlichen Bereichen (Nase und Augen)
- Rhythmus des Liedes und Tapp-Rhythmus bilden keine Harmonie

5.2.4 Wangentiefdruck mit der Außenbürste

Durchführung: Die Außenbürste wird fest in die Hand genommen, wobei der Daumen etwas hinter dem Borstenbesatz (normalerweise auf der Glattseite, bei hypersensiblen Patienten kann auch mit der Glattseite gedrückt werden!) auf dem Zahnbürstengriff zu liegen kommt. Die aufrechten Borsten werden auf die Haut mit eher kräftigem Daumendruck aufgesetzt. Jetzt wird nacheinander die gesamte Wange mit kleinen, aber intensiven kreisenden Bewegungen behandelt. Über den Druck des Daumens wird die Haut auf dem darunterliegenden Knochen gerieben. Dauer der Stimulierung auf der gehaltenen Position für einige Sekunden.

Variationsmöglichkeiten

a. kleine kreisrunde Bewegungen, rechts herum und links herum
b. horizontale (Säge-)Bewegungen
c. vertikale (Säge-)Bewegungen
d. nur eine der o. g. Bewegungsformen
e. alle nacheinander: Jede Stimulation durch das gesamte zu behandelnde Gebiet, dann die nächste Variationsmöglichkeit komplett usw.

Therapeutische Effekte

- (De-)sensibilisierung für die tieferen Haut- und Muskelbereiche, bis in die tiefen Knochenstrukturen
- Propriozeptive Stimulierung

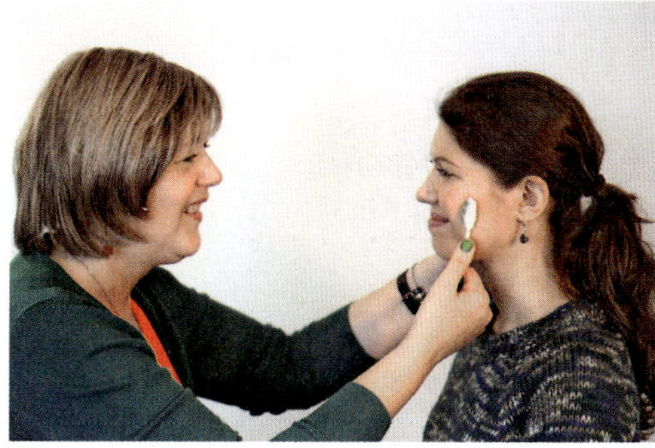

Abb. 17

- Stoffwechselanregung
- Durchblutungsförderung
- Anregend für die Nasenatmung
- Tonisierung
- Stimulierung
- Wachmachend

Mögliche Fehlerquellen
- Zu weiches Aufsetzen, die Haut wird nur oberflächlich gekratzt
- Zu große Kreisbewegungen auf der jeweiligen Position, Haut wird dadurch eventuell gezerrt

5.2.5 Stempeldruck mit der Außenbürste

Durchführung: Die Außenbürste wird fest in die Hand genommen, wobei der Daumen auf der Glattseite des Zahnbürstengriffs zu liegen kommt. Die Borsten werden mit eher kräftigem Daumendruck kurz auf die Wange und auf die Lippen gedrückt (ähnlich dem Druck mit einem Stempel). Jetzt werden die gesamten Wangenbereiche und die Lippen nacheinander mit dieser kleinen, aber intensiven Druckstimulation behandelt. Dauer der Stimulierung auf der jeweiligen Position: 1 – 2 Sekunden.

Variationsmöglichkeiten

a. Über die gesamte Gesichtshaut, inklusiv Stirnbereich und Halsansatz
b. Schwerpunktarbeit auf den individuellen Problembereichen

Therapeutische Effekte

c. (De-)sensibilisierung für die tieferen Haut- und Muskelbereiche, bis in die Knochenstrukturen

- Propriozeptive Stimulierung
- Stoffwechselanregung
- Durchblutungsförderung

- Tonisierung
- Stimulierung
- Wachmachend

Mögliche Fehlerquellen
- Zu weiches Aufsetzen, der Druck wird nicht intensiv genug ausgeführt
- Zu wenig Druck, dadurch gibt es keine tiefgehenden Reize

5.2.6 Bürstenregen = Wangen streichen mit der Außenbürste

Durchführung: Die Außenbürste wird locker in die Hand genommen. Die Borsten werden nun sehr oberflächlich über die Haut gezogen (immer ziehen, **nicht** schieben!), ähnlich wie sich fließendes Wasser (Regen) an der Wange anfühlen würde.

Variationsmöglichkeiten:
a. gerade, horizontale Striche von links nach rechts und zurück
b. gerade, horizontale Striche von rechts nach links und zurück
c. gerade, vertikale Striche von oben nach unten und zurück
d. gerade, vertikale Striche von unten und oben und zurück
e. von allen 4 gedachten „Ecken“ der Wange, fächerförmig im Viertelkreis ausstreichen = „Tortenstücke schneiden“
f. nur eine der o. g. Bewegungsformen
g. alle nacheinander
h. Tempoänderungen: Frequenz des Streichens ändern, schnell und zügig bis langsam und bedächtig.

Therapeutische Effekte:
- (De-)Sensibilisierung für die oberen Haut- und Muskelbereiche
- Stoffwechselanregung
- Durchblutungsförderung

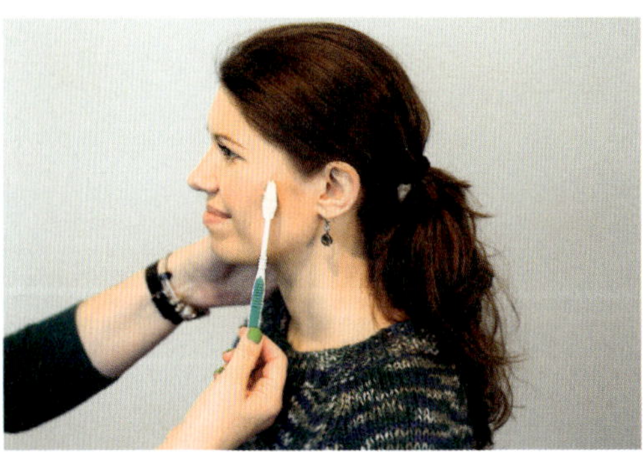

Abb. 18

- Tonisierung
- Stimulierung
- Wachmachend

Mögliche Fehlerquellen:
- Zu festes Aufsetzen, die Haut wird oberflächlich gekratzt
- Tempo des Streichens ist nicht angenehm für den Patienten
- Die Außenbürste wird geschoben, und nicht gezogen!

5.2.7 Lippen klopfen mit der Außenbürste (Borstenseite und Glattseite) oder / und *(s. Abb. 19)*

5.2.8 Lippen klopfen mit dem Rogge-Spatel® *(s. Abb. 20)*

Durchführung: Die Außenbürste bzw. der Rogge-Spatel® wird locker zwischen Daumen und Zeigefinger genommen und auf die verschiedenen zu stimulierenden Bereiche geklopft.

Variationsmöglichkeiten:
a. Die Festigkeit und Intensität des Klopfens hängt ganz vom Patienten ab. Sehr genau die Mimik beobachten, dass nicht zu fest (oder zu locker) geklopft wird.
b. Es kann in verschiedener Art und Weise geklopft werden:
   - Immer gleichmäßig, von sehr locker und leicht, bis eher fest und kräftig.
   - Nach einigen leichten Schlägen kommt unverhofft und in unregelmäßigen Abständen ein eher kräftiger Schlag.

Therapeutische Effekte:
- (De-)sensibilisierung für die Lippen mit angrenzender Muskulatur
- Fördert den Lippenschluss

Abb. 19

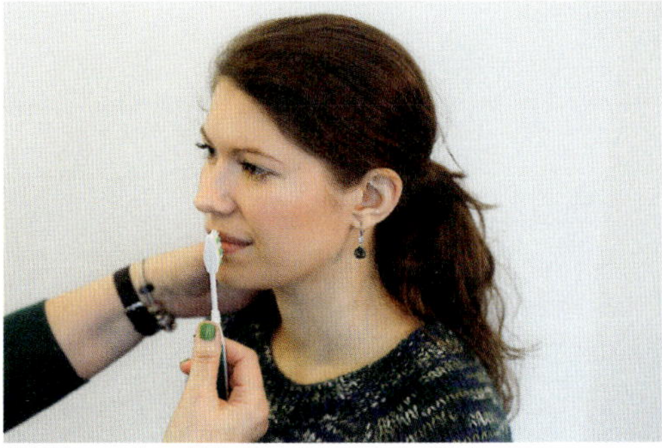

Abb. 20

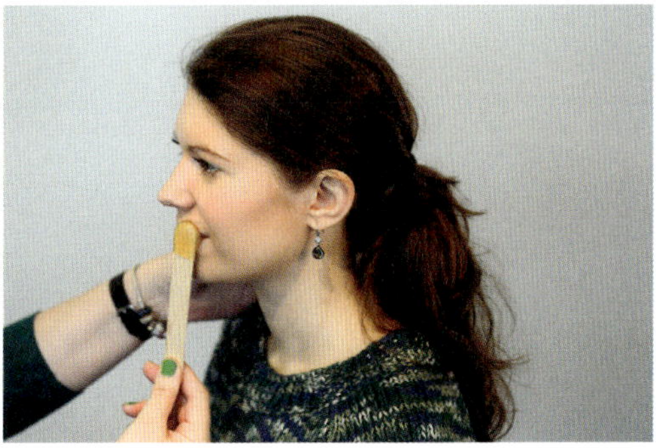

- Erzielt durch den Lippenschluss die Nasenatmung
- Strukturgebend für die Lippen
- Stoffwechselanregung
- Durchblutungsförderung
- Tonisierung
- Stimulierung
- Wachmachend
- Auditive Stimulierung

Mögliche Fehlerquellen:
- Stärke des Klopfens nicht patientenangepasst: schneller und fester ist meist angenehmer und wirkungsvoller, als vorsichtig, langsam und zart
- Es wird eher nur in der Mitte der Lippen geklopft, die seitlichen Lippenbereiche werden weitgehend ausgelassen
- Klopfstärke und Klopffrequenz zu diffus, kann wahrnehmungsgestörte Patienten irritieren!
- Lied und Klopfrhythmus bilden keine Harmonie

5.2.9 Zugdruck mit der Außenbürste

Durchführung: Bei dieser Übung werden die Borsten der Außenbürste sehr fest und seitlich abgebogen parallel der Nase (am Nasenflügel) auf die Haut aufgesetzt (s. u.). Mit gleichbleibendem Druck wird nun extrem langsam (!) in Richtung Jochbein gezogen. Das gleiche geschieht auf der anderen Seite. *(s. Abb. 21)*

Variationsmöglichkeit:

a. Am Ende des jeweiligen Zuges mit einer sehr schnellen Bewegung die Bürste wegdrehen.

b. Zum Längen der Oberlippe kann auch mit seitlich fest aufgesetzten Borsten die Oberlippe nach unten gezogen werden. *(s. Abb. 22)*

Abb. 21

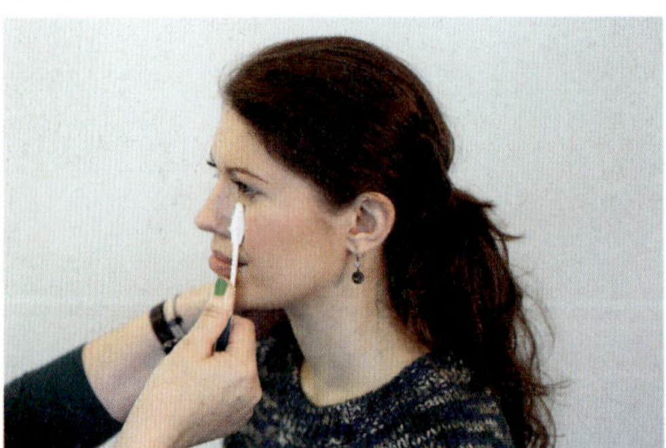

Abb. 22

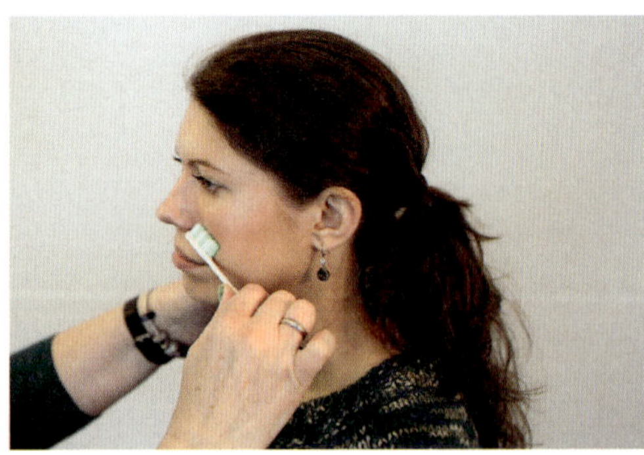

Therapeutischer Effekt:

- ‚Öffnung' der Nasengänge
- Verbessert sofort die Atemkapazität des bearbeiten Nasengangs
- Stimulierung der Nebenhöhlen der jeweiligen Seite
- Stoffwechselanregung
- Durchblutungsförderung
- Tonisierung
- Stimulierung
- Wachmachend
- Auch für Allergiker geeignet! (Die Nase wird sofort als besser belüftet wahrgenommen!)

Mögliche Fehlerquellen:

- Druck schon auf Nasenflügel beginnend
- Druck wird nicht ausreichend fest ausgeübt
- Zu schnelles Ziehen
- Zug zu wenig weit Richtung Jochbein

5.3 Bahnungsübungen mit dem Rogge-Spatel® intraoral

5.3.1 Alveolarkamm stimulieren unten und oben

oder/und

5.3.2 Wangeninnenseiten stimulieren rechts und links

(s. Abb. 23)

oder/und

5.3.3 „Eischnee schlagen"

(s. Abb. 24)

oder/und

Abb. 23

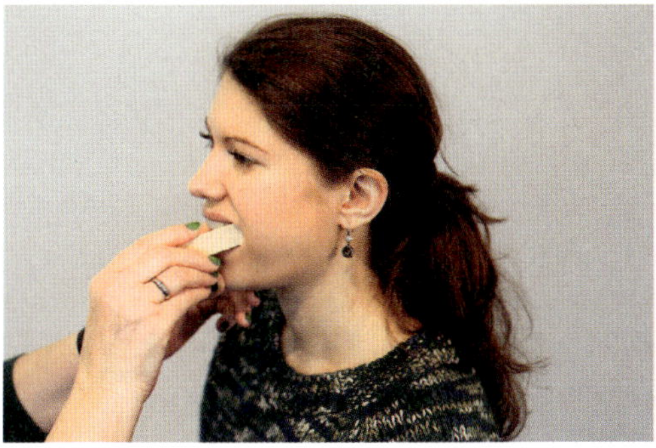

Abb. 24

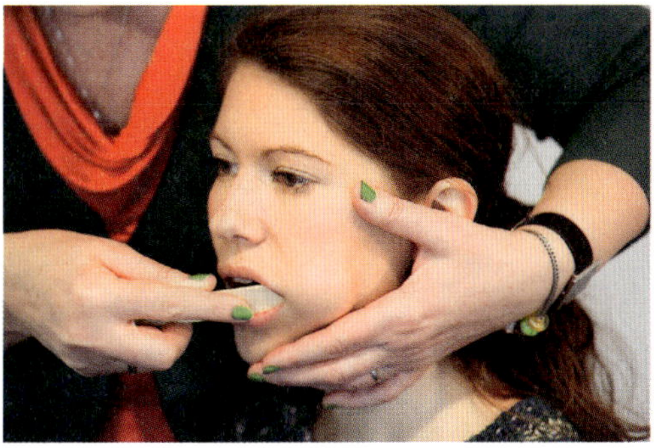

5.3.4 „Eischnee schlagen" mit gleichzeitigem Gegendruck der Handfläche oder Außenbürste (s. Abb. 25)

Durchführung: Diese Übungen werden alle mit dem Rogge-Spatel® durchgeführt.

zu 5.3.1 Hierbei werden die Alveolarkämme mit verschiedenen Bewegungen (siehe Variationsmöglichkeiten unter 5.3.2) mit dem Rogge-Spatel® stimuliert. Die Festigkeit und Stärke der Berührungen hängen ganz vom Patienten ab. Sehr genau die Mimik beobachten!

zu 5.3.2 Jetzt wird mit dem Rogge-Spatel® gegen die Wangeninnenseiten gedrückt, so dass die Wangen kräftig nach außen gedrückt werden. Um den Druck gegen die Wangen zu intensivieren, kann mit den Fingern der freien Hand von außen gegen den sich innen bewegenden Rogge-Spatel® gedrückt werden.

Variationsmöglichkeiten:

a. Es kann in verschiedener Art und Weise stimuliert werden:
   - Immer gleichmäßig, von sehr locker und leicht, bis zu eher fest und kräftig
   - Nur unten oder nur oben, oder beide Bereiche
   - Kreisvariationen: Uhrzeigersinn und gegen Uhrzeigersinn
   - „Sägebewegungen" (= horizontal) vor und zurück
   - Aufwärts- und Abwärtsbewegungen (= vertikal)
   - Kräftigen Druck an einer Position für 2–3 Sekunden halten, danach an neuer Position

Zu 5.3.3 Das „Eischnee schlagen" geschieht so, dass der Rogge-Spatel® gegen die Innenseite einer Wange gedrückt wird. Jetzt wird der Spatelkopf auf der Wangeninnenseite genau so bewegt, als ob man mit einer Gabel Eiweiß zu Eischnee schlagen möchte. Diese oval oder kreisend rührenden Bewegungen führt man sehr schnell und fest an die Wangeninnenseiten angedrückt und trotzdem immer sorgsam aus.

Zu 5.3.4 Die vorangegangene Übung kann durch einen Gegendruck von außen deutlich intensiviert werden. Dieser Gegendruck kann mit der flach aufgelegten Handfläche ausgeübt werden oder durch den Einsatz der Außenbürste. Durch den zeitgleichen Gegendruck von Handfläche oder Außenbürste gegen den innen rotierenden Spatelkopf wird die Intensität der Stimulation deutlich erhöht.

Therapeutische Effekte (je nach Arbeitsfeld !):
- (De-)Sensibilisierung für die Alveolarkämme
- (De-)Sensibilisierung für die Wangeninnenseiten
- Tonisierung für die gesamte orofaziale Muskulatur

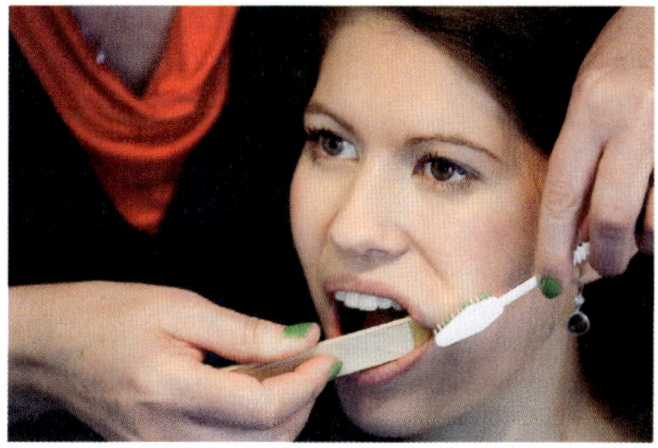

Abb. 25

- Stimulierung für die Mundwinkel
- Stimulierung für die Zahnwurzeln
- Verbesserung des Stoffwechsels der Alveolarkämme
- Verbesserung des Zahnwachstums
- Anregung der Speichelproduktion
- Verminderung der Hypersalivation
- Stimulierung für den Speichel-„Füllstandanzeiger“
- Verbesserung der Mundraumwahrnehmung
- Auditive Stimulierung (für 5.3.1 siehe: Zahnputzlied im Anhang)
- Spaß!

Mögliche Fehlerquellen

- Zu vorsichtiges Arbeiten, wodurch es zu keinen eindeutigen Informationen für die knöchernen (Alveolarkamm) und muskulären Strukturen (Wangen) kommt

5.3.5 Zähne quietschen

Durchführung: Mit dem Rogge-Spatel® wird fest an allen sichtbaren Bereichen der Zähne schnell und heftig gerieben (auf und ab, hin und her, ähnlich wie beim normalen Zähneputzen). Dieses Reiben wird an den seitlichen Flächen und auf den Kauflächen durchgeführt. Durch die Reibung entsteht ein mehr oder weniger lautes Quietschen (kann unterschiedlich laut sein, ist individuell sehr verschieden produzierbar bei den Patienten).
Passend zum Reiben bzw. zum Quietschen wird (in der Therapie bei Kindern) vom Therapeuten ein Lied gesungen. Sie haben die Möglichkeit das im Anhang gedruckte Zahnputzlied abzuändern in: „Zähne *quietschen* rundherum, das findet xxx gar nicht dumm!“ oder ein anderes beliebiges Lied.

Variationsmöglichkeiten:

a. über Tempoveränderungen
b. über Druckveränderungen

Therapeutische Effekte

- Bewusstmachung der Zähne
- (De-)Sensibilisierung der Alveolarkämme
- Stimulierung der Zahnwurzeln
- Verbesserung des Stoffwechsels der Alveolarkämme
- Verbesserung des Zahnwachstums
- Verbesserung der Kinästhetik
- Verbesserung der Propriozeption
- Anregung oder Normalisierung der Speichelproduktion
- Verbesserung der Mundraumwahrnehmung
- Intensive auditive Stimulierung durch das für den Patienten über Körperschall übertragene sehr laute Quietschen, deshalb auch sehr gut geeignet für Patienten mit einer Hörbeeinträchtigung bis hin zur Gehörlosigkeit.

- Diese Übung ist ebenfalls sehr gut geeignet für Patienten, für die eine aktive Stimmproduktion nicht möglich ist, z. B. bei Locked-In oder im Wachkoma.
- Zusätzlich wirkt die allgemeine auditive Stimulierung über das begleitende Singen (siehe: Zahnputzlied im Anhang).
- Die Eigenwahrnehmung der Intensität des Quietschens kann sehr verstärkt werden, wenn die Ohren des Patienten verschlossen werden.

Mögliche Fehlerquellen

- Es wird zu wenig Druck an und auf die Zähne weitergegeben
- Rhythmus des Liedes und Rhythmus der Stimulation passen nicht zusammen

5.3.6 Zähne drücken im Frontzahnbereich bis zu den Eckzähnen

oder/und

5.3.7 Zähne drücken / Zähne hämmern im Eckzahn/Molarbereich

Durchführung: Mit dem Rogge-Spatel® wird auf die Schneideflächen im Frontzahnbereich, der Eckzähne bzw. auf die Kauflächen im Molarbereich fest in Richtung Zahnwurzel gedrückt. Jede Stelle für einige Sekunden senkrecht in Richtung Alveolarkamm drücken.

Variationsmöglichkeiten

a. Die Intensität des Drückens hängt ganz vom Patienten ab. Sehr genau die Mimik beobachten, die Auskunft über die Befindlichkeit des Patienten gibt: der Druck soll fest, aber nicht schmerzhaft sein.

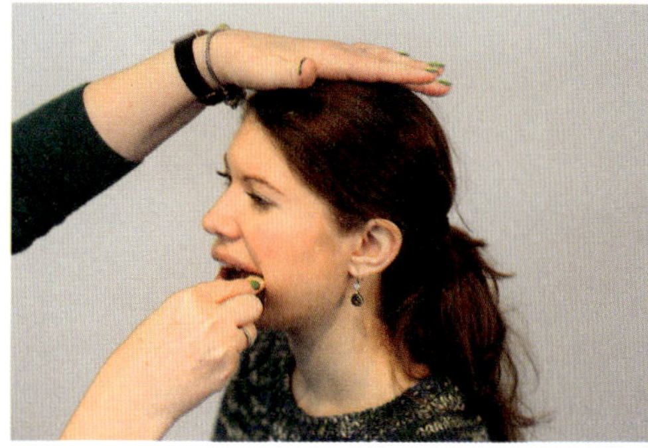

Abb. 26

b. Zähne hämmern: Statt langsam Zahn für Zahn zu drücken kann auch schnell zwischen den Zahnreihen gehämmert werden. Dafür muss der Kopf des Patienten besonders gut gehalten werden und der Rogge-Spatel® wechselt sehr schnell – wie ein doppelseitiger Hammer – von oben nach unten.

Therapeutische Effekte

- Bewusstmachung der Zähne
- (De-)Sensibilisierung der Alveolarkämme
- Beißanregung, wenn im Frontzahnbereich gearbeitet wird
- Kauanregung, wenn im Molarbereich gearbeitet wird
- Stimulierung der Zahnwurzeln
- Verbesserung des Stoffwechsels der Alveolarkämme
- Verbesserung des Zahnwachstums
- Abbau eines vorverlagerten Würgreflexes (bei Übung 5.3.7)
- Verbesserung der Kinästhetik
- Verbesserung der Propriozeption
- Verbesserung der Mundraumwahrnehmung
- Auditive Stimulierung durch handlungsbegleitendes Sprechen oder Singen
- Zufriedenheit und inneres Gleichgewicht der Patienten nimmt zu

Mögliche Fehlerquellen:

- Schiefstellung der Zähne kann durch Druck in die falsche Richtung begünstigt werden
- Verstärkung einer bestehenden Schiefstellung der Zähne durch Druck in die falsche Richtung

Ein geäußerter Schmerz kann auf einen (ggf. noch nicht bekannten) kariösen Zahn hinweisen!

5.3.8 Zähne sprengen

Durchführung: Der Rogge-Spatel® wird an einer beliebigen Stelle zwischen die Zahnreihen gelegt, und der Patient wird mimisch aufgefordert, seinen Kiefer zu schließen. Der Therapeut schließt dafür ebenfalls seine Zahnreihen und lässt dabei seine Zähne sichtbar, indem er seine Lippen zurückzieht. Während der Patient diese Stellung spiegelt, kippt der Therapeut den Rogge-Spatel® über die Längsachse einige Male hin und her. So bewirkt er einen horizontal ausgerichteten Druck auf die Zähne. Für die Therapeutenhand fühlt es sich an wie das Auf- und Zudrehen eines Wasserhahnes.

Variationsmöglichkeiten

a. Die Festigkeit und Stärke, mit der der Seitwärtsdruck ausgeübt wird, hängt ganz vom Patienten ab. Sehr genau die Mimik des Patienten beobachten, damit nicht zu fest gedrückt wird.
b. Die Dauer des jeweiligen Drucks kann ebenfalls variiert werden, entweder recht schnell hin und her, oder das Verharren für einige Sekunden auf einer Position.
c. Das „Zähne sprengen“ ist die ideale Übung nach dem „Zähne drücken“, und auch in Kombination damit.

Therapeutische Effekte

- Bewusstmachung der Zähne
- (De-)Sensibilisierung der Alveolarkämme
- Beißanregung, wenn im Frontzahnbereich gearbeitet wird
- Kauanregung, wenn im Molarbereich gearbeitet wird
- Stimulierung der Zahnwurzeln
- Verbesserung des Stoffwechsels der Alveolarkämme
- Verbesserung des Zahnwachstums
- Abbau eines vorverlagerten Würgreflexes (beim „Sprengen“ im Molarbereich)
- Tonisierung der Wangen
- Verbesserung der Kinästhetik
- Verbesserung der Propriozeption
- Verbesserung der Mundraumwahrnehmung
- Auditive Stimulierung durch handlungsbegleitendes Sprechen oder Singen

Mögliche Fehlerquellen:

- Schiefstand von Zähnen kann verstärkt werden

> Ein geäußerter Schmerz kann auf einen (ggf. noch nicht bekannten) kariösen Zahn hinweisen!

5.3.9 Zähne reißen nach buccinal

Durchführung: Beginn wie bei Übung 5.3.8. Nach dem Zusammenbeißen der Zähne wird für einige Sekunden an dem Rogge-Spatel® gezogen, allerdings ausschließlich mit leichtem Zug nach außen.

Therapeutische Effekte:
- Aufrichtung von Zähnen, deren Kauflächen nach lingual gekippt sind
- Bewusstmachung der Zähne
- (De-)Sensibilisierung der Alveolarkämme
- Beißanregung für den Frontzahnbereich
- Kauanregung für den Molarbereich
- Stimulierung der Zahnwurzeln
- Verbesserung des Stoffwechsels der Alveolarkämme
- Verbesserung des Zahnwachstums
- Abbau eines vorverlagerten Würgreflexes
- Tonisierung für die Wangen
- Verbesserung der Kinästhetik
- Verbesserung der Propriozeption
- Verbesserung der Mundraumwahrnehmung
- (De-)Sensibilisierung der oberen Haut- und Muskelbereiche

Mögliche Fehlerquellen:
- Falsche Ausrichtung von korrekt (=gerade) stehenden Zähnen!

5.3.10 Zähne schieben nach lingual

Durchführung: Beginn wie bei Übung 5.3.8 Nach dem Zusammenbeißen der Zähne wird für einige Sekunden der Rogge-Spatel® mit leichtem Druck nach lingual geschoben.

Therapeutische Effekte:
- Aufrichtung von Zähnen, deren Kauflächen nach buccinal gekippt sind
- Bewusstmachung der Zähne
- (De-)Sensibilisierung der Alveolarkämme
- Beißanregung für den Frontzahnbereich
- Kauanregung für den Molarbereich
- Stimulierung der Zahnwurzeln
- Verbesserung des Stoffwechsels der Alveolarkämme
- Verbesserung des Zahnwachstums
- Abbau eines vorverlagerten Würgreflexes
- Tonisierung für die Wangen

- Verbesserung der Kinästhetik
- Verbesserung der Propriozeption
- Verbesserung der Mundraumwahrnehmung

Mögliche Fehlerquellen:

- Falsche Ausrichtung von korrekt (=gerade) stehenden Zähnen!

5.3.11 Zähne sägen

Durchführung: Beginn wie bei Übung 5.3.8. Nach dem Zusammenbeißen der Zähne werden am Rogge-Spatel® bei dieser Übung beide Bewegungen von Übung 5.3.9 und 5.3.10 kombiniert. Es wird also nacheinander leicht gezogen (Richtung buccinal) und danach leicht (Richtung lingual) gedrückt. Diese Bewegungen in der Kombination ähneln einer Sägebewegung in horizontaler Richtung.

Therapeutische Effekte:

- Bewusstmachung der Zähne
- Stimulierung der Zahnwurzeln
- (De-)Sensibilisierung der Alveolarkämme
- Beißanregung für den Frontzahnbereich
- Kauanregung für den Molarbereich
- Verbesserung des Stoffwechsels der Alveolarkämme
- Verbesserung des Zahnwachstums
- Abbau eines vorverlagerten Würgreflexes
- Tonisierung für die Wangen
- Verbesserung der Kinästhetik
- Verbesserung der Propriozeption
- Verbesserung der Mundraumwahrnehmung

Mögliche Fehlerquellen:

- Die Sägebewegungen sind zu heftig, zu stark und zu schnell
- Die Sägebewegungen sind zu sanft und ohne Druck und somit wirkungslos

Diese Übung darf **nicht** durchgeführt werden, wenn die Zähne in der Ausgangssituation der Therapie sichtbar nach lingual oder buccinal ausgerichtet sind, d. h. nur bei wirklich korrekt und gerade stehenden Zähnen ausführen!

5.3.12 Zähne ziehen

(s. Abb. 27)

Durchführung: Klingt gefährlich, ist es aber nicht. Bei dieser Übung wird über den Zug mit dem Rogge-Spatel® oder dem kleinen Spatel ohne Aufsatz versucht, einen nicht korrekt stehenden Zahn in die richtige Position zu ziehen. Voraussetzung für diese Maßnahme ist selbstverständlich, dass in der Zahnreihe Platz für diesen Zahn vorhanden ist, bzw. geschaffen wird.
Dazu wird der Rogge-Spatel® hinter den Zahn positioniert und sanft, aber konstant in Richtung der korrekten Position gezogen. Den Druck, den Sie damit auf den Zahn geben, müssen Sie sehr sorgfältig dosieren, damit der Zahn keinen Schaden nimmt.

Therapeutische Effekte:
- Korrekte Positionierung eines Zahnes

Mögliche Fehlerquellen:
- Der Zug wird in eine falsche Position ausgeführt

Niemals zu fest ziehen bzw. drücken, der Zahn könnte verletzt werden oder abbrechen!!!

5.3.13 Frontbeißen auf Rogge-Spatel® liegend (oder auf dem Kauschlauch)

(s. Abb. 28)

Durchführung: Der Rogge-Spatel® wird in liegender Position (bzw. der Kauschlauch) im Frontzahnbereich bis jeweils zu den Eckzähnen hin und her bewegt. Dabei kommt es nicht darauf an, dass mit jeder neuen Bewegung punkt-

Abb. 27

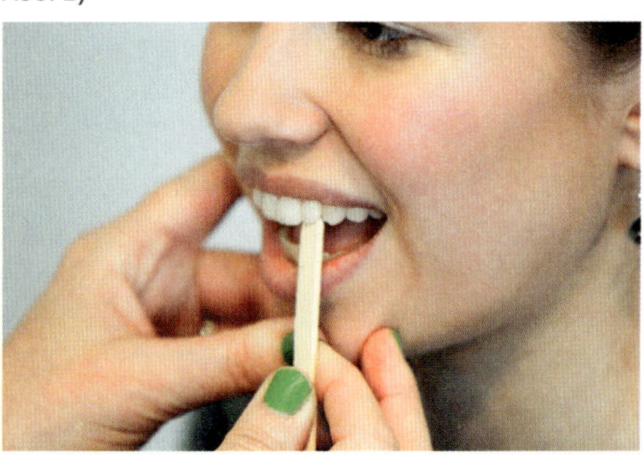

Abb. 28

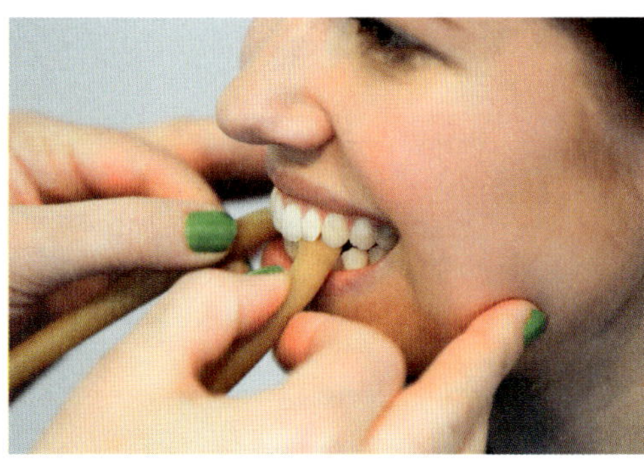

genau der nächste Zahn getroffen wird. Dieser über 6 Zähne (4 × Schneidezahn, 2 × Eckzahn) verlaufende Frontbereich kann genauso gut sowohl mit 6, als auch mit 4 oder 10 (oder einer anderen beliebigen Anzahl) Beißbewegungen pro Richtungsdurchgang bearbeitet werden.

Variationsmöglichkeiten:

a. Die Häufigkeit des Zubeißens kann bei jedem Richtungswechsel variiert werden.
b. Die Menge der jeweiligen Wiederholungen pro Satz sollte langsam, aber zunehmend gesteigert werden, von 10 beginnend, über 15 auf 20 Wiederholungen.
c. Die Intensität und das Tempo des Zubeißens kann über prosodische Elemente gesteuert werden.
    - Es können schnelle, leichte und eher vorsichtige Zubeißbewegungen gemacht werden.
    - Die Zubeißbewegungen können fest und kraftvoll durchgeführt werden.
    - Die verschiedenen Krafteinsätze können zusätzlich noch durch die Veränderung der Dauer des jeweiligen Zubeißens variiert werden. Die Dauer kann von ½ Sekunde bis zu einigen Sekunden variieren.

Therapeutische Effekte:

- Verschluss einer eher **geringen** Frontzahnlücke (lutschoffener Biss)
- Bewusstmachung der Zähne
- Stimulierung der Zahnwurzeln
- (De-)Sensibilisierung der Alveolarkämme
- Beißanregung für den Frontzahnbereich
- Verbesserung des Stoffwechsels der Alveolarkämme
- Verbesserung des Zahnwachstums
- Tonisierung für die Wangen
- Verbesserung der Kinästhetik
- Verbesserung der Propriozeption
- Abbau eines bestehenden vorverlagerten Würgreflexes

Mögliche Fehlerquellen:

- Durchführung der Übung, obwohl die Frontzähne nach labial gekippt sind

5.3.14 Frontbeißen auf Rogge-Spatel® stehend *(s. Abb. 29)*

Durchführung: Wie Übung 5.3.13, allerdings wird der Rogge-Spatel® auf der Schmalseite zwischen den Zähnen aufgestellt. Das hat den Vorteil, dass eine weitaus größere Frontzahnlücke bearbeitet werden kann, z. B. wenn die Zähne wg. eines lutschoffenen Bisses den *liegenden* Rogge-Spatel® nicht mehr kon-

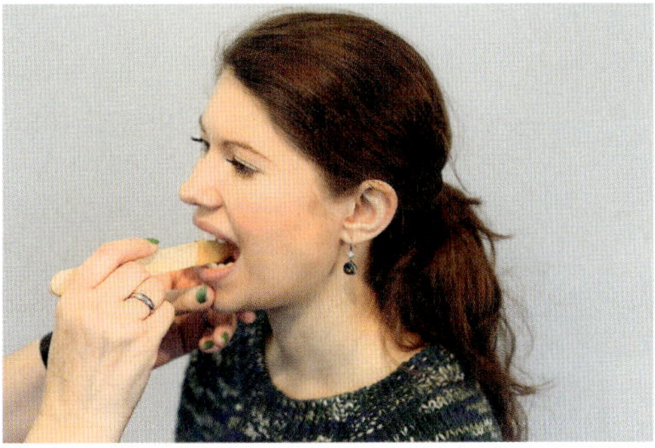

Abb. 29

taktieren können. Mit dem stehenden Rogge-Spatel® können auch größere, deutlich ausgeprägte Zahnreihenabstände im Frontzahnbereich eines Patienten erreicht werden. (Wichtig ist bei dieser Übung, dass für eine breitere Aufbissfläche mindestens 2, besser noch 3 übereinanderliegende Spatel in den abgeschnittenen Saugerkopf eingeführt wurden.)

Variationsmöglichkeiten:

a. entsprechend wie in Übung 5.3.13

Therapeutischer Effekt:

- Verschluss einer größeren Frontzahnlücke (lutschoffener Biss)
- Bewusstmachung der Zähne
- Stimulierung der Zahnwurzeln
- (De-)Sensibilisierung der Alveolarkämme
- Beißanregung für den Frontzahnbereich
- Verbesserung des Stoffwechsels der Alveolarkämme
- Verbesserung des Zahnwachstums
- Tonisierung für die Wangen
- Verbesserung der Kinästhetik
- Verbesserung der Propriozeption

Mögliche Fehlerquellen:

- Aufsetzen des Rogge-Spatels® nicht im 90° Winkel zu den Zähnen, sondern in schräger Position (= spitzer bzw. stumpfer Winkel)

- Diese Übung sollte **nicht** durchgeführt werden, wenn die Zähne schon eine Schrägstellung aufweisen!
- Die Übung sollte **nicht** durchgeführt werden, wenn Probleme mit dem Kiefergelenk bestehen!

5.3.15 Kauen auf liegendem Rogge-Spatel® im Molarbereich

Durchführung: Der Rogge-Spatel® wird in liegender Position im Molarbereich hin und her bewegt. Dabei sollten rhythmische Kaubewegungen vom Patienten gemacht werden. Der Arbeitsbereich beginnt am Eckzahn und geht bis zum letzten Backenzahn. Immer wieder vor und zurück arbeiten. Es sollte stets darauf geachtet werden, dass der Rogge-Spatel® im rechten Winkel auf die Zahnreihe gelegt wird, da ansonsten Gefahr besteht, dass der Daumen der Arbeitshand zwischen die Zahnreihen kommt.

Variationsmöglichkeiten:

a. Die Festigkeit bzw. Stärke des Aufbeißens variieren
b. Die Dauer des Aufbeißens variieren
c. Die Häufigkeit der Wiederholungen variieren

Therapeutische Effekte:

- Verschluss einer eher kleinen Lücke im Molarbereich
- Bewusstmachung der Zähne
- Stimulierung der Zahnwurzeln
- Kauanregung für den Molarbereich
- Abbau eines vorverlagerten Würgreflexes
- Lateralbewegungen des Unterkiefers werden stimuliert
- (De-)Sensibilisierung der Alveolarkämme
- Verbesserung des Stoffwechsels der Alveolarkämme
- Verbesserung des Zahnwachstums
- Stimulierung des Speichelproduktion
- Schluckimpulse werden initiiert
- Training für das Kiefergelenk
- Tonisierung für die Wangen
- Verbesserung der Kinästhetik
- Verbesserung der Propriozeption
- (De-)Sensibilisierung der oberen Haut- und Muskelbereiche

Mögliche Fehlerquellen:

- Ein falscher Auflagewinkel des Rogge-Spatels® auf den Zähnen kann Gefahr für den Daumen der Therapeutenhand bedeuten. Zusätzlich besteht auch die Problematik, dass der Patient evtl. auf den Holzkern des Rogge-Spatels® beißt
- Nichtbeachtung eines evtl. bestehenden vorverlagerten Würgreflexes, wenn zu weit im hinteren Molarbereich gearbeitet wird, in dem der Würgreflex ausgelöst wird

5.4 Bahnungsübungen mit der großen Kaunudel

5.4.1 Kauen auf Nudel „Liegende Acht“

Durchführung: siehe auch unter Funktionsübungen im Kapitel 6.4 ff.

Diese Übung gehört *nicht* zum Standardprogramm der Bahnungsübungen und kann nur durchgeführt werden, wenn der Unterkiefer selbständig vom Patienten oder kontrolliert von Seiten des Therapeuten mit Mundschlussbewegungen auf und ab bewegt werden kann.

Die Kaunudel wird wie im Kapitel 6.4 beschrieben in den Zahnzwischenraum eingeführt. Jetzt fasst der Therapeut im 3-Finger-Griff an den Unterkiefer des Patienten und bewegt den Unterkiefer so auf und ab, dass es zu einer Beißbewegung (Frontzahnbereich) oder Kaubewegung (Molarbereich) kommt. Im Idealfall kommt es zu gleichzeitigen Nudelküsschen (s. Bahnungsübung 5.4.4).

Variationsmöglichkeiten:
a. Tempo, Dauer und Intensität kann variiert werden

Therapeutische Effekte:
- Bewusstmachung der Zähne
- Stimulierung der Zahnwurzeln
- Verringerung und Abbau eines vorverlagerten Würgreflexes
- (De-)Sensibilisierung der Alveolarkämme
- Verbesserung des Stoffwechsels der Alveolarkämme
- Verbesserung des Zahnwachstums
- Tonisierung für die Wangen
- Verbesserung der Kinästhetik
- Verbesserung der Propriozeption

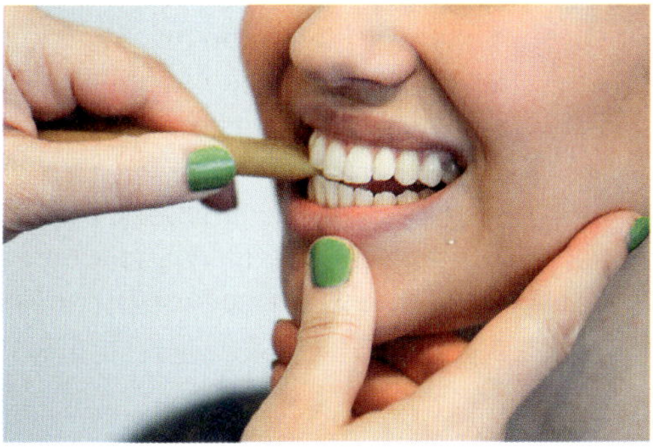

Abb. 30

Mögliche Fehlerquellen:

- Die Kaunudel wird parallel zur Molarreihe eingeführt (Gefahr der Verletzung für den Therapeuten, da der nudelführende Daumen zwischen die Zahnreihen gelangen kann!)
- Ein bestehender vorverlagerter Würgreflex wird nicht angemessen berücksichtigt
- Es besteht ein Beißreflex, der über die Kaunudel nicht zu lösen ist
- Die Kaunudelenden reichen zu weit auf die Zunge
- Die Kaunudelenden kommen in den Bereich des Velums
- Der Unterkiefer und damit auch das Kiefergelenk können nur mit viel Anstrengung bewegt werden

5.4.2 Kauen auf Nudel „Stehende Acht“

Durchführung: wie Übung 5.4.1 (siehe auch unter Funktionsübungen im Kapitel 6.4 ff.)
Nudelenden werden allerdings jetzt im Gegensatz zu Übung 5.4.1 senkrecht aufeinander gestellt.

Achtung: Handling ist relativ schwierig und erfordert ein hohes Maß an Geschicklichkeit und Sicherheit des Therapeuten bei der Durchführung der Übung. (Die Übung wird hier nur aus Gründen des Aufbaus von Anforderungen erwähnt, sie gehört eher nicht zu den ersten Übungen.)

5.4.3 Passive Nudelküsschen an der Zunge

Durchführung: Die Kaunudel wird mit ihren offenen Enden über die Zahnreihe in Richtung Zunge gehalten. Die Nudelenden werden ca. 2 cm hinter der Öffnung sehr fest zusammengedrückt, wodurch ein Unterdruck in den Enden erzeugt wird. Die offenen Enden werden jetzt an und auf alle erreichbaren Stellen der Zunge gedrückt. Im gleichen Moment werden die Finger von den zusammengedrückten Enden gelöst und die Kaunudel wird von der Zunge entfernt. Im Idealfall entsteht so das erwünschte Plopp-Geräusch, das sog. „Nudelküsschen“.

Variationsmöglichkeiten:

a. Frequenz des Ansaugens verändern
b. Unterschiedliche Stellen der Zunge (Zungenränder, Zungenspitze) versuchen zu berühren
c. Dauer des Ansaugens an der Zunge verändern, von sehr kurz bis hin zu einigen Sekunden

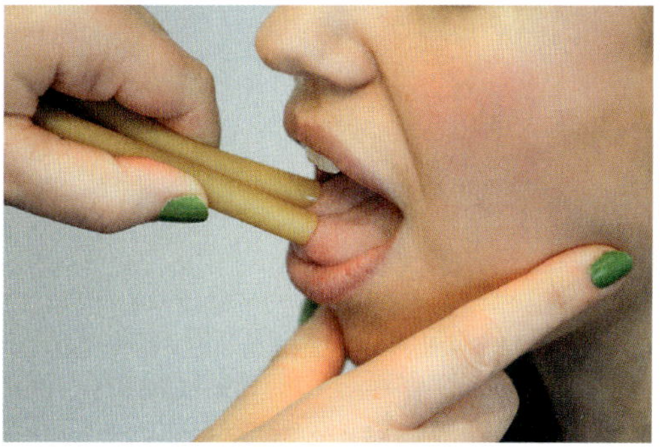

Abb. 31

d. Die Zunge angesaugt halten und mit dem Schlauch etwas in eine gewünschte Richtung ziehen
e. Nur mit einem Ende des Schlauches ansaugen

Therapeutische Effekte:
- (De-)Sensibilisierung der oberen Zungen- und Muskelbereiche
- Stoffwechselanregung
- Durchblutungsförderung
- Tonisierung
- Belebung
- Anbahnung von Bewegungsrichtungen
- Bewusstmachung verschiedener Zungenbereiche
- Auditive Reize
- Spaß! Spaß! Spaß!

Mögliche Fehlerquellen:
- Der Kauschlauch wird nicht fest genug zusammengedrückt, und das erwünschte Geräusch kann nicht erzeugt werden
- Es wird zu weit in den velaren Bereich gearbeitet und ggf. wird hier ein Würgreflex ausgelöst
- Sie kommen mit ihren Fingern zwischen die Zahnreihen! Wenn der Beißreflex noch vorhanden ist, kann es sehr schmerzhaft werden!

5.4.4 Aktive Nudelküsschen an der Zunge

Durchführung: Diese Übung ist die Fortsetzung und auch gleichzeitig eine Steigerung der Vorhergehenden und setzt schon ein hohes Maß an Zungenmotorik, Kinästhetik und Bewegungskoordination bei den Patienten voraus. Handhabung der Nudel wie in Übung 5.4.3, aber jetzt wird die Übung so durchgeführt, dass der Patient die gegenläufigen Lateralbewegungen der Zunge eigenständig und aktiv durchführen muss, d. h. die Zunge muss selber von der Kaunudel fortbe-

wegt werden. Die Übung kann durchgeführt werden, wenn dem Patienten die passiven Nudelküsschen aus Übung 5.4.3 bewusst sind.
Um die Eigenaktivität zu starten, wird dem Patienten angekündigt, dass bei der jetzt folgenden Übung nur noch die **hörbaren** Nudelküsschen gezählt werden. Das erste Nudelküsschen wird nun vom Therapeuten vorbereitet und an der Zunge angesetzt und – meistens passiert hier anfangs NICHTS. Der Patient schaut normalerweise an dieser Stelle fragend und wundert sich, dass das erwartete Geräusch dieses Mal *nicht* zu hören ist. Der Therapeut hält weiter still und ohne Bewegung die Kaunudel an der Zunge. Meist kommt es jetzt zum Überlegen und einer damit verbundenen Aktivität seitens des Patienten: er bemüht sich im Idealfall, die Zunge zu bewegen und mit etwas Glück entfernt er sie von der Kaunudel. Mag das entstehende Geräusch noch so klein sein, es wird intensiv gelobt, gezählt und als hervorragende Leistung honoriert! Warum?

Weil der Patient, um dieses Geräusch zu erzeugen, seine Zunge *aktiv und absichtlich* bewegt hat, meist in einer lateralen (und/oder retrograden) Bewegungsrichtung. Das sind Bewegungsformen, die bis dahin oft nicht bewusst durchgeführt werden konnten!

Anfangs mögen die Bewegungen noch eher zaghaft ausgeführt werden. Wenn der Patient aber deutlicher spürt, welche Aktivitäten das gewünschte Nudelküsschen hervorbringen, läuft die Übung von allein. Wichtig ist, dass Bewegungen des Patienten ohne hörbares Nudelküsschen nicht gezählt werden!

Variationsmöglichkeiten:
a. Stellen des Kaunudelkontaktes verändern
b. Frequenz des Kaunudelkontaktes an der Zunge verändern
c. Anzahl der Wiederholungen steigern
d. Dauer des Kaunudelkontaktes ausweiten

Therapeutische Effekte:
- (De-)Sensibilisierung der Zungenschleimhaut
- Verbesserung des Stoffwechsels der Zunge
- Tonisierung der Zunge
- Aktivierung der Zungenmotorik
- Anregung und Verbesserung der Zungenbewegungen für das Kauen
- Verbesserung der Bewegungskoordination
- Förderung der Kinästhetik
- auditive Stimulierung
- Verringerung einer lateralen Artikulation (s. S. 195 unten!)

Mögliche Fehlerquellen:
- Fehlender Unterdruck, dann entsteht nicht das erhoffte „Plopp"-Geräusch
- Arbeit zu weit im hinteren Bereich der Zunge (Würgreflex würde evtl. ausgelöst!)
- Verbale Hinweise zur Erreichung des hörbaren Therapieerfolges

5.5 Bahnungsübungen mit dem Rogge-Spatel® an der Zunge

5.5.1 Zunge tappen

Durchführung: Mit dem Rogge-Spatel® wird die Zunge von hinten (ca. ab hinterem Ende des mittleren Drittels) nach vorn schnell getappt, d. h. die Zunge wird 3–4× fest mit der Spatelspitze heruntergedrückt. Dieses Tappen wird einige Male hintereinander durchgeführt. Im Anschluss an jedes Tappen wird die nachfolgende Übung 5.5.2 durchgeführt.

Variationsmöglichkeiten:
a. Menge der Tapp-Punkte bei der Vorwärtsbewegung variieren
b. Häufigkeit der Wiederholungen des Tappens variieren
c. Intensität des Tappens variieren

Therapeutische Effekte:
- (De-)Sensibilisierung der oberen und tieferen Muskelbereiche der Zunge
- Verbesserung des Stoffwechsels der Zunge
- Tonisierung für die Zunge
- Stimulierung der retrograden Bewegungen der Zunge

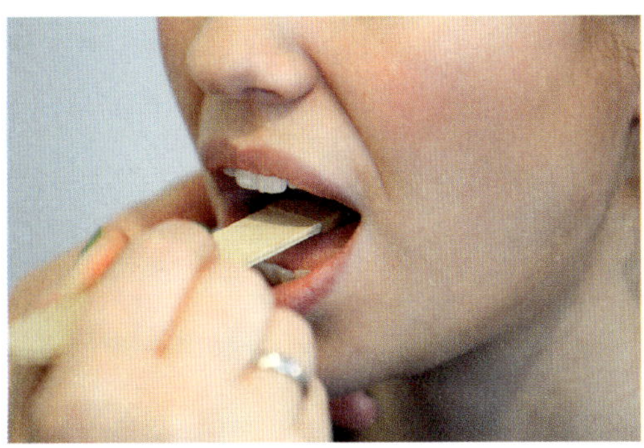

Abb. 32

5.5.2 Zunge drücken

Durchführung: Dies ist die Fortsetzung der vorigen Übung. Hierbei wird jetzt die Zunge im Bereich der Zungenmitte mit dem Rogge-Spatel® **fest** heruntergedrückt. Dieser konstante Druck wird für ca. 3–5 Sekunden gehalten (s. Abb. 33). Anschließend wird der Rogge-Spatel® mit einer schnellen Bewegung aus dem Mund entfernt. Normalerweise schließt der Patient jetzt aus eigenem Antrieb seine Lippen und schluckt unmittelbar!

Therapeutische Effekte:

- (De-)Sensibilisierung der oberen und tieferen Muskelbereiche der Zunge
- Verbesserung des Stoffwechsels der Zunge
- Tonisierung für die Zunge
- Stimulierung für die dorsalen Bewegungen der Zunge
- Anbahnung und Verbesserung des Schluckens
- Erhöhung der Frequenz des Schluckens

Mögliche Fehlerquellen:

- Die Festigkeit und Stärke des Tappens hängt vom Patienten ab. Sehr genau die Mimik beobachten, damit nicht zu fest getappt wird. Es sollte aber auch nicht zu wenig Druck ausgeübt werden, der irritierend wirken könnte
- Der Druck auf die Zunge wird zu kurz und zu vorsichtig durchgeführt. Der „falsche" Druck sorgt fast immer für eine sichtbare Reaktion im Gesicht des Patienten und es kommt eventuell auch nicht zum Schlucken!

Fallbeispiel: *Frau O.*

Hirnstammblutung 2003, mit anschl. Locked-In-Syndrom, PEG und fast kompletter Tetraparese. Als ich die Patientin 2005 kennenlernte, lag ihre Schluckfrequenz (trotz vorheriger Sprachtherapie) bei 1 × pro 50 Minuten. Neben vielen anderen Übungen aus dem Bereich der Bahnungsübungen bewirkten bei Frau

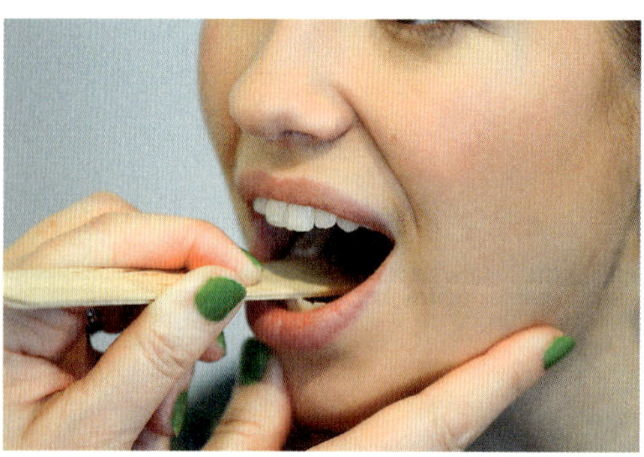

Abb. 33

O. vor allem die beiden Übungen 5.5.1 und 5.5.2 große Veränderungen. Durch die Kombination dieser Übungen kam sie zunehmend zum Schlucken, so dass sie nach wenigen Wochen Therapie mit einer recht normalen Schluckfrequenz von 20 – 30× pro Therapiestunde schlucken konnte. Ein weiterer, sehr positiver Nebeneffekt war das Auslösen eines Hustenreflexes, den ich mit dem „Zunge drücken" auslösen konnte. Dadurch konnte sie sich aus eigener Kraft von sonst sehr festsitzendem Schleim befreien.
Nach ca. einem halben Jahr konnte mit der Gabe von Jogurt begonnen werden. Gleichzeitig konnte sie „Ja" und „Nein" lautieren.

5.6 Bahnungsübungen mit dem Sauger an den Lippen

5.6.1 Lippenschleuder außen horizontal mit dem Sauger

oder / und *(s. Abb. 34, 35)*

5.6.2 Lippenschleuder außen vertikal mit dem Sauger

oder / und *(s. Abb. 36)*

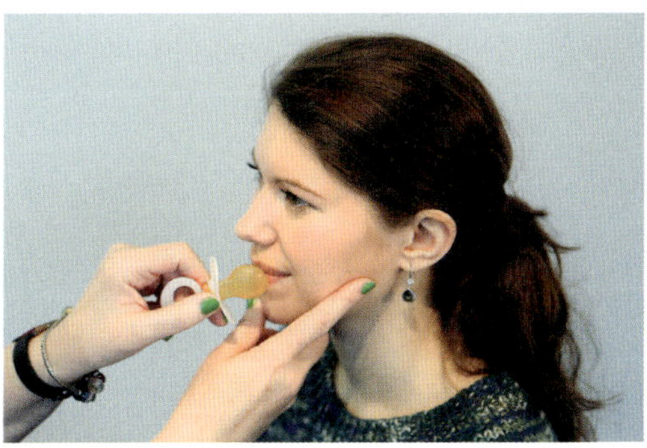

Abb. 34

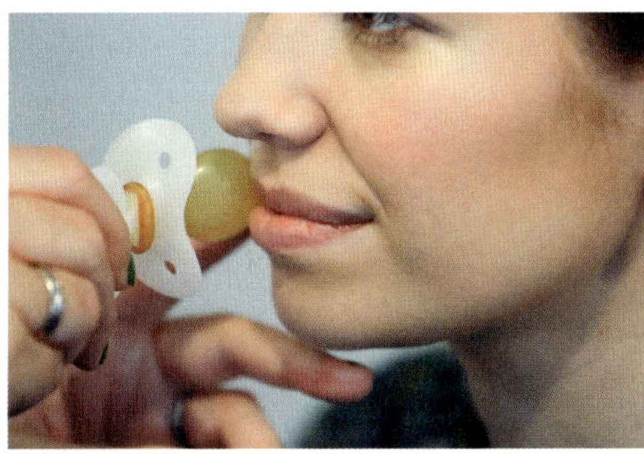

Abb. 35

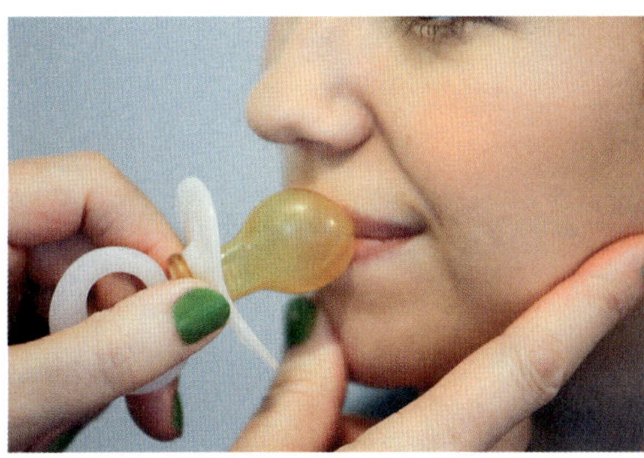

Abb. 36

5.6.3 Lippenschleuder außen diagonal mit dem Sauger

Durchführung: Diese Übungen werden mit dem Sauger durchgeführt. Der Sauger wird am vertikal aufgestellten Greifring angefasst. Jetzt wird der Saugerkopf schnell hin und her bewegt, so dass er weich am Scharnier schwingt. Diese schnellen Schwingungen werden auf die Lippen übertragen. Der Saugerkopf sollte in schneller und gleichzeitig lockerer Art über die Lippen flitzen.

Variationsmöglichkeiten:

a. Die Festigkeit und Stärke des Schwingens und die Intensität kann und sollte variiert werden. Die Intensität der damit verbundenen Berührungen hängen ganz vom Patienten ab. Sehr genau die Mimik beobachten, damit die Stimulation nicht zu heftig, aber auch nicht zu schwach ist.
b. Das Tempo kann ebenfalls variiert werden:
   - Immer gleichmäßig langsam und leicht
   - Immer gleichmäßig schnell und eher fest
   - Abwechselnd mal leicht, mal intensiver
c. Die Schleuder-Richtung kann geändert werden
   - horizontal
   - vertikal
   - diagonal
     – nur jeweils in eine Richtung
     – über Kreuz (für die Therapeutenhand wie „liegende Acht")
d. Der Sauger kann mit starrer Verbindung zwischen Griff und Saugerkopf gehalten werden.
   Auf diese Art ist die Stimulation in allen Variationen weicher und auch kontrollierbarer.
e. Die Dauer sollte zunehmend ausgeweitet und intensiviert werden
   2 oder 5 Minuten ununterbrochene Stimulation bedeutet zwar eine enorme Belastung für den Arm und das Handgelenk des Therapeuten, aber auch: 2 oder 5 Minuten ununterbrochenen Mundschluss für den Patienten und damit 2 oder 5 Minuten ununterbrochene Nasenatmung!

Therapeutische Effekte:

- Förderung des Lippenschlusses
- (De-)Sensibilisierung der oberen und tieferen Lippenbereiche
- Verbesserung der Nasenatmung
- Verbesserung der Mundraumwahrnehmung
- Stimulierung des „Füllstandanzeigers" für Speichel
- Tonisierung der orofazialen Muskulatur

Mögliche Fehlerquellen:

- Zaghaftes Schleudern, d. h. zu wenig Druck und zu geringes Tempo (Irritiert eher, als dass es stimulierend wirkt!)

5.6.4 Ausstreichen des Mundvorhofs mit dem Sauger

oder / und

5.6.5 Lippenschleuder innen vorsichtig mit dem Sauger

oder / und

5.6.6 Lippenschleuder innen fest und schnell mit dem Sauger

oder / und

5.6.7 Lippenschleuder in den Mundwinkeln vertikal mit dem Sauger

Durchführung: Diese Übungen sind gedacht für Patienten, die evtl. (noch) nicht richtig saugen können. Der Sauger wird mit oben liegendem Daumen und unten liegendem Zeigefinger an der Gummiwulst gehalten und mit dem Saugerkopf hinter die Lippenlinie in den Mund eingeführt. Jetzt kann sehr unterschiedlich damit gearbeitet werden:

Variationsmöglichkeiten:

a. **5.6.4 Vorsichtiges Ausstreichen des Mundvorhofs** (= „Scheibenwischer“)
Kann sehr gut als eine der ersten intraoralen Übungen eingesetzt werden. Die Berührung mit dem Saugerkopf ist sehr sanft und fast „zärtlich“. Durch die Begrenzung durch das Schild ist auch gewährleistet, dass man nicht zu weit in den Innenbereich des Mundes kommt, was für empfindliche Patienten (vorverlagerter Würgreflex?) unangenehm sein könnte.

(s. Abb. 37, 38)

Abb. 37

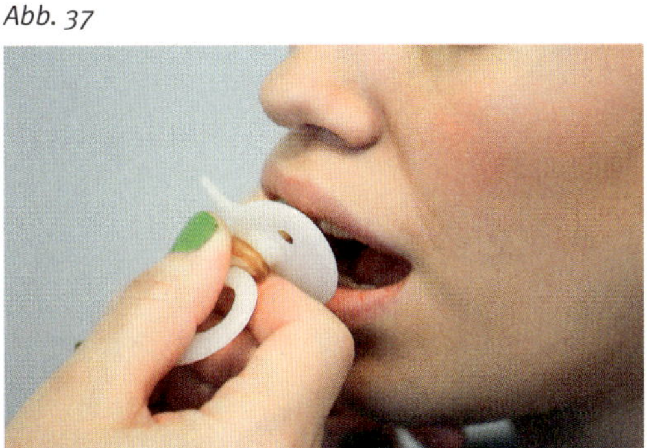

Abb. 38

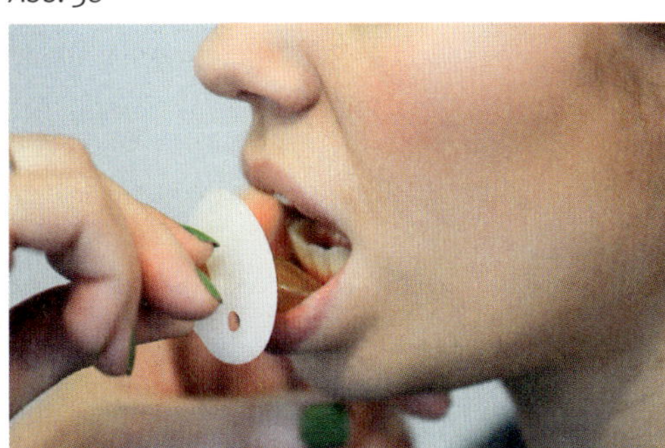

Variationsmöglichkeit:
Diese Übung kann auch sehr gut mit dem Rogge-Spatel® durchgeführt werden. Hiermit haben Sie etwas mehr Einwirkungskraft auf die Lippen.

- Sie sollten damit die Lippen nach außen ziehen, um das Lippenbändchen zu dehnen.
- Mit dem Rogge-Spatel® haben Sie jetzt die Möglichkeit, Einfluss auf die jeweilige Lippe zu nehmen, um sie zu dehnen.

(s. Abb. 39)

b. **5.6.5 Lippenschleuder innen vorsichtig**
Wenn sich nach und durch die Übung **5.6.4** die Zahnreihen leicht öffnen, kann man mit dem Saugerkopf über die Zahnreihen gehen und vorsichtig horizontale Bewegungen zwischen den Mundwinkeln durchführen.
Versvorschlag: „Große Uhren machen tick-tack“, die Bewegungen im Rhythmus und passend zum Text durchführen, weitere Ideen finden Sie im Kapitel der Lieder und Verse.

(s. Abb. 40)

c. **5.6.6 Lippenschleuder innen fest und schnell**
Wenn die Übung **5.6.5** dem Patienten anfängt Spaß zu machen, kann das Tempo und die Intensität sukzessiv gesteigert werden. Der Therapeut kann das ihm maximal mögliche Schleudertempo auf den Sauger übertragen. Dieses Maximum ist sicherlich nicht lange durchführbar, da es sehr (!) anstrengend für den Therapeuten ist. In einer kleinen Pause kann sich sowohl der Patient als auch der Therapeut von der intensiven Arbeit erholen, so dass diese dann nach einer kurzen Unterbrechung von einigen Sekunden auch gleich noch einmal wiederholt werden kann.

Tipp: Bei den kleineren Patienten eignen sich diese Übungen (5.6.4, 5.6.5 + 5.6.6) ganz ausgezeichnet für erste „Dialoge“! Das Vorgehen ist dann so, dass der Sauger in der Stimulationspause im nahen Sichtbereich (20–30 cm vor dem Mund des Kindes) gehalten wird. Mit außerordentlich großer Wahrscheinlichkeit

Abb. 39

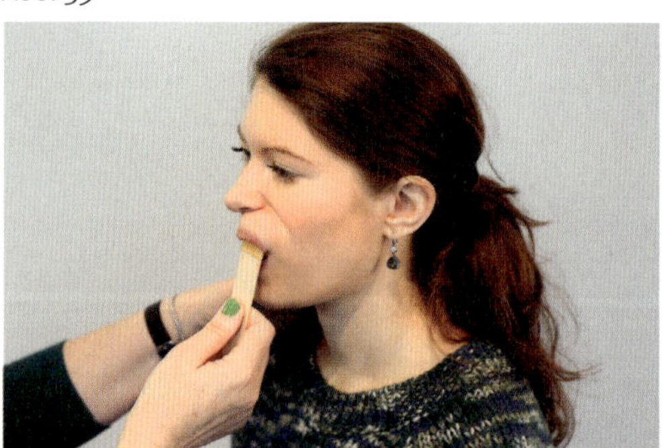

Abb. 40

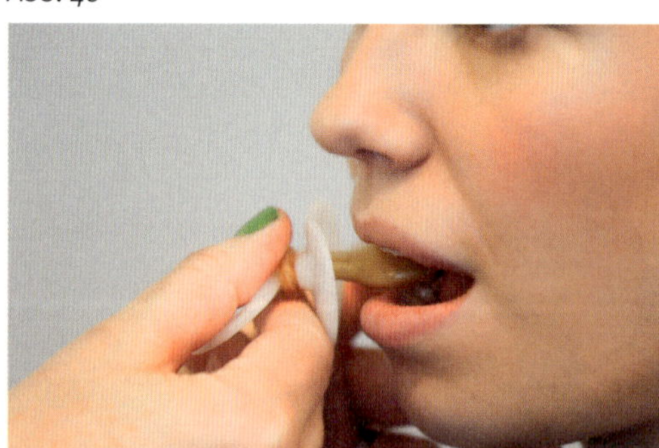

wird das Kind in dieser „Schleuder-Pause" begierig zum Sauger schauen und eine auffordernde Miene machen. Der Therapeut sollte den damit verbundenen Wunsch versprachlichen: „Noch mal?" Im Rahmen seiner Möglichkeiten wird das Kind antworten, entweder mit einem zustimmenden Laut, einem Kopfnicken oder mit einer sich annähernden Bewegung des Mundes in Richtung des Saugers. Möglich ist auch, dass das Kind die Hand des Therapeuten ergreift und sich so den Sauger näher zum Mund zieht. Im Idealfall wird nach einigen Stunden die Frage des Therapeuten „Noch mal?" aufgegriffen und es kommt vom Kind ein „mal!"

d. **5.6.7 Lippenschleuder in den Mundwinkeln vertikal** *(s. Abb. 41)*
Hiermit kann den Mundwinkeln noch eine zusätzliche Stimulation angeboten werden. Der Sauger wird seitlich in die Wange geschoben und der Saugerkopf wird wieder in einem auf den Patienten abgestimmten Tempo vertikal bewegt.

Therapeutische Effekte:

- (De-)Sensibilisierung der Mundwinkel
- Verbesserung des Mundwinkelaktivität
- Desensibilisierung der Wangenschleimhaut
- Verbesserung der Mundraumwahrnehmung
- Stimulierung der „Füllstandanzeiger" für Speichel
- Tonisierung der inneren und äußeren orofazialen Muskulatur
- Blickkontakt
- Auditive Stimulierung
- Spaß!

Mögliche Fehlerquellen:

- Nichtbeachtung der Intensitätswünsche des Patienten

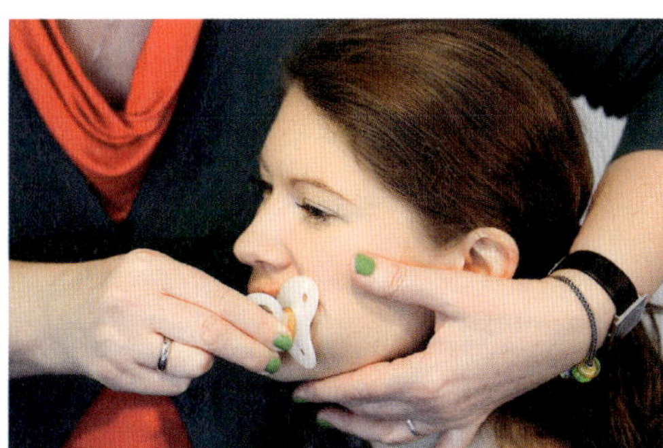

Abb. 41

5.7 Bahnungsübungen mit dem Schild an Zähnen und Lippen

5.7.1 Lippenschloss

Durchführung: Das Saugerschild wird fest auf die Lippen gedrückt (als ob die Lippen „verschlossen“ werden) und mit einer schnellen Bewegung von den Lippen entfernt.

Variationsmöglichkeiten:
a. Die Dauer des Andrückens kann variieren
b. Die Frequenz kann variieren
c. Bei kleinen Kindern oder empfindlichen Personen können Sie statt des Schildes einen „Pröppel“ (= Saug-Handtuchhaken, Abb. 44 und 45) nehmen. Dieser weiche Saughaken schmiegt sich sanft an die Lippen an, und er zieht beim Entfernen die Lippen gut mit
d. Es kann zusätzlich noch leicht mit dem Schild an den Lippen auf den Zähnen hin und her gerieben werden
e. Kombination der verschiedenen Möglichkeiten

Therapeutische Effekte:
- (De-)Sensibilisierung der äußeren und inneren Lippenbereiche
- Tonisierung der Lippen
- Förderung der Protrusionsbewegung der Lippen
- Anbahnung des Lippenschlusses
- Anbahnung der Lippenbewegung für das /sch/
- Anbahnung der Nasenatmung
- Blickkontakt

Abb. 42

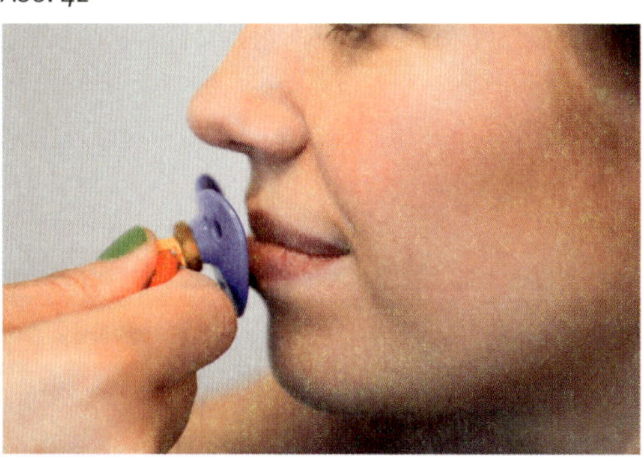

Abb. 43

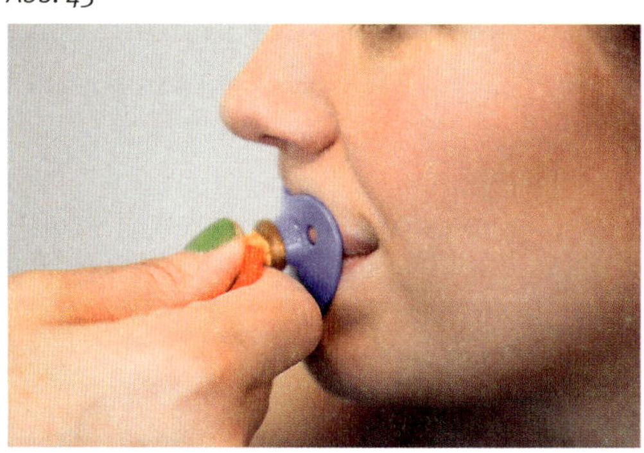

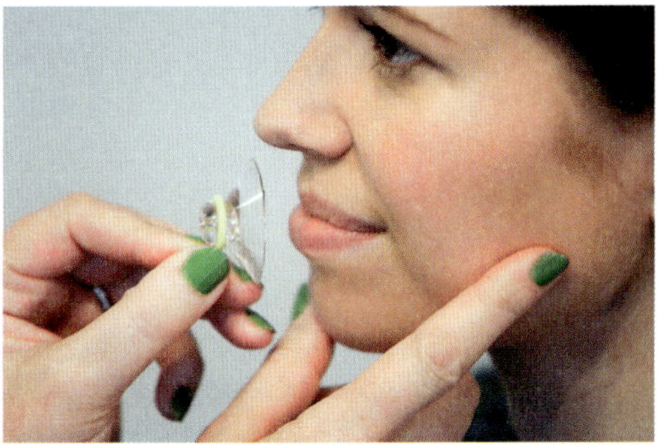

Abb. 44

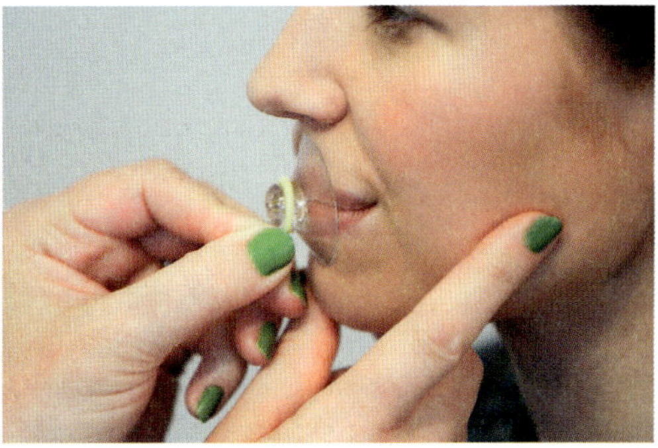

Abb. 45

Mögliche Fehlerquellen:
- Zu festes Aufsetzen des Schildes auf die Lippen
- Oberflächliches Kratzen mit der Schildrückseite auf den Lippen
- Zu langsames Abziehen des Schildes von den Lippen

5.7.2 Zähne klappern *(Abb. 46)*

Durchführung: Das Saugerschild wird zur Hälfte hinter die Lippenlinie geführt und mit der Schildkante werden nun die sichtbaren Flächen der Zähne vorsichtig berührt, so dass ein leicht klapperndes Geräusch entsteht. Die Berührungen sollen in möglichst schneller Folge ohne regelmäßige Bewegungsabfolge an allen erreichbaren Zähnen durchgeführt werden. Hierzu sollte im Rhythmus des Klapperns ein beliebiges Lied gesungen werden. Besonders passend ist die Abwandlung des Liedes „Es klappert die Mühle am rauschenden Bach“ in „Es klappert das Schild in (Janas) Mund, klipp-klapp,“ (s. Liederanhang) und immer passend zum Text des Liedes entsprechend an den Stellen klappern.

Variationsmöglichkeiten:
a) Oben, unten, rechts, links, vorne und so weit hinten, wie Sie in den Mundraum hineinkommen
b) Schneller, langsamer
c) Sehr vorsichtig oder etwas intensiver

Therapeutische Effekte:
- Bewusstmachung der Zähne
- Stimulierung der Zahnwurzeln
- (De-)Sensibilisierung der Alveolarkämme
- Verbesserung des Stoffwechsels der Alveolarkämme
- Verbesserung des Zahnwachstums
- Tonisierung der Wangen
- Verbesserung der Kinästhetik
- Verbesserung der Propriozeption

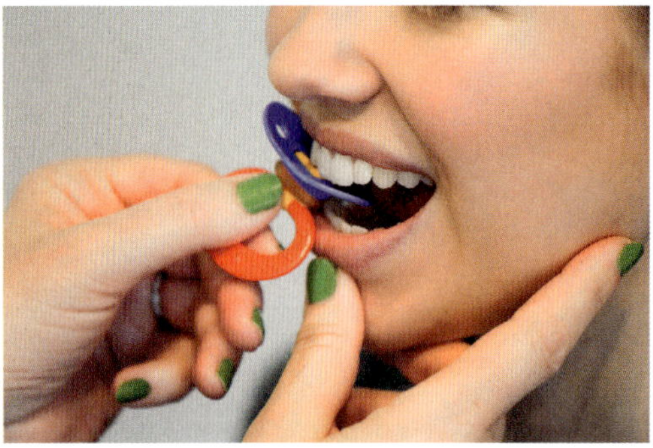

Abb. 46

- auditive Stimulierung
- Blickkontakt
- Spaß!

Mögliche Fehlerquellen:
- Zu wenig Geräuschproduktion
- Zu vorsichtiges Berühren
- Zu langsames Berühren
- Fehlende Harmonie zwischen Klapper- und Singrhythmus

5.8 Bahnungsübungen mit der großen Nudel außen

5.8.1 Nudelküsschen gesichtsfern

Durchführung: Diese Übung ist für Patienten gedacht, die jegliche Stimulation im Gesicht ablehnen. Für diese Übung ist es ausreichend, wenn ein kleines Stückchen Haut z. B. an den Armen sichtbar ist und für die Stimulation genutzt werden kann.
Mit der an den Enden zusammengedrückten Nudel (weitere Details zur Übungsdurchführung siehe im Kapitel „Kauen" bei den Funktionsübungen, S. 182 ff.) werden dann an den Stellen, an denen es vom Patienten toleriert wird, Nudelküsschen provoziert. Das kann an den Unterarmen, den Händen, am Hals und – im Sommer – an den Beinen sein. Auch bei dieser Übung sollte man, nachdem man einige Nudelküsschen hat entstehen lassen, die vom Patienten auditiv und taktil-kinästhetisch wahrgenommen wurden, eine kleine Kunstpause einlegen.
Jetzt wartet man auf die Reaktion, die zum Weitermachen der Stimulierung auffordert. Kinder halten hier oft **den** Körperteil hin, an dem es ihnen besonders gut gefallen hat und an dem jetzt weiterhin die Nudelküsschen vom Therapeuten durchgeführt werden sollen. Auch bei dieser Übung kann über „Noch mal?" in einen ersten Dialog getreten werden. Durch gleichzeitige Benennung der Körper**teile** oder Benennung der Körper**seite** kann man hier sehr gut Sprache ins

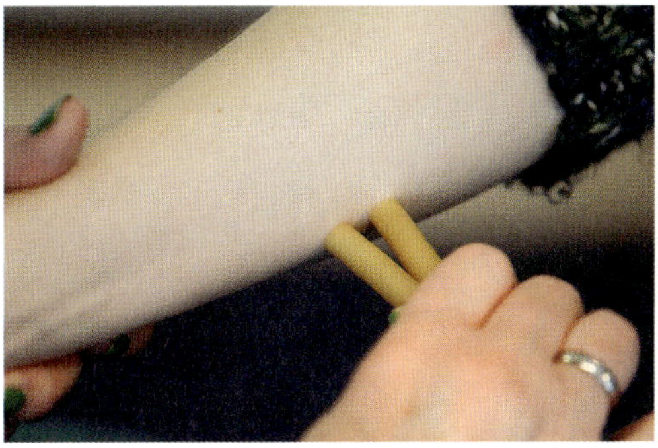

Abb. 47

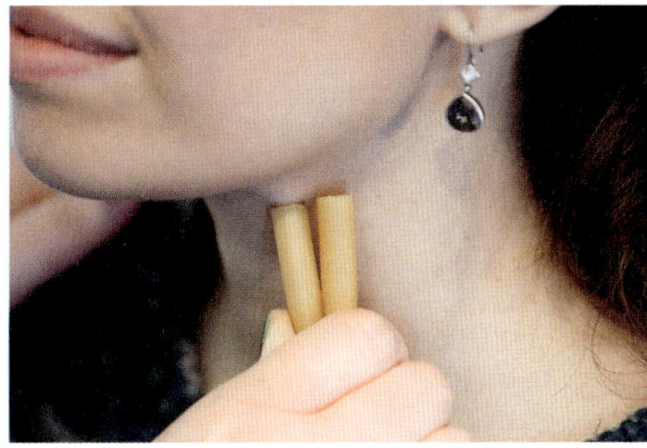

Abb. 48

Spiel bringen. Im Laufe der Stimulation kann (und sollte ...) ab und zu – ganz „zufällig“ – ein Nudelküsschen näher Richtung Mund gesetzt werden und so kommt man zu der nächsten Übung.

5.8.2 Nudelküsschen an Wangen und Lippen

Durchführung: Durch die gute Vorarbeit der Übung **5.8.1** empfinden die Patienten oftmals die Stimulation im Gesicht und die Nähe zum Mund gar nicht mehr als „gefährlich“ und „bedrohlich“, sondern eher als interessant oder durch das entstehende „Plopp“ sogar auch als lustig.

Variationsmöglichkeiten:

a. Intensität und Orte häufig wechseln
b. Ansaugdauer variieren
c. Nudelküsschen in der Nähe des Mundes häufiger und intensiver ansetzen
d. Sehr viel intensiver können Sie die Übung gestalten mit dem „Rogginator®“, dem Vakuum-Sauger (siehe auch Abb. 52), mit dem Sie tiefe Bereiche der Muskulatur erreichen (Vorsicht: zu langes Ansaugen kann Blutergüsse hervorrufen! [Abb. 52: nur abziehen, Abb. 53: Abziehen und drehen])

Abb. 49

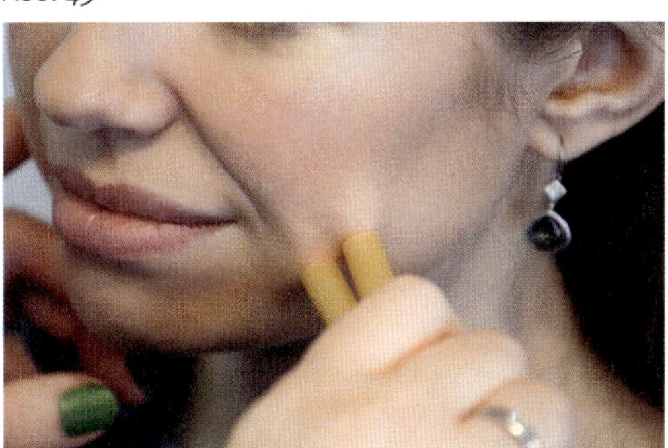

Abb. 50

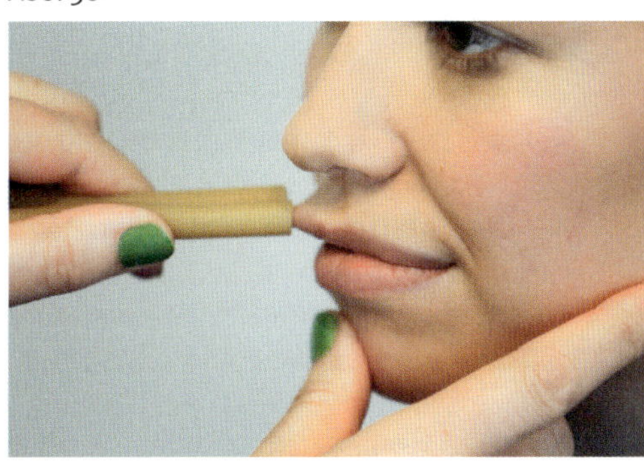

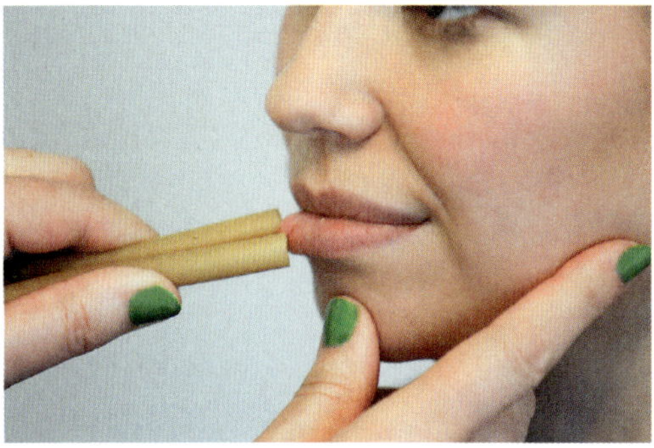

Abb. 51

Therapeutische Effekte:

- (De-)Sensibilisierung der oberen Haut- und Muskelbereiche
- Tonisierung der Gesichtshaut
- Taktil-kinästhetische Stimulierung
- Auditive Stimulierung
- Wirkung ähnlich wie Schröpf-Gläser
- Blickkontakt
- Spaß!

Tipp:
Eine große Kaunudel ist ein ideales Spielzeug für kleine zahnende Kinder. Wenn das Baby die Nudel in der Hand hat, „lebt“ die Nudel durch die Bewegungen, die sie macht. Das Kind bewegt die Nudel vor dem Gesicht, Richtung Mund, zwischen die Zahnreihen und kann darauf beißen. Auch wenn es durchaus möglich ist, dass die Nudel eventuell mal zu weit in den Mund gesteckt wird, besteht keine ernsthafte Verletzungsgefahr.
Verhindern können Sie das, indem Sie ein noch längeres Stück Kauschlauch fest zu einem Ring oder einer „Acht“ mit Zahnseide zusammenbinden. Dann ist es absolut ungefährlich.
Das ist das beste Beißspielzeug, das Sie einem Baby anbieten können!
(Siehe auch das Foto von Lotta S. 265)

5.8.2.1 Intensivmassage mit dem Rogginator®

Durchführung: Eine weitere Möglichkeit ist es, wenn Sie den Rogginator® (Vakuum-Sauger) an der Zunge ansetzen (dürfen). Der Ansaugeffekt ist so stark, dass Sie die Zunge fast beliebig nach vorn und zur Seite bewegen können (Abb. 55).

a. Wenn der Rogginator® außen auf der Wange gut angesaugt ist, können Sie ihn auf der Haut verschieben, es ist eine ähnliche Bewegung wie beim Rasieren.

Therapeutische Effekte:

- Intensive (De-)Sensibilisierung der oberen Haut- und Muskelbereiche
- Intensive Tonisierung der Gesichtshaut
- Intensive taktil-kinästhetische Stimulierung
- Auditive Stimulierung
- Wirkung ähnlich wie Schröpf-Gläser
- Blickkontakt
- Spaß!

Mögliche Fehlerquellen:

- Wenn eine Hypersensibilität oder auch eine Hypotonie der Gesichtshaut vorliegt, sollte die Ansaugdauer jeweils eher kurz sein. Ansonsten kann es durchaus zu blauen Flecken bis hin zu kleinen Blutergüssen kommen!

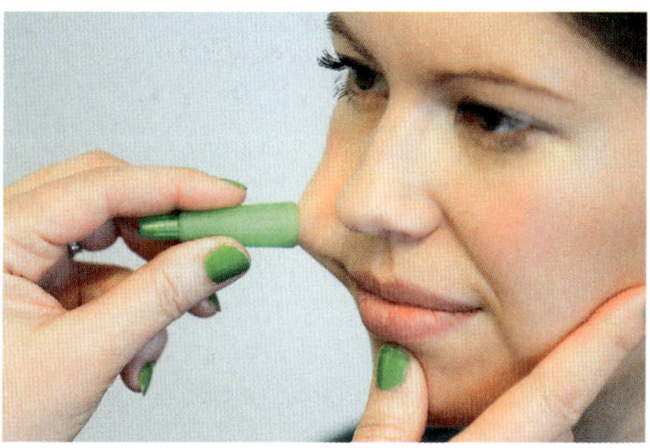

Abb. 52

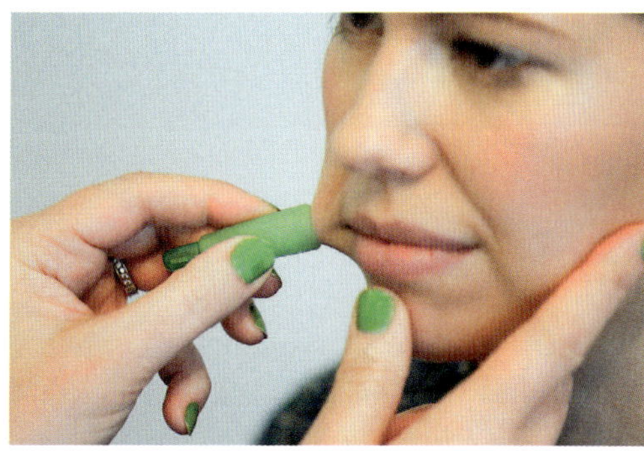

Abb. 53

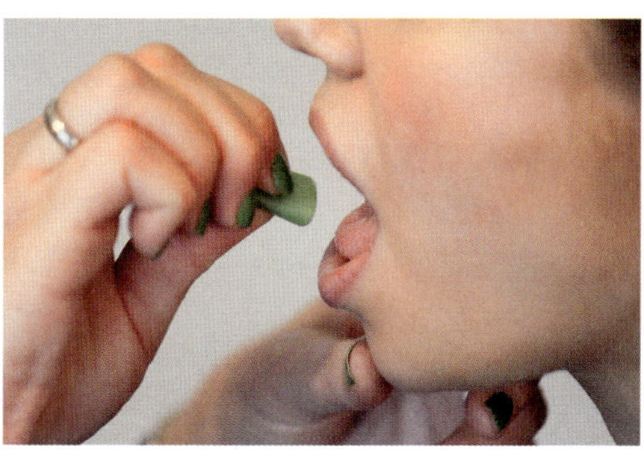

Abb. 54

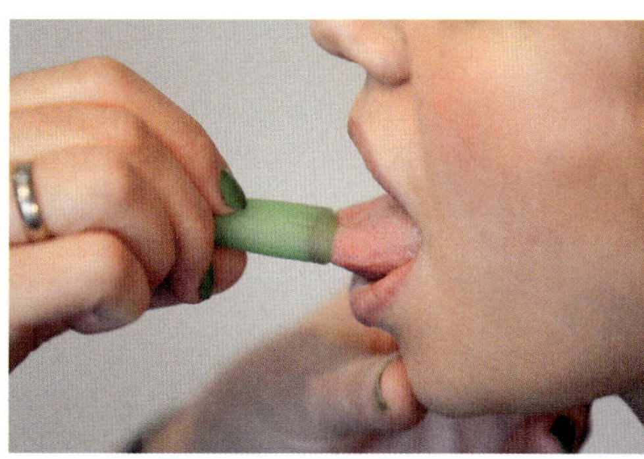

Abb. 55

5.9 Bahnungsübungen mit dem Kausäckchen

5.9.1 Kausäckchen am Rogge-Spatel® mit Kaugut

Durchführung: Diese Übung gehört sicherlich schon zum „Fortgeschrittenen"-Bereich der Bahnungsübungen. Als Vorbereitung sollten die oben beschriebenen Kauübungen am Rogge-Spatel® und auf der Kaunudel schon intensiv trainiert worden sein. Ideal ist diese Übung für Patienten, die mit einer PEG ernährt werden, um ihnen so in kontrollierter Art und Weise Geschmacksangebote machen zu können.
In das vorbereitete Kausäckchen (besser jeweils 2 übereinanderlegen!) wird ein Lebensmittel gelegt, dass geschmacklich intensiv ist, dem Patienten hoffentlich gefällt und *keine* Flüssigkeit abgibt. Das könnten z. B. Schinkenstückchen, Mettwurst, Hartkäse, Trockenobst oder auch Nüsse sein (möglichst kein Obst: unkontrollierbarer Flüssigkeitsaustritt beim Aufbeißen!). Man führt jetzt den Rogge-Spatel® gemeinsam mit dem aufliegenden Kausäckchen zwischen die Molaren und bewegt die Kiefer aufeinander zu, so dass es zu Kaubewegungen kommt. Durch die Kraft des Kauens wird das Kaugut zerteilt und das Aroma der Speise kann sich im Mund entfalten. Ein oft sehr überraschendes, weil neues Geschmackserlebnis für den Patienten.
Der mitverwendete Rogge-Spatel® bringt den Vorteil, dass über den festen Holzkern Einflussnahme auf die Zahnreihen besteht und diese bei Bedarf mit dem Rogge-Spatel® geöffnet werden können (Übung 5.3.8 = Zähne sprengen)

Variationsmöglichkeiten:

a. Verschiedene Geschmacksrichtungen (falls möglich, darf der Patient mit entscheiden)
b. Über verschiedene Konsistenzen
c. Menge des Kaugutes im Kausäckchen
d. In angemessener Weise steigern, zunehmend Nahrungsmittel verwenden, die knackig und/oder *etwas* (!) saftig sind

Abb. 56

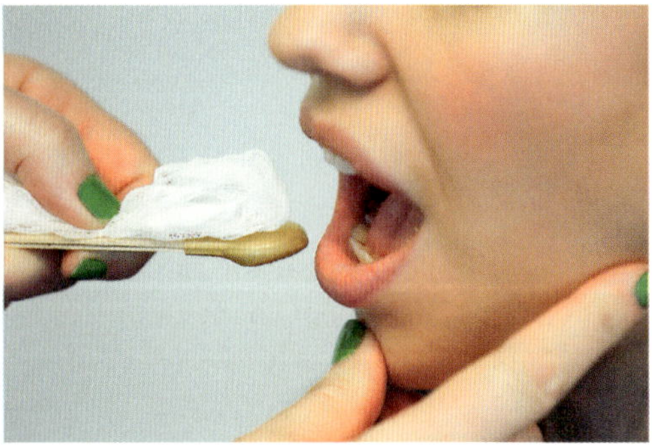

Abb. 57

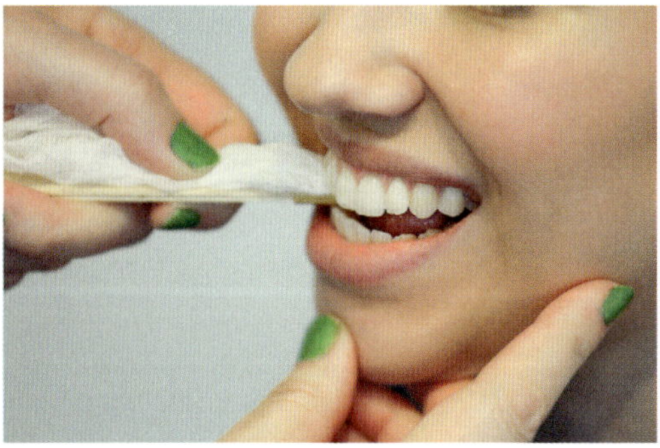

Therapeutische Effekte:
- Olfaktorische Stimulation
- Gustatorische Stimulation
- Kaustimulation
- Anregung des Speichelflusses

Mögliche Fehlerquellen:
- Ungeeignete Füllung, z. B. zu große Flüssigkeitsabgabe durch das Kausäckchen

Achtung: Durch das Kaugut mit seinen olfaktorischen und gustatorischen Reizen kommt es zu einer Anregung des Speichelflusses. Es muss bei dieser Übung unbedingt gewährleistet sein, dass der Patient mit der Speichelmenge umgehen kann! Sonst Aspirationsgefahr!

5.9.2 Kausäckchen mit Kaugut (ohne Rogge-Spatel®)

Durchführung: Wie Übung 5.9.1. Wenn genügend Sicherheit in der vorherigen Übung erreicht wurde, kann der führende Rogge-Spatel® weggelassen werden. Jetzt ist die Platzierung des Kaugutes zwischen den Zähnen etwas schwieriger, allerdings kann der Patient jetzt mit beiden Zahnreihen gleichzeitig in das Kausäckchen beißen.

Variationsmöglichkeiten:
wie in Übung 5.9.1

Therapeutische Effekte:
wie in Übung 5.9.1

Mögliche Fehlerquellen:
wie in Übung 5.9.1

5.10 Übungsabläufe in Beispielen

Im Folgenden möchte ich beispielhaft mögliche Übungsabfolgen aufzeigen. Mit den Abläufen möchte ich zeigen, dass Sie vor allem mit den Bahnungsübungen nicht starr am Konzept hängen, sondern variabel, spontan und auf die jeweilige Therapiesituation eingehen sollen und können. Die oben geschilderten Übungen sind jeweils individuell und ursachenverändernd einzusetzen.

Erstes Beispiel

- Der Therapeut möchte **außen** am Mund mit dem Rogge-Spatel® arbeiten und klopft* auf die geschlossenen Lippen.
- Der Patient öffnet nun aus irgendeinem Grund leicht seine Lippen.
- Da die Lippen jetzt offen sind, kann der Therapeut die Übungen Zähne reiben* bzw. Zähne quietschen* durchführen.
- Vielleicht werden jetzt auch die Zahnreihen geöffnet.
- Jetzt können Sie die Zähne drücken*.
- Der Patient beißt jedoch die Zahnreihen wieder aufeinander.
- Es kann jetzt Zähne sprengen*, drücken* oder reißen* durchgeführt werden.
- Würden die Zahnreihen nun wieder geöffnet, könnte es mit Zähne quietschen* oder hämmern* weitergehen.
- Wenn die Zahnreihen wieder geschlossen werden, wird mit dem Zähne reiben* oder Massage der Wangeninnenseiten* weitergemacht.
- Werden nun auch die Lippen wieder geschlossen, bin ich wieder dort, wo ich am Anfang begonnen habe, und kann Lippen klopfen* usw.

** Die jeweiligen Übungsbeschreibungen finden Sie auf den vorigen Seiten*

Zweites Beispiel:

- Der Therapeut möchte mit der Übung Lippen schließen* mit dem Schild beginnen.
- Der Patient öffnet nun aus irgendeinem Grund leicht seine Lippen.
- Der Therapeut berührt mit dem Schild die Zähne und macht weiter mit der Übung Zähne klappern*.
- Der Patient schließt seine Lippen wieder.
- Der Therapeut macht mit der Übung Lippen schließen* mit dem Schild weiter.

Drittes Beispiel:

- Der Therapeut möchte mit der Übung Lippenschleuder außen* mit dem Sauger beginnen.
- Der Patient öffnet nun aus irgendeinem Grund leicht seine Lippen.
- Der Therapeut macht mit der Übung Saugerschleuder innen* weiter.
- Der Patient schließt seine Zahnreihen und fängt an am Sauger zu saugen.
- Der Therapeut unterstützt das Bemühen und zieht leicht am Sauger.
- Der Patient öffnet seine Zahnreihen wieder.
- Der Therapeut kann mit der Saugerschleuder* außen oder innen weitermachen.

Der in den Beispielen beschriebene Wechsel von einer Übung zur anderen bedeutet **nicht**, dass der Therapeut ohne Ziel durch die Übungen geht oder gehen soll! Es bedeutet im Gegenteil, dass der Therapeut sich immer auf die aktuelle Situation einstellt. Es bedeutet, dass es kein „Richtig“ oder „Falsch“ von Seiten des Patienten gibt, sondern immer nur eine Ausgangssituation und ein darauf abgestimmtes, aktuelles und individuelles Stimulationsangebot, das vom Therapeuten durchgeführt wird. Es gibt also auch kein „Verweigern“ oder „Ärgern“ dadurch, dass der Patient etwas macht oder nicht macht!

Um die aktuelle Situation therapeutisch optimal auszunutzen, sollte der Therapeut immer die Stimulierung optimal anpassen:

- den Patienten bis an die Grenze fordern,
- ihn aber auch nicht überfordern und so
- die individuellen Bewegungs- oder Funktionsmöglichkeiten des Patienten optimieren!

6. Funktionsübungen

Die in den folgenden Kapiteln beschriebenen Übungen führen Sie durch die anfangs beschriebene Entwicklungsreihe Saugen → Beißen → Kauen → Atmen. Sie können, wenn es beim Patienten möglich ist, gleich mit diesen Übungen anfangen. Hiermit können Sie die Funktionen in den beschriebenen Bereichen stimulieren, fördern und die weiteren Funktionsbereiche anregen. Wenn Sie der Meinung sind, dass die eine oder andere Bahnungsübung die korrekte Durchführung der Primärfunktionen unterstützt, dann können Sie die passenden dazu auswählen.

Ein Hinzunehmen von Bahnungsübungen ist kein Rückschritt, sondern eine zusätzliche Stimulation. Es ist nicht sinnvoll, z. B. lange zu versuchen mit dem Sauger zu arbeiten, wenn der Patient keine Bewegungs-Vorstellung vom Saugen hat. In dem Fall würde ich Ihnen auch nicht empfehlen, es mit Flüssigkeiten zu versuchen, wenn Sie nicht sicher sein können, wie der Patient mit der eingezogenen Flüssigkeit im Mund umgehen kann.

Es ist aber auch denkbar, dass als Diagnose ein „vorverlagerter Würgreflex" zu therapieren ist. Dann dürfen Sie auf keinen Fall mit dem Saugen anfangen, da dies das Symptom verstärken würde. Sinnvoll wäre dann der Therapiestart in den Bereichen des Beißens und Kauens.

Sie müssen also immer genau beachten, in welchem Bereich die Übungen wirken und wann sie ggf. auch kontraindiziert sind.

In den Übungsabläufen, Variationen und therapeutischen Effekten habe ich Ihnen die verschiedenen Indikationen und auch die Gegenanzeigen beschrieben.

6.1 Saugen – Übungsdurchführung

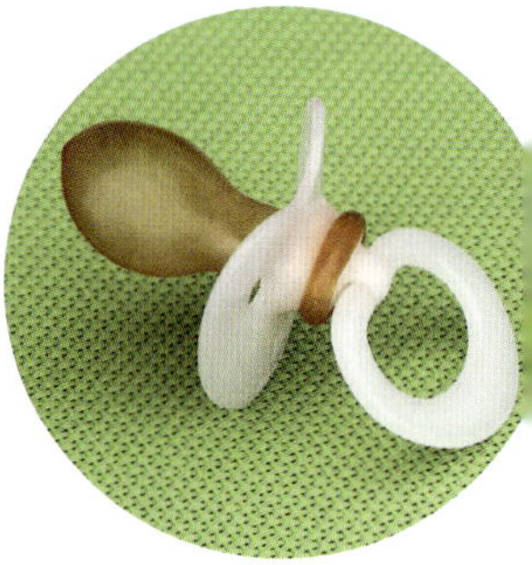

Benötigtes Material: Sauger, in der für den Patienten passenden Größe

Durchführung: Mit folgender Vorgehensweise habe ich die besten Erfahrungen gemacht:

In der ersten Therapiestunde gebe ich dem Kind/Jugendlichen den Sauger in die Hand und äußere folgende Bitte:

„Nun mach mal *das* mit dem Sauger, was Du denkst, das man damit machen kann!“

bzw. bei Erwachsenen:

„Nun machen Sie mal *das* mit dem Sauger, was Sie denken, das man damit machen kann!“

Es gibt natürlich immer mal wieder jemanden, der sich z. B. den Sauger (extra) falsch in den Mund steckt, ihn in der Hand hin und her bewegt oder ihn nur fragend anschaut. Nachdem die jeweilige Leistung als durchaus kreativ gewürdigt wurde, sollte etwas zielgerichteter gefragt werden, ob er/sie auch eine Idee habe, wie man daran *saugen* könne.

Da der Patient in dieser Situation natürlich nicht weiß, welche Bewegung von ihm erwartet wird, macht er jetzt fast immer – egal ob Kind, Jugendlicher oder Erwachsener – das Saugen so, dass ausschließlich der Unterkiefer locker auf und ab bewegt wird. Es kann eine mehr oder weniger große Bewegungsaktivität des Unterkiefers beobachtet werden, wobei bei dieser Art der Bewegung keine oder kaum eine Aktivität der Wangenmuskulatur zu beobachten ist. Der Sauger wird in dieser Phase ganz locker vom Patienten zwischen den Lippen gehalten, ohne Spannung und Haltefunktion des Lippenringmuskels (Muskulus orbicularis oris). Bei dieser Art des „Schlabberns‘, wie diese uneffektive Art des Saugens von mir genannt wird, gibt es **keinen** therapeutischen Übungseffekt.

Nachdem Sie sich also ein Bild von der Saug-Bewegung gemacht haben, sollte im wahrsten Sinne des Wortes die Übung von Ihnen als Therapeuten in die Hand genommen werden:

1. Den Sauger in die rechte Hand nehmen,
2. mit der linken Hand, im 3-Finger-Griff (Daumen auf das Kinn, Zeigefinger Richtung Schläfe und Mittelfinger an den Mundboden), an das Gesicht fassen,

3. den eigenen Mund öffnen – das öffnet wie von Zauberhand den Mund des Patienten und
4. den Sauger in den Mund des Patienten einführen.
5. Falls nötig leicht mit dem linken Daumen die Lippen um den Saugerkopf schließen und mit **der** Stärke am Sauger ziehen, dass der Saugerkopf gerade **nicht** aus dem Mund herauskommt.
   Die Stärke des Ziehens individuell auf den Patienten einzustellen, ist sehr wichtig:
   - Jeder Patient hat zu Beginn seine individuelle Kraft am Sauger zu saugen. Jeder muss mit seiner „Startkraft" ernst genommen werden: der Erwachsene braucht natürlich meist einen größeren Widerstand bzw. Zug als das kleinere Kind.
   - Beim Letzteren ist vielleicht nur ein Zug möglich, der „Ziehen mit der Kraft von Schmetterlingsflügeln" genannt werden kann.
   - Somit wird jeder Patient immer dort abgeholt, wo er steht und damit bekommt jeder das Gefühl, dass seine dargebotene Kraft beim Saugen in Ordnung ist.
6. Zu Beginn ist fast immer für die Anbahnung der optimalen und der gewünschten Saugbewegung das Vorbild des Therapeuten notwendig: Während Sie am Sauger ziehen, machen Sie als Vorbild bzw. Spiegel-Vorbild die gewünschten Bewegungen mit Ihrem eigenen Mund und Ihren Wangen vor – auch ohne jetzt einen eigenen Sauger im Mund zu haben. *(s. Abb. 58)*
7. Gleichzeitig rutscht Ihre linke Haltehand etwas weiter unter den Mundboden. Damit haben Sie die Möglichkeit, mit dem Daumen und dem Mittelfinger der linken Hand leicht rechts und links an die Wangen des Patienten zu tippen. Das geschieht in dem Bereich der Wangen, in dem die meiste Aktivität und Bewegung angebahnt werden soll.
8. Nach jedem aktiven Saugen muss mit der Wangenspannung wieder zum ursprünglichen entspannten Ausgangszustand zurückgegangen werden. *(s. Abb. 59)*

Abb. 58

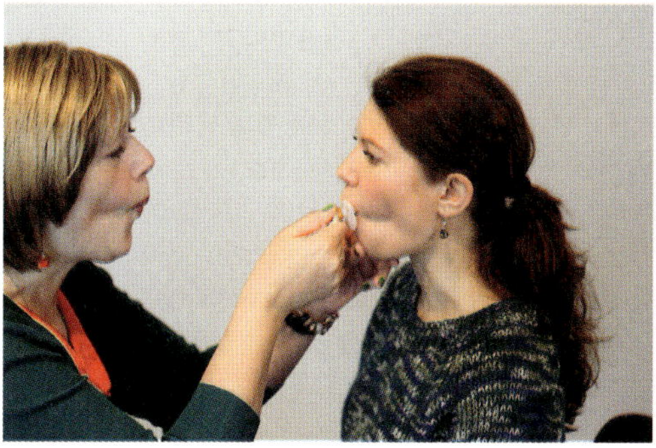

Abb. 59

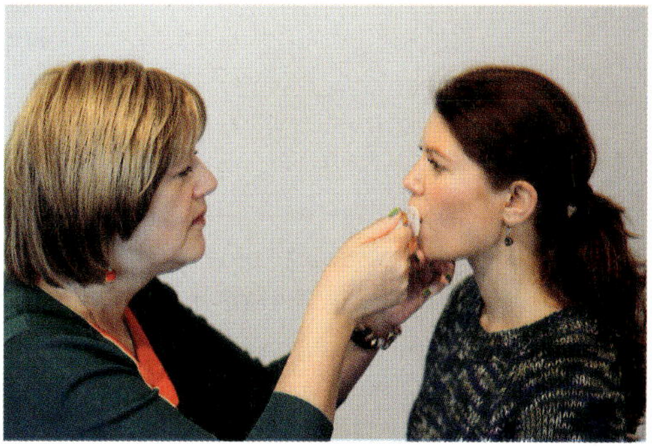

9. Nachdem der Patient so einige Male gezogen (gesaugt mit Zwischenentspannung!) hat, öffnen Sie Ihren eigenen Mund und damit geht auch der Mund des Patienten wieder auf.
10. (Möglichkeit eines Zwischenstopps, ist aber nicht zwingend notwendig!) Zwischendurch kann der Sauger ganz aus dem Mund herausgenommen und der Patient gelobt werden: „Das hast Du / Das haben Sie wirklich sehr gut gemacht. Wie war denn das für Dich / Sie?“ Meist kommt eine ganz allgemeine Antwort: „Gut!“ oder „War ganz einfach!“. Auf meine Frage: „Eher anstrengend oder nicht anstrengend?“, bekomme ich fast immer ein: „Nein, gar nicht anstrengend!“
11. Das ist das Startsignal für die Fortsetzung der Übung:
„Dann machen wir noch ein wenig weiter und ich spreche dazu (ein Gedicht).“
12. Der Sauger wird wieder wie oben beschrieben auf's Neue in den Mund eingeführt, die Hände werden wieder so positioniert, dass die Möglichkeit des Tippens auf den Wangen besteht und es wird wieder am Sauger gezogen und mit dem Sprechen (Gedicht für Kinder, rhythmisches Zählen bei Erwachsenen) begonnen.
13. Zum Ende der Saugübung gibt es einen Hinweis („noch 2×!“ oder: „jetzt das letzte Mal!“), dann sollten Sie als Therapeut mit Ihrem Mund und Lippen ein schlürfendes Abschleckgeräusch machen. Später, schon ab zweiter oder dritter Therapiestunde kann das Ende der Übung durch die Betonung der letzten Gedichtzeile bzw. der letzten (angekündigten) Zahl gegeben werden. Das führt dazu, dass der Patient den Saugerkopf mit den Lippen ebenfalls ableckt, wenn der Sauger aus dem Mund entfernt wird. Durch dieses Ablecken werden mindestens 4 Wirkungen erzielt:
    - Das Ende der Übung wird bewusst wahrgenommen.
    - Die Wahrnehmung der Lippen zum Sauger wird verbessert.
    - So wird es eine zusätzliche Übung zur Verbesserung der Lippenspannung.
    - Außerdem wird durch die Entfernung des Speichels vom Sauger das Abtropfen auf den Pullover verhindert. Ansonsten gibt es einen „Speichelfaden“ auf das Oberteil des Patienten, was zumindest den erwachsenen Patienten oftmals sehr unangenehm ist.

    Das Schlürfen kann damit auch erklärt werden: „Damit werden die Speichelstraßen auf Ihrem Oberteil verhindert!“

    Wenn die Übung nicht wie oben beschrieben beendet würde, wäre die Alternative für das Ablecken eine große Öffnung des Mundes, bei dem sich ohne Lippenkontakt der Sauger rein passiv entfernen ließe. Damit wäre das Ende der Übung nicht bewusst, und dem Patienten würde eine Möglichkeit der Lippenaktivität und dem damit verbundenen Spannungserhalt vorenthalten.
14. Am Ende der Übung gibt es natürlich ein Lob. Der Sauger wird im Deckel der Schachtel abgelegt, wo er abtrocknen und auf seinen neuen Einsatz in der gleichen oder auch der nächsten Stunde warten kann.

Im Laufe der weiteren Therapiestunden wird die Anzahl der Saugbewegungen systematisch und angemessen entsprechend der Fähigkeiten des Patienten erweitert. Für einen Erwachsenen können das durchaus 100 (bis 200) Saugbewegungen sein.

Durchführungsvariationen:

- 5 × 20 Saugbewegungen

oder

- Zuerst 20 × „normaler" Krafteinsatz,
  dann 10 × lange und deutlich kräftiger als beim „normalen" Krafteinsatz
  dann 30 (50) × locker und leichter Krafteinsatz
  dann 10 (20) × lange und etwas kräftiger als beim „normalen" Krafteinsatz
  zuletzt 20 × „normaler" Krafteinsatz

Zusätzliche kognitive Aufgaben

- Statt des Zählens können Sie die Ergebnisse aus einer beliebigen 1 × 1 Rechenreihe aufzählen. Auch hierbei unbedingt auf ein rhythmisches Sprechen achten!
  Zusätzliche Möglichkeit bei „fitten" Patienten: Rechenfehler einbauen und nach dem Übungsdurchgang den Fehler nennen lassen.
- Der Therapeut buchstabiert ein Wort (jeder Zug am Sauger = ein Buchstabe / ein Phonem) und der Patient muss es während der Saugübung still zusammensetzen und anschließend laut sprechen.
  Schwierigkeitsgrad / Wortlänge dem Patienten angemessen und langsam (!) steigern.

Hinweis: Es ist für die meisten Patienten extrem schwierig, zusätzlich zu Bewegungsübungen kognitive Anforderungen zu erfüllen!!!

Das Tempo des Ziehens ist am Anfang eher langsam und in der Bewegung deutlich und das Sprechen einer Textzeile entsprechend der Bewegung ebenso langsam und deutlich.

Je mehr Kraft beim Patienten initiiert werden soll, desto kraftvoller und oft auch prägnanter oder lauter sollten Sie sprechen.

Wenn das Kind in der ersten Therapiestunde im Sinne der Leistungsfähigkeit schon richtig gut ist, schafft es das ½ Riesengedicht (siehe Texte im Anhang), das entspricht 16 Saugbewegungen. Beim Erwachsenen sind beim ersten Mal 30 Saugbewegungen innerhalb eines Durchgangs schon als leistungsstark zu bewerten.

Meist ist es aber so, das schon vorher die Mimik ein „Stopp, ich kann nicht mehr!“ signalisiert.

Das *richtige* (!) Saugen ist *viel* (!) anstrengender, als es auf den ersten Blick aussieht!

Wie in „Grundsätze zur Übungs-Durchführung“ schon erwähnt wurde, ist es immer (!) sehr wichtig, auf das Befinden des Patienten zu achten. Die Mimik (z. B. Krausen der Stirn) oder der Blick geben stets sehr gute Hinweise auf den Anstrengungslevel des Patienten.

Bei der Durchführung muss die ganze Zeit auf eine von Seiten des Patienten absolut lautlos durchgeführte Übung geachtet werden. Beim Ziehen (Spannungsphase) und Lösen (Entspannungsphase) sollte es zu keiner Zeit zu hörbaren Geräuschen kommen. Das wäre etwas, dass ich „Abschmatzen“ nenne. Das „Abschmatzen“ entsteht, wenn der Patient am Ende der Entspannungsphase der Saugbewegung die Lippen öffnet. Dadurch passiert Folgendes:
a) Die Spannung der Lippen wird gänzlich aufgegeben und
b) die unerwünschte Mundatmung wird möglich, da in diesem Moment schlagartig durch den Mund Luft geholt wird.

Therapeutische Effekte:
- Grundlage für weitere Mundfunktionen wird geschaffen
- Tonusverbesserung für die gesamte orofaziale Muskulatur
- Verbesserung der Zungenmotorik
- Dehnung des Zungenbändchens
- Strukturierung und Tonisierung der Lippen
- Formung der Alveolarkämme
- Verbesserung der Kinästhetik im orofazialen Bereich
- Anbahnung bzw. Verbesserung der Nasenatmung
- Tonusverbesserung für die Kehlkopfmuskulatur, insbesondere der Stimmlippen
- Verbesserung der Elevationsbewegung des Kehlkopfes
- Anregung des interzellulären Flüssigkeitshaushaltes der gesamten inneren und äußeren orofazialen Strukturen
- Verbesserung des Blickkontaktes
- Entwicklung der knöchernen Strukturen des Kinns
- Physiologische Formung des Gaumens
- Verbesserung der phonologischen Fähigkeiten
- Verbesserung der Konzentration
- Steigerung der Wachheit
- Förderung verschiedener auditiver Fähigkeiten

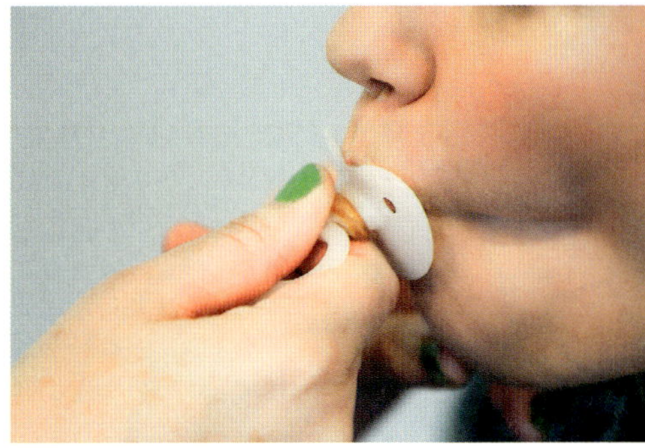

Abb. 60

- Verbesserung der Körperspannung und der Nackenaufrichtung
- Spaß!

Mögliche Fehlerquellen:

- Die Zugkraft des Patienten wird nicht angemessen berücksichtigt
- Das Ziehen geschieht zu mechanisch
- Der Sauger wird beim Zug nach unten gekippt, und drückt so mit dem unteren Schildrand gegen den Muskulus mentalis und der Saugerkopf gleichzeitig von hinten gegen die oberen Schneidezähne (Abb. 60)
- Es wird übersehen, dass der Patient auf den Sauger beißt und nicht daran saugt
- Ohne einen Sprechrhythmus wird der Übung keine Struktur gegeben
- Der Blick des Patienten wird nicht über die Übungs- und Sprechspannung eingefordert
- Das Saugen wird durchgeführt, obwohl der Patient Würgesymptome zeigt

Tipp: Einsatz der Saugübung bei Stimmpatienten

Ganz besonders empfehlen möchte ich Ihnen, bei Patienten mit funktionellen oder organischen Dysphonien die Saugübung **zusätzlich** zu den Stimmübungen als Therapieelement in Ihre Arbeit zu integrieren.

Bei hyperfunktioneller Dysphonie sollte sie sehr sanft, vorsichtig und damit tonussenkend durchgeführt werden.

Bei der hypofunktionellen Dysphonie darf etwas mehr Kraft eingesetzt werden, um so tonuserhöhend auf die Stimmlippen einzuwirken.

Bei einer Recurrensparese dürfen Sie noch mehr Kraft einsetzen und die einzelnen Saugbewegungen auch lange in der Spannungsphase halten.

Bei richtigem Einsatz der Übung werden Sie den unmittelbaren Erfolg ihrer Stimmlippenstimulation unmittelbar nach der Übung **hören!**

Den Sauger können Sie auch ganz wunderbar einsetzen, wenn das Saugen noch nicht funktioniert, hierfür können Sie viele Anregungen im Kapitel 5.6 finden. Sie erreichen damit eine sofortige Verbesserung der Lippenspannung und des Lippenschlusses. So können Sie auch bei Patienten, die noch nicht aktiv das

Saugen mit Ihnen durchführen können, durch diesen temporären Lippenschluss eine Nasenatmung mit all ihren Vorteilen bewirken. Sie können in Kapitel 3.5 auf Seite 98 in einem Fallbeispiel nachlesen, wie ich u.a. mit diesen Übungen bei Herrn G. gearbeitet habe.

6.2 Schild halten oder „Schilderkampf"

Benötigtes Material: Schild (vom Sauger wurde der Saugerkopf abgeschnitten)

Durchführung: Das vorbereitete Schild wird vom Therapeuten vorsichtig in den Mundvorhof geschoben. Nun zieht er am waagerecht ausgerichteten Ring und zwar derart, dass der Patient das Schild gerade noch mit den Lippen festhalten kann. Die freie Hand hält mit dem 3-Finger-Griff den Kopf des Patienten in gerader, mit leichter Nackenstreckung ausgerichteter Position. Der Zug und das Lösen des Schildes geschehen in einem regelmäßigen Rhythmus:
Haltezeit: 2 Zeiteinheiten
Lösezeit und Ruhe: 1 Zeiteinheit

Es gibt 2 unterschiedliche Arten von Haltepositionen des Schildes: „eng" und „weit".

Je nach individueller Möglichkeit bietet der Patient anfangs unbewusst die Variante an, die ihm leichter fällt:

„Eng": Hierbei wird mit einer starken Anspannung des Muskulus orbicularis oris das Schild unmittelbar an den Zahnreihen gehalten und das Ziehen und Lösen geschieht fast an der gleichen Position. Sichtbar sind ausschließlich die rhythmischen Spannungs- und Entspannungsbewegungen der Mundringmuskulatur des Patienten. Bei korrekter Durchführung werden die Zähne in einer Art „Ruheschwebe" gehalten.
Die Wangen werden nur für das **Halten** des Schildes angespannt, es wird keine aktive Ansaugbewegung vom Patienten erwartet. Beim Lösen der Spannung sollte der Therapeut darauf achten, dass das Schild nicht an die Zahnreihen anschlägt.

(s. Abb. 61)

„Weit": Der Therapeut zieht mit dem Schild die Lippen von den Zähnen, soweit es möglich ist, nach vorn, ohne dass die Lippen das Schild verlieren. Die Lippen sollen auch in der vordersten Position die Kunststoffteile des Schildes komplett umschließen. Beim Lösen der Spannung sollte der Therapeut sich mit der Schildrückseite sehr sorgsam den Zahnreihen annähern, ohne sie zu berühren.

(s. Abb. 62)

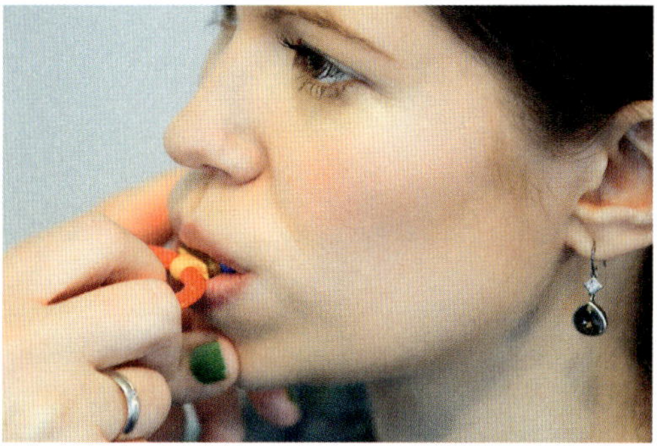

Abb. 61

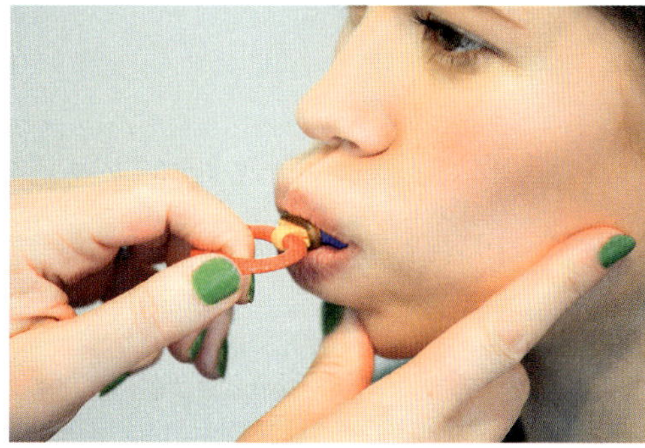

Abb. 62

Wechsel: Die beiden Varianten „eng“ und „weit“ können abwechselnd durchgeführt werden, wenn beide Übungen sicher beherrscht werden. Entweder

- im vorher abgesprochenen Wechsel (z. B. 5-er Wechsel).
- oder ohne Absprache, je nach Intention, die der Therapeut mit prosodischen Mitteln oder seiner Mimik anzeigt.

Bitte beachten:

- Die Lippenbändchen müssen genug Raum für das Schild geben.
- Der Patient sollte eigene Aktivität beim Halten des Schildes zeigen.
- Der Therapeut sollte beim Lösen der Spannung nicht mit dem Schild an die Zahnreihen zurückprellen.
- Das Ziehen sollte nie so fest sein, dass der Therapeut das Schild aus den Lippen herausreißt.
- Richten Sie den Zug immer auf die individuelle Kraft des Patienten aus: kann von einem „Hauch“ von Kraft bis hin zum „Lasten ziehen“ alles sein!
- Machen Sie ggf. die entsprechenden Bahnungsübungen zur Weitung der Lippenbändchen.

Therapeutische Effekte:

- Aktivierung des Muskulus orbicularis oris
- Dehnung, Längung und Tonisierung der Oberlippe
- Dehnung und Längung der Lippenbändchen
- Aktivierung der Muskuli masseter
- Förderung des Lippenschlusses
- Förderung der Nasenatmung
- Aktivierung des Stoffwechsels, vor allem von Lippen und Wangen
- Blickgerichtetheit
- Auditive Stimulierung

Tipp: Diese Übung eignet sich hervorragend für Patienten mit einer Facialisparese: Hierbei das Schild anfangs asymmetrisch mit Tendenz zur gesunden Seite einführen und vorerst so arbeiten. Im Laufe der folgenden Therapiestunden zunehmend zur betroffenen Seite wechseln und so diese Seite stärken.

Mögliche Fehlerquellen:
- Beim Einsetzen des Schildes wird beim Patienten Schmerz wahrgenommen: Länge der Lippenbändchen überprüft? Sind eventuell zu kurz oder vom Ansatz (noch) nicht geeignet für diese Übung
- Am Schild wird zu schnell gezogen, und dem Patienten wird zu wenig Zeit zu einer angemessenen Reaktion gegeben
- Das Ziehen am Schild geschieht nicht mit Gefühl, sondern eher mechanisch
- Beim Ziehen wird das Schild gekippt (meistens nach unten): in dem Fall kratzt der obere Rand an der Schleimhaut der Oberlippe, und der untere Rand drückt sich in den unteren Alveolarkamm
- Beim Zurückführen des Schildes berührt der Therapeut die Zähne des Patienten, das kann unangenehm sein

Diese Übung ist auch bei Patienten mit einer festen Zahnspange (Brackets) möglich.

6.3 Beißen

Vom Beißen sprechen wir, wenn wir mit den Schneidezähnen bis hin zu den Eckzähnen rechts und links Nahrung von einer festen Konsistenz abtrennen. Dazu ist es notwendig, die obere und untere Zahnreihe zusammenzuführen, wobei die oberen Schneidezähne in einer sagittalen Stufe an der unteren vorbeigeführt werden müssen, um eine echte „Schneid"-Wirkung zu erzielen. Vielen Menschen ist das nicht möglich, da folgende – für uns relevante – Fehlstellungen der Frontzähne zu sehen sind:

(1) Lutschoffener Biss – hier wird oft im Eckzahnbereich in die Nahrung gebissen und das Brot mit der Hand abgerissen.

(2) Aufbiss – Beißen ist nur bedingt möglich, da hierbei die Schneidezahnkanten aufeinandertreffen kann von einem echten Abbeißen nicht die Rede sein, sondern eher von „Abknipsen".

(3) Vorbiss – auch hier können die Frontzähne keine Nahrung abschneiden, weil der Unterkiefer zu weit vor dem Oberkiefer steht.

(4) Überbiss – Abbeißen von Nahrung ist möglich, aber durch die besondere Zahnstellung kann es sein, dass die unteren Schneidezähne in schmerzhafter Art und Weise bei jedem Beißen die Papilla incisiva berühren, reizen oder sie sogar blutig verletzen.

Benötigtes Material: große Kaunudel (Kauschlauch)

Übungsdurchführung

Diese Beißübung wird mit dem Kauschlauch, der „großen Nudel“ durchgeführt. Die Nudel wird zu einem „U“ gebogen und jeweils zwischen Daumen und Zeigefinger beider Hände gehalten. Die Mittelfinger beider Hände liegen locker an den Wangen des Patienten als beidseitige „Fühlfinger“. *(s. Abb. 63)*

Diese eingesetzten „Fühlfinger“ haben folgende Aufgaben:

1. Dadurch halten Sie konstant Kontakt zum Patienten. Dieser Kontakt verbessert Ihr Gefühl von Befindlichkeit und Tonus des Patienten.
2. Der Patient kann sich nicht durch eine plötzliche Körper- oder Kopfbewegung derart vom Therapeuten fortbewegen, dass er ins „Leere“ beißt. Das könnte fatale Folgen haben, wenn der Patient ohne Kauschlauch zwischen den Zähnen mit gleichem Druck zubeißen würde wie mit dem Schlauch. Er könnte sich an der Zunge oder an den Zähnen verletzen.
3. Durch die beschriebene Haltetechnik wird zusätzlich ein Rahmen für den Patienten geschaffen, in dem er sich sicher und geborgen fühlt.
4. Durch Ihre angelegten Finger besteht für Sie die Möglichkeit, den Druck zu spüren, den der Patient während der Übung aufbaut bzw. hält.

Im gleichen Moment, in dem Sie sich mit der Kaunudel den Zähnen des Patienten nähern, öffnen Sie gleichzeitig Ihren Mund. Das ist das Zeichen für den Patienten, dasselbe zu tun. Die Kaunudel wird mit der geschlossenen Seite (die unten geschlossene Seite vom „U“) ungefähr 1–2 cm über die untere Zahnreihe gelegt. Der Therapeut schließt seinen Mund und beobachtet, ob und in welcher Art und Weise der Patient es ihm gleichtut. Das lässt man einige Male wiederholen, während der Therapeut als Vorbild gleichzeitig im gleichmäßigen Tempo ebenfalls die Zahnreihen öffnet und schließt. *(s. Abb. 64)*

Abb. 63

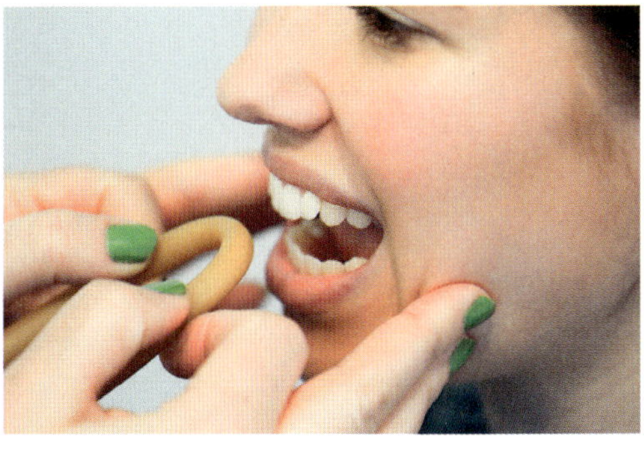

Abb. 64

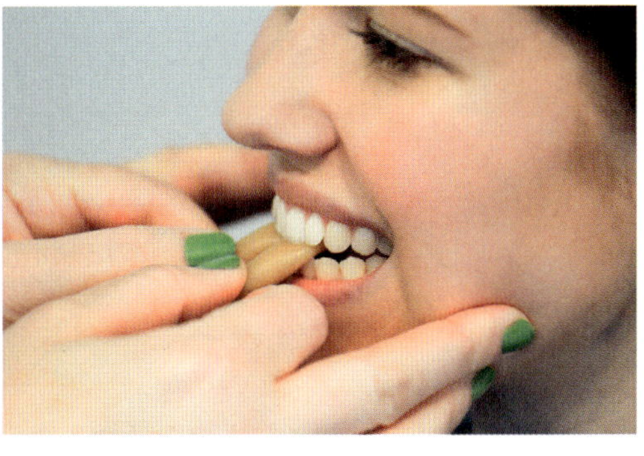

Beim ersten Üben sollte man zu diesem Zeitpunkt normalerweise eine kurze Pause einlegen und auf die Reaktion des Patienten warten, die entweder mit Mimik oder mit Worten gezeigt wird. Es gibt hier oftmals schon eine erste positive Reaktion, indem der Patient sofort nach Beendigung der begonnenen Übung den Mund als Aufforderung zum Weitermachen wieder öffnet, oder aber ohne Kauschlauch weiterhin Beißbewegungen macht.
Nach einer Bestätigung oder einem Lob, das jetzt auf jeden Fall erfolgen sollte, wird als rhythmisierendes Instrument ein Zählen angekündigt. Der Neustart der Übung geschieht in der gleichen Art wie die Einführung:

1. Blickkontakt aufnehmen
2. Finger an die Wangen legen
3. Nudel wie oben beschrieben zwischen den Fingern halten
4. Therapeut öffnet eigenen Mund bzw. Zahnreihen
5. Patient spiegelt
6. Therapeut führt Kauschlauch in den Mund des Patienten ein

o Therapeut schließt eigene Zahnreihen

7. Patient spiegelt
8. Therapeut zählt in rhythmischer Art und Weise und beißt zwischen dem Zählen die eigenen Zähne zusammen
9. Patient macht Beißbewegungen
10. Therapeut bewegt den Kauschlauch vom rechten und linken Eckzahnbereich durch Zusammenführen der Schlauchenden symmetrisch in die Mitte und wieder zurück.

Anfangs sind vielleicht nur wenige und leichte Beißbewegungen möglich. Wenn der Patient mehr Übung hat, kann man sich auf 3 oder 4 Sätze à 20 Wiederholungen einpendeln. (Das ist auch für Erwachsene schon eine sehr intensive Anzahl.)

Variationsmöglichkeiten:

a. Variation über die Dauer der Übung bzw. die Wiederholungszahl
b. Variation über die Intensität der jeweiligen Zeiteinheit des einzelnen Zubeißens, gesteuert über prosodische Elemente und Mimik

Grundsätzlich gilt für den gezielten Einsatz der Kaunudel bezüglich der Ausrichtung der Nudelenden:

„Liegende“ versus „stehende“ Acht

OO = „liegende Acht“

- Die offenen, **nebeneinander** liegenden Enden der Kaunudel werden im 90° Winkel auf die Zahnreihen gelegt.
- Schließt eine kleine Lücke zwischen oberer und unterer Zahnreihe.
- Sollte dann eingesetzt werden, wenn die Zähne im richtigen Kontakt zueinander stehen.

8 = „stehende Acht“
- Die offenen, übereinander stehenden Enden der Kaunudel werden im 90° Winkel auf die Zahnreihen gelegt.
- Schließt auch größere und große Lücken zwischen den Zahnreihen.
- Sollte dann eingesetzt werden, wenn die Zähne keinen Kontakt zueinander haben (z. B. beim lutschoffenen Biss oder bei fehlendem Kontakt im Molarbereich).

„Offene“ versus „geschlossene“ Enden

○ = „Offene Enden“
- Machen die Zunge neugierig, d. h. die offenen Seiten ziehen die Zunge zusätzlich nach „außen“.
- Sollten beim Sigmatismus lateralis dexter folgendermaßen eingesetzt werden: Dann sollte rechts mit der offenen und links mit der geschlossenen Seite gearbeitet werden.

● = „Geschlossenes Ende“
- Macht die Zunge nicht zusätzlich neugierig, d. h. die geschlossene Seite verhält sich der Zunge gegenüber neutral.

Offene Kaunudelenden oder geschlossene Kaunudelenden?
- Grundposition: Die Beißübung wird wie oben beschrieben mit der **geschlossenen** Seite über der Zahnreihe **liegend** durchgeführt.
- Vor allem bei Kindern finden wir oft einen lutschoffenen Biss, der sehr häufig mit einer Interdentalität der Artikulation einhergeht. Die häufig zwischen den Frontzähnen eingelagerte Zunge soll natürlich durch die Übung nicht noch weiter nach vorn ausgerichtet werden. Deshalb wird die **geschlossene** Seite des Kauschlauches angeboten, denn damit wird die Zungenbewegung nicht noch zusätzlich nach frontal provoziert.
- Wenn ein Kind (oder Erwachsener) eine retrograd verlagerte Artikulation zeigt, werden die **offenen** Seiten des Kauschlauches in den Frontzahnbereich gelegt und dann werden die beschriebenen Schiebebewegungen auf der unteren Zahnreihe gemacht.

Denken Sie immer daran: mit der offenen Seite der Kaunudel ziehen Sie die Zunge in Richtung der offenen Kauschlauchöffnungen. Bei der retrograd verlagerten Artikulation wollen wir das bewusst nutzen: Wir ziehen die Zunge nach frontal, in Richtung Schneidezahnbereich. So wird der fehlerhaften Artikulation entgegengearbeitet.

Mögliche Fehlerquellen:

- Der Patient hat einen vorverlagerten Würgreflex.
  Ein eventuell vorhandener Würgreiz kann sich bei extremer Ausprägung schon beim Anblick des Kauschlauches zeigen. In dem Fall ist es absolut notwendig und sinnvoll, zuerst den Würgreiz zu bearbeiten, da man sonst mit dem Patienten nicht weiterarbeiten könnte. Das Vorgehen in diesem Fall siehe Kapitel 4.3 unter „Würgreflex“
- Der Patient bekommt im Laufe der Übung einen Würgreiz.
  In dem Fall sofort eine Pause machen! Atmen Sie als Therapeut tief durch, in der Regel macht der Patient das sofort nach (Spiegelneuronen!). Beim nächsten Durchgang eine Übungsanzahl ankündigen, die geringer ist, als die vorausgegangene, die den Würgreiz ausgelöst hat. In der Regel geht das ohne Probleme. Auf diese Art und Weise kann man sukzessiv die Anzahl der Wiederholungen steigern
- Der Frontzahnbereich ist so stark durch einen lutschoffenen Biss deformiert, dass der Patient keinen Zahnkontakt zum liegenden Kauschlauch herstellen kann.
  Hier besteht u. a. die Möglichkeit den Schlauch hochkant („stehende Acht“) zu stellen. In dem Fall wird im Frontzahnbereich asymmetrisch gearbeitet, da man jetzt jeweils nur einen Teil bearbeiten kann. Der Kauschlauch wird zwischen beiden Eckzahnbereichen hin und her bewegt. Intensität und Anzahl der Wiederholungen mindestens wie beim oben beschriebenen grundsätzlichen Vorgehen. Arbeiten Sie hier sehr intensiv, mit vielen Wiederholungen, da die Zahnreihen in möglichst kurzer Zeit geschlossen werden sollen

Tipp:
Möglich sind bei einer extremen Öffnung des Frontzahnbereiches auch folgende Übungen:

- Mehrere Spatel (mindestens 2, besser 3) als Stützkern für den Rogge-Spatel® benutzen. Der Rogge-Spatel® wird nun hochkant zwischen die Frontzähne gestellt. Bei sorgfältiger Beachtung der senkrechten Positionierung wird der Patient auf gewohnte Art und Weise (durch Spiegelung) veranlasst, Bewegungen wie beim Beißen zu machen.
- „Rogge-Spatel® Sandwich“: Der Rogge-Spatel® wird in den geknickten Kauschlauch gelegt, wie eine Frikadelle in ein Sandwich. Dieses Kombiprodukt wird nun zwischen die Frontzähne gelegt und wie bisher wird der Patient veranlasst, Beißbewegungen zu machen. (Diese Materialhöhe erreicht und schließt jede Frontzahnlücke!) s. Abb. 65, 66

Der Patient schließt die Zahnreihen, aber öffnet sie nicht wieder:

- Besteht ein Beißreflex?
- Der Patient möchte einfach ausprobieren, was passiert, wenn er die Zahnrei-

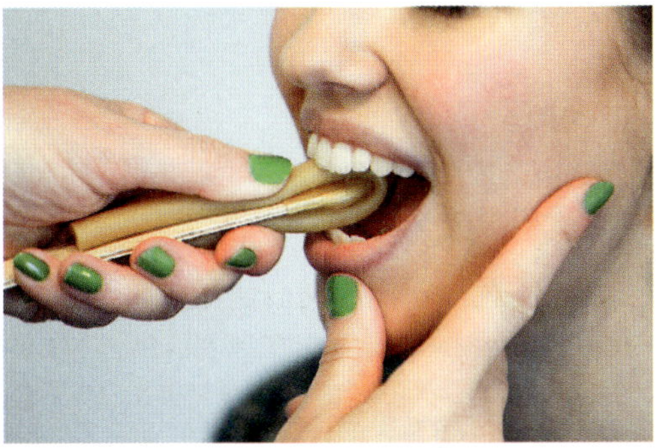

Abb. 65

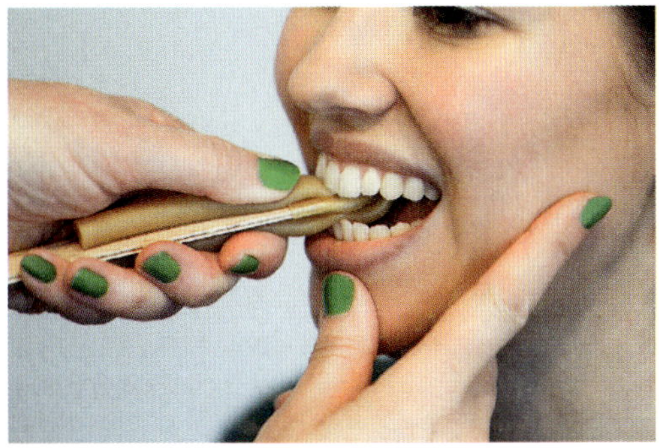

Abb. 66

hen nicht öffnet. Er will vielleicht nur mal die Reaktion des Therapeuten auf dieses Verhalten erkunden.

- In beiden Fällen sollte die Reaktion dieselbe sein: Zeit geben und lassen! Warten Sie in aller Ruhe ab, wie lange der Patient es aushält, die Zähne zusammenzuhalten und den dadurch verursachten Druck auszuhalten. Der Therapeut sollte in jedem Fall mehr Geduld und Zeit haben, als der Patient.

> Machen Sie mal einen Selbstversuch: Beißen Sie auf die liegende oder stehende Acht und beobachten Sie den Sekundenzeiger auf einer Uhr. Wie lange halten Sie es aus?

Ganz wichtig ist es, in der beschriebenen Situation auch mit Ihrem begleitenden Vers entsprechend zu reagieren, indem Sie sofort mit dem Zählen aufhören, bzw. auf der gerade gesprochenen Zahl verweilen. In dieser „Pause" sollte aber die gehaltene Spannung gleichbleibend zwischen beiden Akteuren zu spüren sein.

- In beiden Fällen ist es im Anschluss sinnvoll, die Beißübung mit dem Rogge-Spatel® fortzuführen, denn durch die Stabilität des Holzkernes haben Sie im Gegensatz zum flexiblen Kauschlauch mehr Möglichkeiten, über den Druck des Spatels auf die Zähne einzuwirken.

Therapeutische Effekte der Beißübung:

- Das Zahnwachstum im Frontzahnbereich wird angeregt
- Ein eventuell vorhandener lutschoffener Biss wird verringert bzw. geschlossen
- Die Versorgung der Zahnwurzeln im Frontzahnbereich wird angeregt
- Der Zahnhalteapparat wird stimuliert
- Die (Ab-) Beißfreude wird stimuliert und angeregt

- Je nach Ausrichtung der Übung wird die Muskulatur der Zunge stimuliert (nach vorn, zurückziehend oder breitziehend)
- Eine retrograd verlagerte Artikulation wird gemildert oder beseitigt
- Durch die rhythmische Bewegung der Kiefergelenke werden die Gelenkkapseln, die Bänder und umgebende Muskulatur stimuliert
- Die Öffnungsweite des Kiefers wird ggf. erweitert

6.4 Allgemeine Überlegungen zum Thema Kauen

Vielen Menschen – Kindern, aber auch Jugendlichen und Erwachsenen – fällt heute das Kauen schwer. Es ist einfacher und bequemer, weiche Nahrung zu sich zu nehmen und sie kurzerhand nur zu schlucken. In der Anamnese höre ich vielfach auf die Frage „Was ist Dein Lieblingsessen?“, dass nur die weiche Variante eines Speiseplans genannt wird: Nudeln, Fast Food, Eierpfannkuchen, Banane, Joghurt, Toastbrot, etc.

Oftmals wird Essen auf reines „Bauchfüllen“ reduziert. Wenn somit der überwiegende Teil der Nahrung aus weicher Konsistenz besteht, kann das Folgen haben für die gesamte Physiognomie, u. a. die Zähne, den Wangentonus und den Mundschluss.

Wir Menschen kauen also immer weniger. Das kann vielfältige Ursachen und Folgen haben:

1. Das Zahnwachstum im Molarbereich geht zurück und oftmals fehlt aus diesem Grund ein Zahnkontakt in diesem Bereich der Molaren.
2. Zusätzlich wird durch die fehlende Kaunotwendigkeit auch weniger Zungenmobilität entwickelt. Durch das reduzierte Training für die Zunge wird die Gefahr, dass sich in Folge eine undeutliche Artikulation entwickelt, deutlich erhöht. Broich (1992, S. 23) schreibt dazu, „(...) in dem gleichen Maße, wie die Kautätigkeit zurückgeht, verschwinden auch die Lautbildungen.“
3. Ein weiteres Folgeproblem der fehlenden Kautätigkeit kann sein, dass der Würgreflex nicht abgebaut wird und zu weit vorn im vorderen Mundbereich verbleibt. Die betroffenen Personen entwickeln in Folge Mechanismen zur Kompensation, die ihnen helfen, die Ursache des Würgens zu umgehen: Den Bolus möglichst nicht in die Bereiche zu transportieren, die unangenehm sind. Damit bleibt der Würgreiz noch länger erhalten, da die Reize fehlen, die zur Desensibilisierung und zum Abbau des Würgreizes führen.
4. Ein weiteres Symptom kann ein fehlender Tonus sein, was vor allem im Bereich der Wangen auffällt. Wenn nur „weiche“ Nahrung zu sich genommen wird, muss keine muskuläre Kraft zur Nahrungszerkleinerung aufgewendet werden, und es kann sich keine Muskulatur aufbauen. Fehlt Tonus, wird weniger gekaut, und wenn weniger gekaut wird, kann der Tonus nicht aufgebaut werden.

Die beschriebenen 4 Szenarien können jeweils als „Circulus vitiosus", verstanden werden.

Bis ca. zum 3. Lebensjahr ist es normal, dass ein Kind eher symmetrische „Kau"bewegungen macht: Es macht den Mund auf, nimmt Nahrung zu sich, zerdrückt die Nahrung mit der Zunge am Gaumen, sammelt sie auf der Zunge, und macht sie damit schluckbereit. Diese Bewegung ist zu vergleichen mit einer „Scharnierbewegung": der Unterkiefer öffnet und schließt sich ohne mandibuläre Seitwärtsbewegung. Im Idealfall werden bei dieser Bewegung die Lippen trainiert, die Schneidezähne bis zu den Eckzähnen, und die Zunge übt die Transportbewegung des Bolus zum Schlucken aus.
Dieser beschriebene Bewegungsablauf ist eher
- ein Beißen bzw.
- eine Aufnahme von nicht flüssiger Nahrung in den Mund,
- ein Zerdrücken der Speise mit der Zunge am Gaumen, mit anschließendem Schluckvorgang.

Ab ca. 3 Jahren kommen zunehmend asymmetrische Bewegungen dazu, das heißt, das Kind trainiert die rotierenden Seitwärtsbewegungen des Unterkiefers durch das Mahlen bzw. das Kauen. Das geschieht im Molarbereich des Mundes. Voraussetzung dafür ist, dass das Kind
- die zu zerkleinernde Nahrung spürt (Wahrnehmung für die Konsistenz und Position der Nahrung),
- den Unterkiefer lateral verschieben kann (Unterkieferbewegungen),
- mit der Zunge die Nahrung zwischen die Molare transportieren kann (Zungenbewegung von medial nach lateral rechts oder links),
- die zerkleinerte Nahrung wieder aus dem Molarbereich auf die Zunge positionieren kann (Zungenbewegung von lateral rechts oder links nach medial),
- Wangendruck aufbauen kann, um einen Gegendruck zur Zunge zu haben.

Psychischer Aspekt des Kauens

Viel und kräftig kauen macht uns glücklich und zufrieden. Andersherum: Wer kennt nicht das Gefühl der Unzufriedenheit, wenn er, aus welchem Grund auch immer, eine Zeitlang nicht richtig kauen konnte oder durfte. Der Grund kann eine Krankheit sein, in der nur breiige Nahrung aufgenommen werden darf, oder ein Ferienaufenthalt in einer Gegend, in der eher nur weiche Brotsorten, z. B. Toastbrot, zu bekommen sind. Wie groß ist die Freude, wenn man anschließend wieder ein Schwarzbrot oder ein Müsli kauen kann und darf.

Einige von Ihnen kennen vielleicht auch das Gefühl der emotionalen Unzufriedenheit, das Sie zum Kühlschrank oder an die Schoko-Schublade treibt. Dort sucht man sich etwas Gutes zum Essen: ein hartes Stück Salami, ein Stück Käse oder eine Praline, je nach Vorliebe.

Der Grund ist nicht unbedingt Hunger, sondern wir haben ein Bedürfnis, das wir über genussvolles Kauen kompensieren wollen. Oder wir haben im Alltag ein Problem, und auf dem „kauen“ wir im wahren Sinn des Wortes herum!
„Ich muss die Zähne zusammenbeißen!“
„Da gibst Du mir eine ganz schön harte Nuss zu beißen!“
„Daran beiße ich mir die Zähne aus!“
„Ich gehe auf dem letzten Zahn!“
„Ich gehe schon auf dem Zahnfleisch!“
Das sind nur einige Beispiele von Metaphern, die den Zusammenhang zwischen allgemeinen Problemen und dem Kauen versinnbildlichen. Andererseits wissen wir genau, was wir für einen Menschen vor uns haben, wenn er „Biss“ hat!

Die Zufriedenheit, die durch das Kauen erreicht werden kann, entsteht durch die Verbindung der Zahnwurzeln zum limbischen System: durch diese Nervenverbindung beruhigt und stimuliert man das limbische System als den zentralen Bereich, der für die emotionale Befindlichkeit zuständig ist.

Therapeutische Effekte durch die Kau-Übungen:

- **Anbahnung des Kauens:**
  - Durch das rhythmische Zählen werden die rhythmischen Bewegungen der Kiefer zueinander stimuliert und gefördert. Der Patient ahmt die Bewegungen des Therapeuten nach und damit werden ohne weitere Anstrengungen genau die Bewegungen ausgeführt, die gewünscht werden: kräftige Kaubewegungen.
  - Kauen im Alltag wird durch diese Übung recht schnell als weniger anstrengend und ermüdend empfunden.

- **Zahnlängenwachstum:**
  - Durch den Druck auf die Zähne und den Zahnhalteapparat bekommen die Zähne einen Wachstumsreiz.
  - Zähne auf denen nicht gekaut wird, haben oft nur eine unzureichende sichtbare Länge, manchmal stehen sie nur knapp ca. 1 mm über dem Alveolarkamm. Weil nicht gekaut wird, wachsen die Zähne auch nicht weiter aus dem Alveolarkamm hinaus.
  - Durch den fehlenden Kontakt im Seitzahnbereich kaut der Patient nicht oder nur sehr ungern, weil das Kaugut eben nicht effektiv zerkleinert werden kann. Dadurch, dass er nicht kaut, bekommen die Zähne keinen Kontakt zueinander.
  - Man braucht an dieser Stelle keine Angst zu haben, dass die Zähne zu lang werden! Dieses Phänomen gibt es nicht! Jeder Zahn hat seine vorge-

gebene optimale und maximale Länge, definiert in seinem genetischen Programm.

- **Abbau eines vorverlagerten Würgreflexes**
  - Durch die Zerkleinerung von fester Nahrung wird auch bei Kindern der Würgreflex aus dem vorderen Mundbereich sukzessiv in den hinteren Molarbereich, bzw. in Richtung Velum gearbeitet, wo er physiologisch seinen Sitz hat. (Das genaue Vorgehen siehe im Kapitel 4.3 Würgreflex.)

- **Anregung des Schluckreflexes**
  - Durch das Zusammenspiel der bisher genannten Funktionen und Aktivitäten kommt es in der Folge zu einer Erhöhung der Schluckfrequenz.

- **Verringerung des Bruxismus**
  - Wenn die Zähne und die Zahnwurzeln genügend Arbeit und Stimulation haben, suchen sie deutlich weniger oder gar nicht mehr den zahnschmelzschädigenden Kontakt miteinander (genaues Vorgehen siehe unter Kapitel 4.2).

- **Stoffwechselaktivierung**
  - Anregung des Stoffwechsels im Alveolarkamm verbessert die Versorgung des gesamten Zahnhalteapparats.

- **Stimulierung der Alveolarkämme**
  - Durch das Kauen auf der Kaunudel wird über den Druck auf die Zähne die Durchblutung der Alveolarkämme verbessert.

- **Desensibilisierung der Alveolarschleimhaut**
  - Eine eventuell vorhandene Überempfindlichkeit kann verringert werden, z. B. Reduzierung von Zahnfleischbluten.

- **Erhöhung der Speichelproduktion**
  - Durch die Kaubewegungen und die wechselnden muskulären Aktivitäten wird die Speichelproduktion angeregt und auch das Schlucken gefördert. Die Zusammensetzung und Konsistenz des Speichels verändert sich ebenfalls positiv.

- **Steigerung des emotionalen Wohlbefindens**
  - Durch die Verbindung der Zahnwurzeln mit dem limbischen System wird hier auf recht einfachem Weg eine Verbesserung des Wohlbefindens erzielt. Vielfach wird das Wohlbehagen durch diese Übung mitgeteilt, durch eine entsprechende Bemerkung: „Oh, ist das gut!“ oder „Cool, dass macht Spaß!“ oder auch „Mehr!“.

- **Verbesserung von Gleichgewicht, Gesamttonus und Koordination**
  - Durch die bestehende Verbindung der Zähne zum Cerebellum werden positive Effekte in den Bereichen erzielt, die diese Hirnstruktur steuert: Die Kinder und Jugendlichen können „besser“ sitzen (= länger und mit besser aufgerichteter Wirbelsäule), das Körpergefühl wird positiv verändert (sie „fühlen“ sich besser), der Tonus kann adäquat auf die jeweilige Anforderung eingestellt werden und die Feineinstellung von Bewegungen differenziert sich. Erwachsene fühlen sich nach der Therapiestunde ausgeglichen und entspannt.

- **Verbesserung des Rhythmusgefühls**
  - Durch das begleitende Zählen oder das Sprechen von Versen (Litaneien) über die gesamte Dauer der Therapiezeit bekommt der Patient eine erhebliche Menge an prosodischem Angebot.

- **Steigerung der auditiven Aufmerksamkeit**
  - Durch prosodische Elemente wird der Übungsablauf bezüglich Tempo und Druck gesteuert.

- **Verbesserung des Blickkontaktes**
  - Durch die prosodischen Elemente und den mimischen Einsatz des Therapeuten werden die Spiegelneuronen des Patienten geweckt und wach gehalten.

Zusätzliche Therapieeffekte bei Kaubewegungen mit gleichzeitiger Aktivierung der Zungenbewegungen:

- **Aktivierung der Zungenmotorik**
  - Durch die initiierten Lateralbewegungen mit Hilfe der Nudelküsschen werden genau die Bewegungen erzielt, die auch für ein effektives Kauen notwendig sind.

- **Verbesserung des Stoffwechsels der Zunge**
  - Durch die „Massage“ der Nudelküsschen und die Bewegungen kommt der gesamte Stoffwechsel der Zunge in Gang und wirkt sich positiv aus: Eventuell bestehende Zungenbeläge verringern sich, die Durchblutung wird verbessert und die Zunge sieht oft schon nach kurzer Zeit gesünder und „rosiger“ aus.

- **Tonisierung der Zunge**
  - Durch die fast unwillkürlich ausgeführten Bewegungen wird die Zunge deutlich aktiver. Die Muskeln der Zunge werden kräftiger und können ihre Arbeit besser ausführen.

- **Verbesserung der Wahrnehmung der Zunge**
  - Das taktil-kinästhetische Empfinden wird gestärkt und dadurch verbessert sich das Gefühl für die Lage der Zunge im Mund.

- **Verbesserung der Artikulationsbewegungen**
  - Sie werden hier sehr deutliche Effekte hören und sehen, denn durch die Arbeit am Kauen werden natürlich „ganz nebenbei" auch alle Bewegungen trainiert, die für die Artikulation gebraucht werden. Artikulationsbewegungen werden angebahnt, korrigiert oder präzisiert, je nach Ausgangslage.

- **Wirksame Maßnahme gegen laterale Artikulationsbewegungen**
  - Die „Nudelküsschen" sollten im Fall einer lateralen Bildung eines Lautes auf der gleichen Seite intensiver durchgeführt werden, um die Zunge mit der aktiven Ablöse-Bewegung aus dem Ungleichgewicht der Bewegungsrichtung zu holen.

Muskuläre und emotionale Befriedigung werden auf zwei Wegen erzielt:

1. **Dauer**

- Kauen über längere Zeit bewirkt eine Erhöhung des Gefühls der Zufriedenheit. Nicht nur, dass wir das Sättigungsgefühl erhöhen durch ein Mehr an Nahrungsaufnahme, wir werden auch müder im Kausystem und damit ruhiger und zufriedener in unserer Befindlichkeit. Langsames und genussvolles Kauen beim Essen bringt also ein hohes Maß an Zufriedenheit.
  Dieser Aspekt ist aus therapeutischer Sicht sehr wichtig, da gerade viele Kinder zu Beginn der Therapiestunde unausgeglichen, unruhig oder völlig aufgedreht sind. Es ist sehr schnell zu merken, dass durch die angebotenen Übungen Ruhe in die Patienten einkehrt.
  Ich erlebe es häufig, dass auch die kleineren Kinder sofort sehr positiv auf das Kauen reagieren. Sei es auf die aktive Übung des Kauens wie unten beschrieben, oder auf die entsprechenden passiven Bahnungsübungen (z.B. Zahndruck mit dem Rogge-Spatel®). Sie fordern häufige Wiederholungen ein bzw. kauen in der von mir eingeplanten Pause weiter.
  Ich frage mich an dieser Stelle oft, was am Esstisch zu Hause falsch läuft.
  Größere Kinder, Jugendliche und Erwachsene genießen die Kauübungen meist ab Beginn. Mir kommt es manchmal so vor, als ob sie etwas finden, was sie lange gesucht haben.

2. **Druckintensität**

- Je mehr Druck die Zähne durch feste Nahrung erhalten, desto mehr Stimulation bedeutet das für die Zahnwurzeln.

Dieser Druck bewirkt einerseits wieder eine Erhöhung der Zufriedenheit, und zusätzlich verbessert er den Stoffwechsel im Alveolarkamm. Dadurch kommt es zu einer Verbesserung der Nährstoffversorgung der Zahnwurzeln und damit der Zähne. Nicht zuletzt wird durch den Druck auch das Zahnwachstum gefördert!

Bei Kindern, die nicht oder nicht ausreichend kauen können, ist oft zu beobachten, das die Molaren nicht weit genug aus dem Alveolarkamm herausgewachsen sind, so dass ein Zahnkontakt gar nicht möglich ist. Durch die angebotenen Kauübungen kann man fast zuschauen, so schnell (Dauer oftmals nur wenige Wochen) kommt in einigen Fällen ein Zahnkontakt im Molarbereich zustande. Bei einigen Patienten hatte ich den Eindruck, dass ich durch eine Zeitraffer-Kamera dem Zahnwachstum zuschaue.

6.4.1 Erarbeitung der Kauübung

Das Kauen setzt dort an, wo das Beißen aufhört:
Gekaut wird von den Eckzähnen bis ganz nach hinten zum letzten Molar.
(Molar = Mahlzahn, dort wird die Nahrung zermahlen bzw. zerkaut.)
Da das Kauen nur auf einer Seite des Zahnbogens geschieht, ist es eine asymmetrische Funktion.
Deshalb ist es auch immer eine asymmetrische Übung am Patienten.

Benötigtes Material: großer Kauschlauch

Durchführung: Ich empfehle Ihnen für diese Übung folgende Positionen für Ihre Hände: Die offenen Enden des zusammengebogenen Kauschlauchs nehmen Sie zwischen Daumen und Zeigefinger der Führhand. Die Finger sind etwa 3 cm von den Enden entfernt und die Fühlhand geht im 3-Finger-Griff an das Gesicht des Patienten.

1. Der Therapeut öffnet seinen Mund.
2. Der Patient spiegelt.
3. Die Führhand geht mit gehaltenem Kauschlauch in den Bereich der Eckzähne und wird im **rechten Winkel** auf die Eckzähne gelegt, ca. 1–1 ½ cm nach lingual überstehend. *(s. Abb. 67, S. 189)*
4. Der Therapeut schließt seine Zahnreihen.
5. Der Patient spiegelt und beißt auf den Kauschlauch. (Ich verwende auch hier in der Übungsbeschreibung den Begriff „beißen“, wenn der Patient die Kiefer zusammenführt. Da es aber nur auf einer Seite des Zahnbogens und außerdem im Molarbereich geschieht, wird natürlich nicht das Beißen, sondern das Kauen trainiert.) *(s. Abb. 68)*

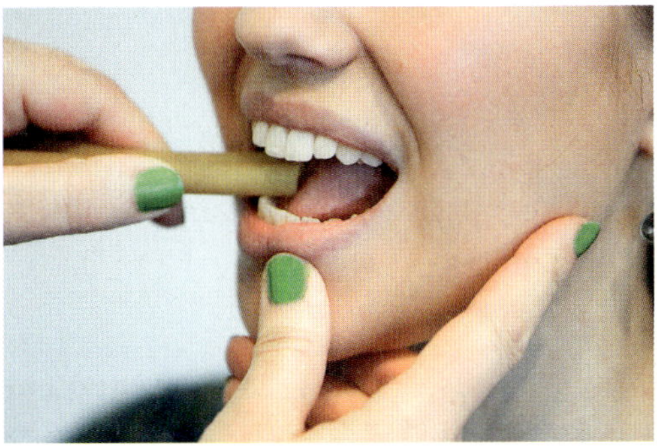

Abb. 67

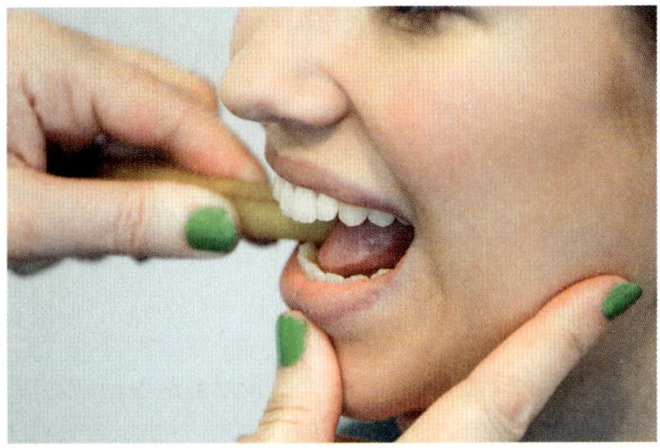

Abb. 68

6. Der Therapeut öffnet und schließt rhythmisch seinen eigenen Kiefer und bewegt dabei den zusammengehaltenen Kauschlauch stückweise über die Molaren bis nach ganz hinten und wieder nach vorne. Es spielt hier keine Rolle, wie groß der einzelne Schritt zum nächsten Kaupunkt ist, wichtig ist, dass jede Stelle der Molaren mit den Nudelenden intensiv und ausreichend bearbeitet wird.
7. Der Therapeut verstärkt über seine Mimik die positiven Kaubewegungen des Patienten und nimmt nach einigen Schließbewegungen des Kiefers die Kaunudel nach Ankündigung: „...8, 9 und Ende!“ wieder aus dem seitlichen Kiefer heraus.
8. Die Mimik des Patienten gibt meist sofort Aufschluss über sein Empfinden. Wenn man an dieser Stelle das Gefühl hat, dass der Patient nicht positiv auf die Übung reagiert, ist es sinnvoll gleich nachzufragen, was es zu berichten gibt. Wenn durch diese Übung bei dem Patienten ein unangenehmes Gefühl erzeugt wurde, sollte der aufmerksame Therapeut dieses jedoch möglichst schon während der Übung bemerkt haben und sofort nachfragen.
(Bei der weiteren Übungsbeschreibung wird davon ausgegangen, dass für den Patienten alles in Ordnung war. Gründe für ein eventuelles unangenehmes Gefühl finden Sie weiter unten bei den „Möglichen Fehlerquellen“.)
9. Der Therapeut kündigt die Fortsetzung der Übung durch Öffnen seines Mundes an und zählt bei jedem Schließen des Kiefers rhythmisch mit, z. B. bis 10. Nach der Zahl 10 kommt: „und Wechsel!“
10. Der Therapeut wechselt den Kauschlauch in die andere Hand und wiederholt die Übung auf der anderen Seite. Auch hier zählen wir wieder: „8, 9, 10, und Wechsel!“
11. Anschließend wird der Durchgang wie beschrieben auf der anderen Seite wiederholt.

Bei der oben beschrieben Durchführung wären jetzt 20 Kaudrucke je Seite durchgeführt worden. Diese sind für die erste Therapiestunde schon ausreichend in dem Sinne, dass der Patient als Ergebnis eine deutliche Stimulation seiner Zähne bzw. seiner Zahnwurzeln spüren wird.

Wenn die Übung wie bisher beschrieben durchgeführt wird, dient sie überwiegend den Zähnen, da bisher eine ausdrückliche Beteiligung der Zunge noch nicht gefordert wurde; (dafür s. unten: Kauen mit Anregung der Zungenbewegungen).

Variationsmöglichkeiten:

a. Erhöhung der Anzahl der Kaubewegungen pro Seite:
Statt 10 × Steigerung auf 15 × bis zu maximal 20 × je Durchgang.

b. Erhöhung der Seitenwechsel: statt 2 Wechsel Steigerung auf bis zu 5 Wechsel.
(5 Wechsel mit je 20 Kaubewegungen = 100 Kaubewegungen pro Seite!)

c. Veränderung des Tempos der Kaubewegungen:
Schnelle Stakkato-Bewegungen oder langsame Largo-Bewegungen, je nach Temperament des Patienten, oder um eine Variation in den Ablauf zu bringen. Wird vom Therapeuten ausschließlich über prosodische Elemente gesteuert.

d. Veränderung des Kaudrucks:
Die Intensität wird durch „zartes Stimmchen“ bzw. durch „kraftvolles“ Sprechen beim Zählen initiiert, oder gestisch vom Therapeuten durch fest geschlossene („drohende“) Faust vor dem Gesicht des Patienten erwirkt.

e. Veränderung der Dauer des Kaudrucks:
Der geforderte Kaudruck kann auch nur über die Artikulation (= Ziehen) der gesprochenen Zahl initiiert werden: „füüüüüünf, seeeeechs, siiiiiiiiieben, aaaaaaacht.“

f. Einsetzen aller verschiedenen prosodischen Steuerungsmöglichkeiten innerhalb eines Ablaufes. Damit werden die allgemeine Spannung und die auditive Aufmerksamkeit des Patienten gesteigert.

g. Zusätzlich zur „liegenden“ Acht sollten Sie bei Bedarf die „stehende“ Acht in Ihr Programm aufnehmen. Die Indikation für diesen Einsatz sehen Sie in der Tabelle auf S. 195. Grundsätzlich gilt: große Lücke zwischen den Zähnen = hoher Materialeinsatz.

6.4.2 Kaubewegungen mit gleichzeitiger Aktivierung der Zungenbewegungen

Durchführung: Sie drücken die offenen Enden des Kauschlauchs ca. 3 cm vor dem Ende mit Ihren Fingern **sehr fest** zusammen. Durch den Fingerdruck biegen sich die Enden V-förmig auseinander, diese Form bezeichne ich bildhaft als „Entenschnabel“.

(s. Abb. 69)

Sie versuchen jetzt mit diesen offenen Enden (liegend oder stehend, je nach Notwendigkeit) die Zunge zu erreichen und die Zunge damit anzusaugen.

(s. Abb. 70)

Natürlich muss der Patient in diesem Moment auch eine Kaubewegung machen, d. h. er führt die Kiefer fest zusammen.
Wenn Sie jetzt im richtigen Moment die zusammengekniffenen Enden des Kauschlauchs loslassen, entsteht ein besonderer Effekt, das „Nudelküsschen".

(s. Abb. 71)

Wenn das erste Nudelküsschen zu hören war, signalisieren Sie mimisch und verbal, dass das ein ganz tolles Geräusch war! „Klappt das nochmal?" Wenn ja, „Wunderbar!" So merkt der Patient, dass das ein gewünschtes und gewolltes Geräusch war und dass das Geräusch nichts war, was vermieden werden sollte. (Woher sollte der Patient das sonst wissen?) Sie müssen anfangs aufpassen, dass Sie nicht das mechanische Geräusch, das entsteht, wenn der Kauschlauch zusammengebissen wird, mit dem Ansaug-Lösegeräusch „Nudelküsschen" verwechseln. Die Geräusche klingen in einem ungeübten Ohr ähnlich!
Anfangs ist es vermutlich notwendig, dass Sie als Therapeut das Lösen des Kauschlauchs von der Zunge vornehmen, indem Sie die Nudelöffnungen aktiv

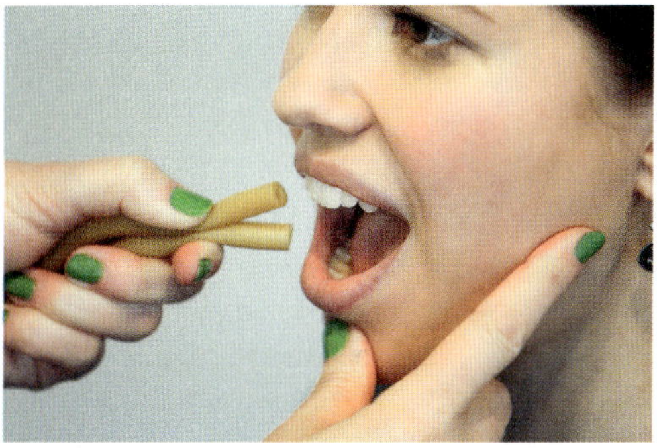

Abb. 69

Abb. 70

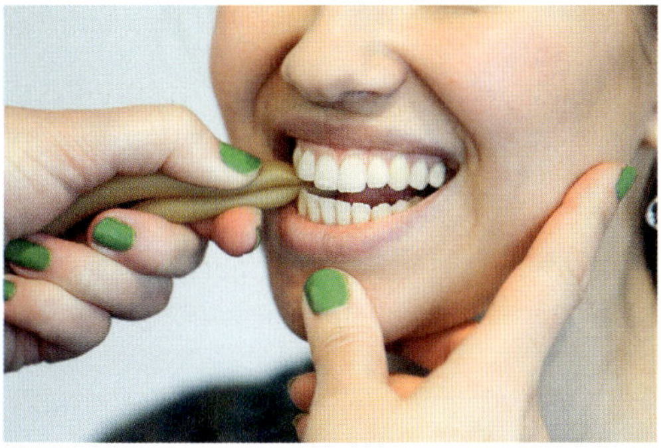

Abb. 71

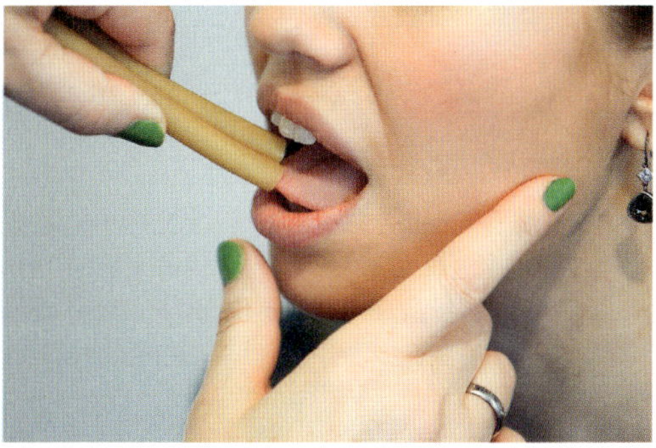

von der Zunge abziehen und den Schlauch anschließend für einen Sekundenbruchteil nach außerhalb der Zahnreihen wegziehen. Natürlich um ihn sofort wieder zwischen die Zahnreihen zu legen, um das nächste „Nudelküsschen“ zu forcieren. Je Seite sollten Sie es einige Male für den Patienten taktil-kinästhetisch und akustisch deutlich wahrnehmbar gemacht haben.
Bisher war wie beschrieben das Nudelküsschen eher eine Geschicklichkeitsleistung seitens des Therapeuten. Da es aber natürlich eine Leistung des Patienten werden soll, kommt die Ankündigung: „Ab sofort zähle ich nur noch die Nudelküsschen!“

Beginn der Übung wie bisher, aber:
Jetzt lassen Sie als Therapeut die Kaunudel in der jeweiligen Position auf den Zähnen liegen und ziehen Sie sie **nicht** nach außerhalb des Mundes! Meist gibt es jetzt einen Moment der Unsicherheit auf Seiten des Patienten. Warum ist das bisher so schnell entstehende Ansaug-Lösegeräusch – das Nudelküsschen – nicht zu hören?!
Das Geheimnis liegt jetzt darin, dass der Patient nun selber tätig werden muss! Er muss jetzt **aktiv** seine angesaugte Zunge von den offenen Kaunudelenden zur anderen Molarseite bewegen. Sie erreichen also über Aufmerksamkeit für das entstehende Nudelküsschen die oftmals spontan nicht möglichen Lateralbewegungen der Zunge. Da Sie angekündigt haben, dass Sie nur noch die „Nudelküsschen“ zählen, wird sich der Patient bemühen, das nächste entstehen zu lassen, indem er seine Zunge wieder zur Kaunudel bewegt und sie anschließend schnell wieder ablöst.

So entstehen genau die lateralen Zungenbewegungen, die wir anbahnen wollen und die für das Kauen notwendig sind. Die Zunge geht spielerisch hin und her, ohne dass dem Patienten so richtig bewusst ist, was er tut.

Therapeutische Effekte:
- Anbahnung des Kauens
- Anregung des Zahn(längen)wachstums
- Abbau eines vorverlagerten Würgreflexes
- Anregung der Speichelproduktion
- Anregung des Schluckreflexes
- Verringerung des Bruxismus
- Stoffwechselaktivierung
- Stimulierung der Alveolarkämme
- Desensibilisierung der Alveolarschleimhaut
- Normalisierung der Speichelproduktion
- Steigerung des emotionalen Wohlbefindens
- Verbesserung von Gleichgewicht, Gesamttonus und Koordination

- Verbesserung des Rhythmusgefühls
- Steigerung der auditiven Aufmerksamkeit
- Verbesserung des Blickkontaktes

Kaubewegungen mit gleichzeitiger Aktivierung der Zungenbewegungen bringen folgende zusätzliche Therapieeffekte:

- Aktivierung der Zungenmotorik
- Verbesserung des Stoffwechsels der Zunge
- Tonisierung der Zunge
- Verbesserung der Wahrnehmung
- Verbesserung der Artikulationsbewegungen
- Wirksame Maßnahme gegen laterale Artikulationsbewegungen

Mögliche Fehlerquellen:

- Die Kaunudel wird nicht im rechten Winkel auf die Zähne gelegt, sondern wird eher von vorn (parallel) auf die hintere Zahnreihe gelegt. Hier besteht die Gefahr, dass Sie mit der Kaunudel komplett von den Kauflächen der Zähne nach bukkal abrutschen und die Zähne im Frontbereich zu fest aufeinander prallen

> - Bruchgefahr für die Zähne des Patienten!
> - Verletzungsgefahr für Ihre Finger!
> - Der Patient wird durch die in den hinteren Mundraum ragenden Enden der Kaunudel irritiert.

- Sie führen Ihren Daumen zu tief zwischen die Zahnreihen ein. Verletzungsgefahr für den Therapeuten wegen der Gefahr des Aufbeißens seitens des Patienten. Zusätzlich evtl. für den Patienten unangenehm, wenn sich die Finger des Therapeuten zu weit in der Mundhöhle befinden
- Sie schieben mit der Nudel gleichzeitig den Mundwinkel zwischen die Zahnreihen. Der Patient würde in dem Fall nicht nur auf die Kaunudel, sondern auch auf seiner Schleimhaut kauen (beißen.
- Kaunudel wird zu weit auf die Zunge oder Richtung Velum gelegt und kann evtl. einen Würgreflex auslösen
- Die offenen Enden werden nicht fest genug zusammengedrückt und aus diesem Grund kann sich kein „Nudelküsschen“ entwickeln. Nur durch das absolute und sich immer wiederholende Zusammendrücken seitens des Therapeuten kann das „Nudelküsschen“ ausgelöst werden. Wenn der Kauschlauch nicht hundertprozentig zusammengedrückt wird, fehlt der für das „Nudelküsschen“ notwendige Unterdruck

Kontraindikation: Wenn ein Zahn fehlt, aus welchem Grund auch immer, ist bei den Kauübungen unbedingt Folgendes zu beachten:
Wenn sich der neue Zahn schon im Alveolarkamm zeigt, darf rechts und links auf den Nachbarzähnen der Lücke **vorsichtig** gekaut werden.
Wenn sich der neue Zahn noch nicht im Alveolarkamm zeigt, darf **auf keinen Fall** auf den Nachbarzähnen gekaut werden, da die große Gefahr des Kippens in die Lücke dieser Zähne besteht!

- Gleiches gilt für den Bereich „Beißen"!

Variationsmöglichkeiten:

Handhabung:	Wirkweise:	Anwendungsgrund:
O = Die **offenen** Enden der Kaunudel werden zwischen die **seitlichen** Zahnreihen gelegt.	1) Durch das Nudelküsschen wird die Zunge zusätzlich stimuliert. 2) Die Zunge wird etwas weiter in Richtung Kaunudel gesaugt.	1) Die Zunge soll mehr stimuliert und tonisiert werden. 2) Die Bewegungen der Zunge sollen intensiver in Richtung der Kaunudel gearbeitet werden. 3) Wichtig: Bei einseitig lateraler Artikulation (z. B. rechts) sollte die Kaunudel dieser Seite öfter angeboten werden, damit die Zunge aktiv nach links gezogen wird!
O = Die **offenen** Enden der Kaunudel werden zwischen die **vorderen** Zahnreihen gelegt.	Die Zunge wird weiter nach frontal gelockt.	Sinnvoll bei einer retrograd verlagerten Artikulation bzw. bei einer konstant zurückgezogenen Zunge.
● = Das **geschlossene** Ende der Kaunudel wird zwischen die Zahnreihe gelegt.	Die Zunge wird nicht zusätzlich stimuliert sich in Richtung Kaunudel zu bewegen.	1) Allgemein: So wird ausschließlich das Zahnwachstum stimuliert. 2) Im Seitenzahnbereich: Die Zunge soll **nicht** noch zusätzlich in diese Richtung gezogen werden, z. B. bei einem fehlenden Molarkontakt.

Handhabung:	Wirkweise:	Anwendungsgrund:
		3) Im Frontzahnbereich: Bei einer addentalen oder interdentalen Artikulation.
OO = Die beiden Enden der Kaunudel liegen dicht **nebeneinander** (= „liegende Acht“).	Der Druck auf die Zähne ist eher gering.	Die Zähne haben guten Kontakt und es soll eher im Bereich der Kauintensität gearbeitet werden.
8 = Die Enden der Kaunudel stehen **übereinander** (= „stehende Acht“).	Der Druck auf die Zähne ist sehr deutlich und massiv.	1) Im Seitenzahnbereich: Bei fehlendem Kaukontakt im Bereich der Molaren und wenn die Zunge an den Seitenrändern noch zusätzliche Stimulation benötigt. 2) Im Frontzahnbereich: Bei einem lutschoffenen Biss.

Dieser Auflistung kann man entnehmen, dass

- die offene Seite der Kaunudel die Zunge stärker in die Richtung Kaunudel zieht, als die geschlossene Seite.
- die stehende Acht das Zahnwachstum stärker anregt als die liegende Acht.

Aktive Nudelküsschen zur Therapie gegen Sigmatismus oder Schetismus lateralis:

Falls bei Ihrem Patienten diese artikulatorische Fehlbildung vorliegt, sollten Sie folgendermaßen vorgehen:
Ausgehend von einem S. lateralis dexter (die Zunge weicht nach rechts ab), hat es sich in der Arbeit bewährt, nun die Nudelküsschen mit Schwerpunkt auf der rechten Seite durchzuführen, da für das Nudelküsschen die Zunge aktiv nach links bewegt werden muss (als bewusste Bewegung). So wird die aktive Gegenbewegung zur lateralen Lautbildung unterstützt.
Ich empfehle anfangs im oben geschilderten Fall mehrere Durchgänge im Verhältnis von 10× rechts: 2× links durchzuführen.
Bei einer lateralen Abweichung nach links: die Seitenangaben zur Zunge anpassen!
Ich empfehle Ihnen beim lateralen Sigmatismus das oben genannte Vorgehen, mit dem Schwerpunkt, dass die Zunge so mehr Aktivität zeigen muss, um sich

von den Nudelenden wegzubewegen. – Sollten Sie in Ihrer Therapiesituationen allerdings feststellen, dass sich der laterale Klang verstärken sollte, ändern Sie das Vorgehen und machen Sie es entgegengesetzt zur empfohlenen Weise.

6.4.3 Kauen auf kleiner Kaunudel

benötigtes Material: kleine Kaunudel

Durchführung: Therapeut und Patient stecken sich jeweils die kleine Kaunudel wie ein Kaubonbon in den Mund und beginnen zu kauen. *(s. Abb. 72)*

Der Therapeut kaut mit weit geöffnetem Mund kräftig mit. Nun wird es passieren, dass sich die Kaunudel (beim Therapeuten) an der Schleimhaut zwischen den Wangen und der Zunge ansaugt. *(s. Abb. 73)*

oder zwischen den Lippen ansaugt und dort durch den entstehenden Unterdruck angesaugt bleibt. *(s. Abb. 74)*

Durch eine weitere Bewegung löst sich die kleine Nudel wieder von der Zunge oder der Wange.

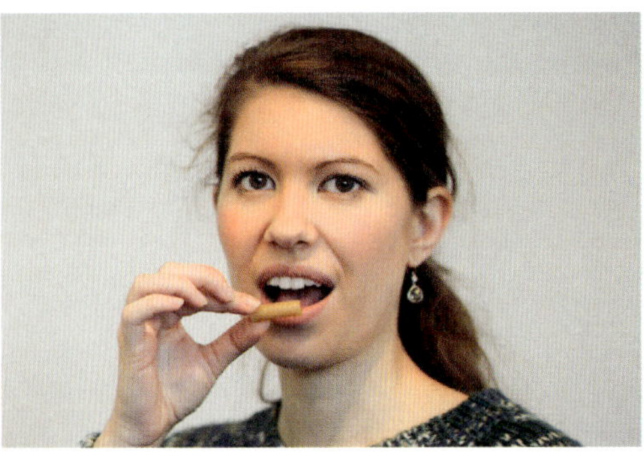

Abb. 72

Abb. 73

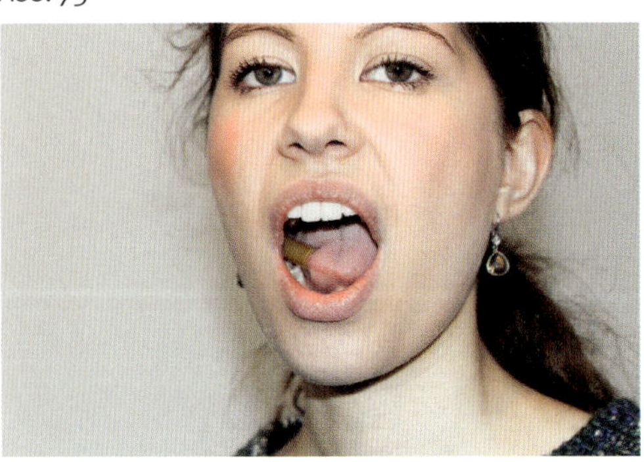

Abb. 74

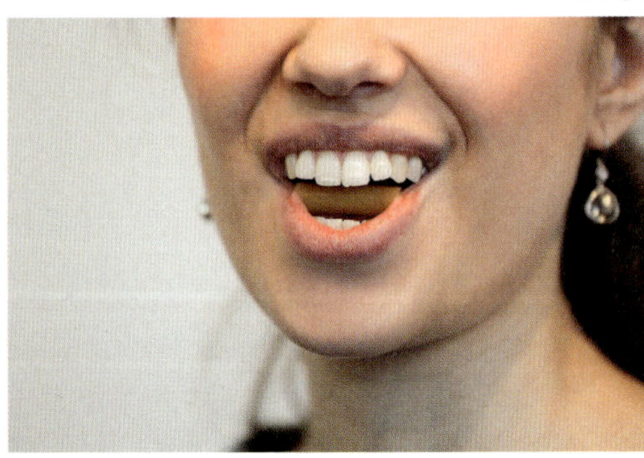

Ziel der Übung ist es, dass sich die kleine Kaunudel auch beim Patienten an den verschiedenen Stellen innerhalb des Mundes ansaugt und anschließend wieder gelöst wird.

Achtung: Der Patient muss gefahrlos die kleine Kaunudel im Mund bewegen und ihre Position jederzeit kontrollieren können: sonst Aspirationsgefahr!

Das Gefühl, wenn das Ansaugen bzw. das Lösen der Nudel zum ersten Mal geschieht, wird Erstaunen oder Verwunderung hervorrufen, vielleicht wird auch ein kleines „Au“ als Schmerzlaut geäußert. Denn für einen Mund, der diese Stimulation nicht gewöhnt ist, ist es schon ein merkwürdiges und gleichzeitig intensives Gefühl.
Die Geräusche, die durch das Ablösen der Kaunudel entstehen, werden auch wieder „Nudelküsschen“ genannt. Wer sie einmal entdeckt hat, der macht gerne immer weiter und wird zum Sammler.

Variationsmöglichkeiten:

a. Häufigkeit des Ansaugens
b. Verschiedene Orte suchen, experimentieren
c. Über die Dauer des jeweiligen Ansaugens
d. Mit geschlossenen Lippen
e. Mit offenen Lippen

Therapeutische Effekte:

- Bewegungen der Zunge werden trainiert
- Verbesserung der Zungenaktivität
- Verbesserung des Tonus der Zunge
- Verbesserung der Zungenkoordination
- Verbesserung der Zungenspitzenaktivität
- Verbesserung zielgerichteter Bewegungen der Zunge
- Verbesserung der Kinästhetik
- Stoffwechselanregung
- Massage des gesamten Mundraumes
- Durchblutungsförderung
- Stimulierung
- Wachmachend
- Förderung der Blickgerichtetheit
- Spaß!

Mögliche Fehlerquellen:

- Zu früher Einsatz der Übung, hierfür muss schon eine sehr gute Vorarbeit von den bisher aufgezählten Übungen geleistet worden sein. Es ist eher eine der schwierigeren Übungen

- Die Nudel darf ausschließlich mit der Zunge neu positioniert werden, und sie darf nur mit den Lippen im Mund gehalten werden, die Finger haben damit nichts zu tun
- Der Kopf muss mit Nackenstreckung gehalten werden. Keine reklinierte Haltung des Kopfes!
- Bei fehlender Kontrolle des Patienten über die Kaunudel im Mund besteht Aspirationsgefahr (Lebensgefahr!!!) oder sie kann verschluckt werden (keine Lebensgefahr)

Abhilfe: Mit einem Stück Zahnseide kann sehr einfach eine Sicherheitskette für die kleine Kaunudel hergestellt werden. Einfach ein Stück Zahnseide von ca. 60 cm durch die Kaunudel durchziehen und die Enden mehrfach fest verknoten. Jetzt kann diese Kaunudel

- von Kindern: als Kette um den Hals gelegt werden, *(s. Abb. 75)*
  von Erwachsenen: um den Brillenbügel gelegt werden,
- von allen:
  - am obersten Knopf des Hemdes umwickelt werden.
  - mit einer Wäscheklammer an der Kleidung befestigt werden
  - oder einfach locker (aber zuverlässig!) mit den Fingern festgehalten werden.

Das Kauen ist trotz der sichernden Zahnseide jeweils noch gut möglich und nur damit absolut gefahrlos.

Die Zahnseide nicht einfach nur aus dem Mund heraushängen lassen, das Ende muss **immer** gesichert werden!!! Die Nudel könnte auch zusammen mit der Zahnseide aspiriert werden!
Aber auch trotz gesicherter Zahnseide gilt: **niemals** bei Patienten die kleine Kaunudel benutzen, die keine ausreichend gute Mundraumwahrnehmung besitzen!

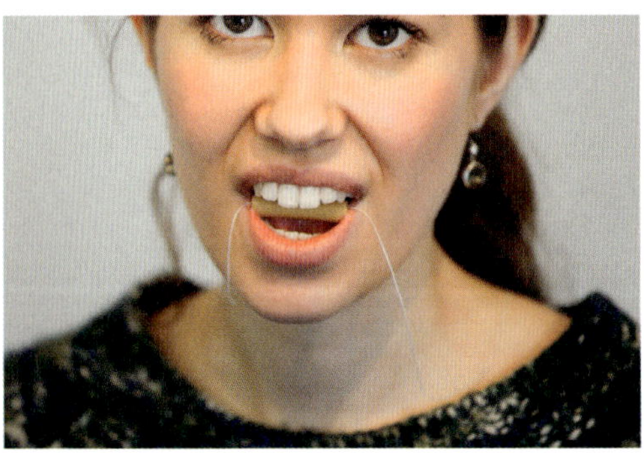

Abb. 75

Nachdem einige Nudelküsschen gefunden wurden, wird die nächste Übung angekündigt:

6.4.4 Verstecken der kleinen Kaunudel

benötigtes Material: kleine Kaunudel

Durchführung: Der Therapeut kündigt an, dass er die kleine Nudel jetzt in seinem Mund versteckt und der Patient soll beobachten und es ihm nachtun. Dafür wird die kleine Nudel mit der Zunge wahlweise hinter die untere oder obere Lippe befördert und ausschließlich über Lippenkraft dort gehalten. Die jeweilige Lippe ist durch die Nudel sichtbar vorgewölbt und sieht etwas wie ein „Affenmund" aus. Nachdem entdeckt wurde, wo sich die Nudel befindet, soll der Patient bei sich die Nudel in das gleiche Versteck befördern, was anfangs meist viel Mühe kostet. *(s. Abb. 76 und 77)*

Variationsmöglichkeiten:

a. Nur hinter der Unterlippe (unten ist deutlich einfacher als oben)
b. Nur hinter der Oberlippe
c. Nach einigen Nudelküsschen zwischendurch im Wechsel mal nach unten, mal nach oben
d. Im schnellen Wechsel (ohne Nudelküsschen zwischendurch) von unten nach oben, mehrmals hintereinander
e. Beliebte Spielvariante für Kinder: Der Therapeut nimmt sich einen kleinen Gegenstand (Büroklammer, Papierschnipsel o. ä.) und versteckt ihn in einer seiner Hände, die er beide zu Fäusten formt. Die beiden Fäuste werden im Rhythmus zu folgendem Vers abwechselnd aufeinander gestellt:

„Pinke, Panke,
Schmitt ist kranke,
wo soll er wohnen
unten oder oben?"

(Vers mündlich überliefert aus meiner Kinderzeit)

Abb. 76

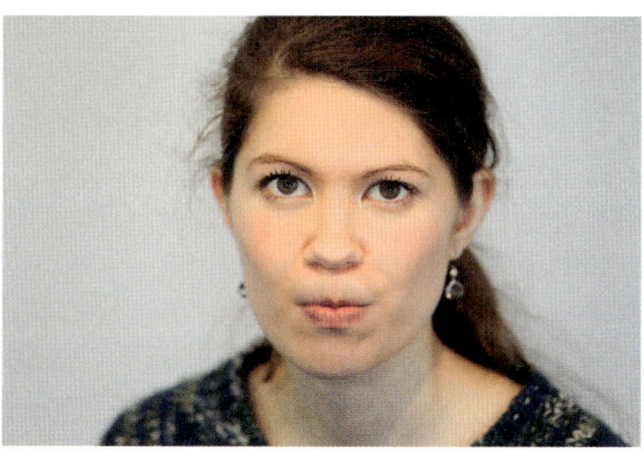

Abb. 77

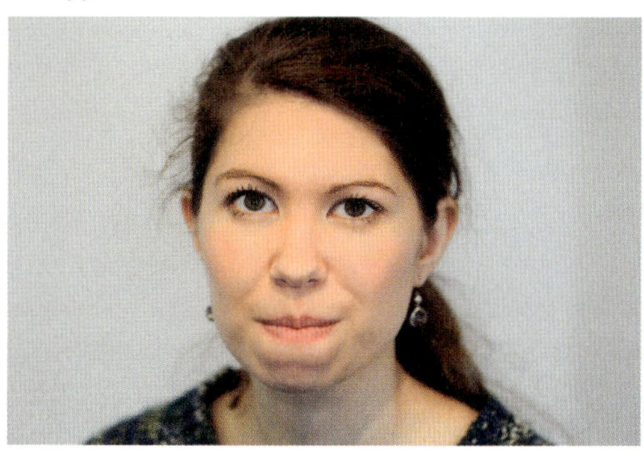

Wenn das Kind jetzt denkt, dass der Gegenstand „oben" in der Faust ist, platziert es die Nudel hinter die Oberlippe. Die Faust wird geöffnet und kontrolliert, hat das Kind recht, bekommt es einen Punkt, hat es nicht recht, bekommt der Therapeut einen Punkt. So kann man spielen bis zu einem festgelegten Ergebnis und so ganz nebenbei trainiert das Kind alle durch die Bewegungen mit der kleinen Kaunudel zu erzielenden Effekte.

f. Dauer des Haltens variieren: Eine gute Möglichkeit um ein „Klatschspiel" oder ein „Fadenspiel" durchzuführen.
g. Ohne kompletten Lippenschluss oder mit Lippenschluss zwischendurch.
h. Bei eingeschränkter Beweglichkeit der Zunge, Koordinationsproblemen oder zu kurzen Lippenbändchen ist es hilfreich, anfangs die Nudel nicht mittig zu platzieren. In diesen Fällen sollte in den Eckzahnbereichen begonnen werden, und man arbeitet sich in den weiteren Übungen sukzessiv von den Seiten an die Mitte heran.

Therapeutische Effekte

- Bewusstmachung des Mundvorhofs
- Aktivierung der Lippen für Artikulationsbewegungen
- Verbesserung der Zungenaktivität
- Verbesserung des Tonus der Zunge
- Verbesserung der Zungenkoordination
- Verbesserung der Zungenspitzenaktivität
- Verbesserung zielgerichteter Bewegungen der Zunge
- Verbesserung der Kinästhetik
- Dehnung der jeweiligen Lippe
- Dehnung und Längung der jeweiligen Lippenbändchen
- Tonisierung der Lippen
- Verbesserung der Kinästhetik
- Stoffwechselanregung
- Durchblutungsförderung
- Stimulierung
- Wachmachend
- Förderung der Blickgerichtetheit
- Auditive Stimulierung
- Spaß!

Mögliche Fehlerquellen:

- Es wird nicht berücksichtigt, dass zu kurze/enge Lippenbändchen die gewünschte mittige Positionierung der kleinen Nudel unmöglich machen
- Es wird der helfende Einsatz der Hände bei der Positionierung der Nudel erlaubt
- Die kleine Kaunudel wird nur über eine Änderung der Position (z. B. reklinierte Kopfhaltung) „oben" gehalten

6.5 Lippenübungen

Die Notwendigkeit für die Durchführung dieser Übungen liegt in den Bereichen der Lippen-Funktion und der Lippen-Optik.

Funktion:
(1) Wenn ein Lippenschluss nicht möglich ist, wird es dadurch automatisch zur Mundatmung mit allen seinen negativen Wirkungen kommen.
(2) Durch den fehlenden Druck der Lippen können sie ihre Bedeutung als äußere Führungslinie für die Zahnreihen nicht erfüllen.

Optik:
(1) Ein offener Mund wirkt sich eher nicht positiv auf die optische Wirkung der Patienten aus, sie wirken oft antriebslos und in einer „Null-Bock-Stimmung".
(2) Als Folge der fehlenden Funktion kann das Lippengewebe gestaut und ödematös aufgequollen sein. Vor allem die Unterlippe nimmt an – gestautem – Volumen zu.

6.5.1 Oberlippenstimulation / Oberlippenmassage

Benötigtes Material: keines

Durchführung:

1. **Dehnung der Oberlippe:** In der ersten Ausgangsposition legt der Therapeut beide Daumen dicht zusammen. Die Daumen werden nebeneinander unterhalb der Nase auf den Bereich des Philtrums angelegt. Mit den übrigen 4 langgestreckten Fingern jeder Hand wird Kontakt zum Unterkieferbogen des Patienten gehalten. Die Daumen werden jetzt *ganz langsam* in Richtung Amorbogen (= Lippenrot) herabgezogen. Knapp oberhalb des Lippenrots werden die Daumen auseinander und voneinander weg bewegt und folgen der geschwungenen Linie der Oberlippe. An den Mundwinkeln wird die Kraft beidseits aus den Daumen genommen und vom Gesicht gelöst, um gleich darauf wieder zum Ausgangspunkt zurückzugehen und wie beschrieben neu zu beginnen. *(s. Abb. 78, 79, 80, S. 202)*

2. **Längung der Oberlippe:** Bei der zweiten Übung legt der Therapeut den Daumen seiner rechten Hand an das obere Gelenk seines gebogenen Zeigefingers der gleichen Hand. Mit einer Öffnung zwischen diesen Fingern wird ein relativ großer Bereich des Philtrums gefasst und in einem 45° Winkel langsam und „liebevoll", aber dennoch fest und deutlich herabgezogen. Diesen 45° Winkel erreicht man am sichersten, wenn in einer gedachten Linie zum

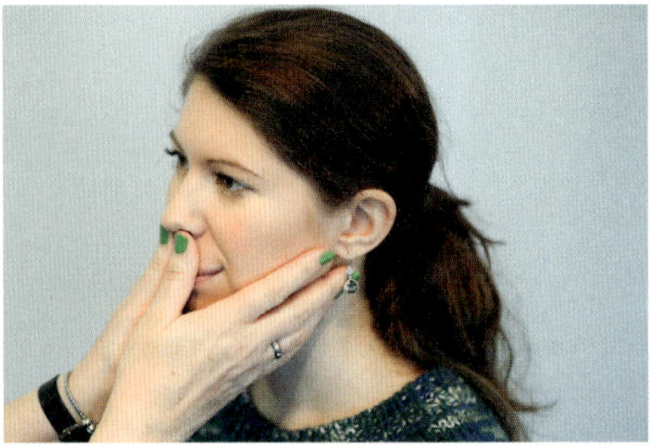

Abb. 78

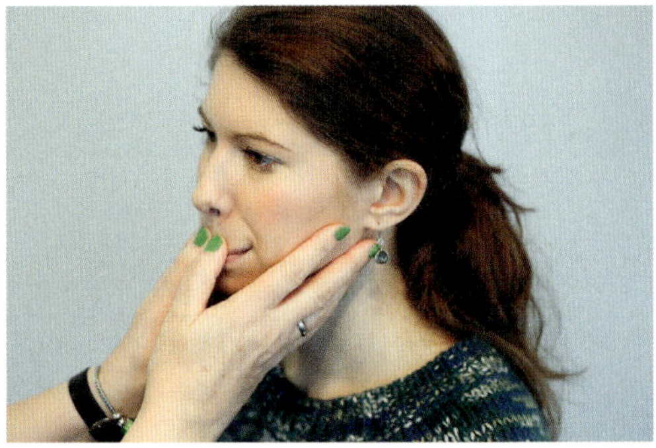

Abb. 79

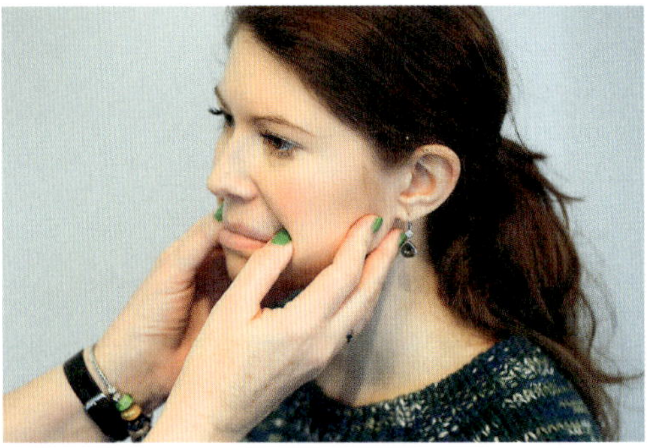

Abb. 80

eigenen Bauchnabel gezogen wird. (Das gilt natürlich nur, wenn man frontal vor dem Patienten sitzt!) Die Bewegung ist durchgängig langsam, aber nicht stagnierend. Die Bewegung sollte zu keiner Zeit eine plötzlich ziehende, mechanische oder ruckende Bewegung sein. Die andere, freie Hand hält den Kopf des Patienten, z. B. unterhalb des Kinns in der gewünschten Position.
Unmittelbar nach dem Ende einer beschriebenen Bewegung beginnt eine neue Bewegung. *(s. Abb. 81, 82)*

Abb. 81

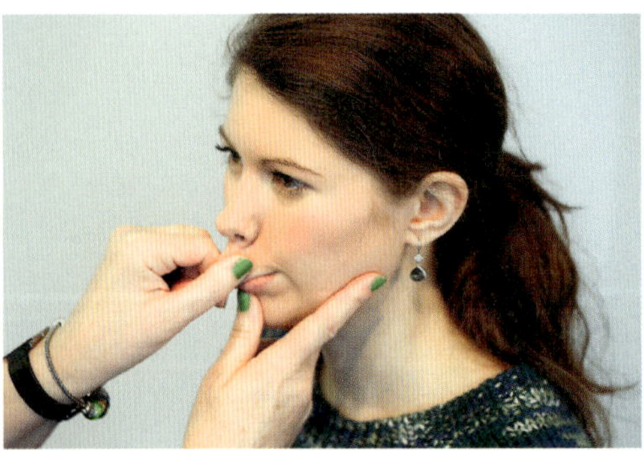

Abb. 82

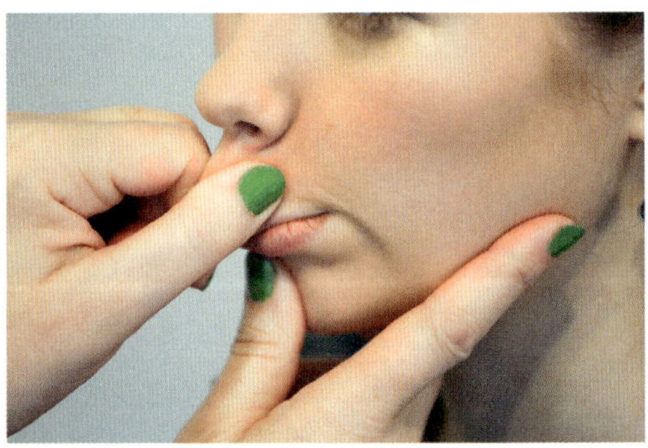

zu 1) und 2):
- Jede der geschilderten Bewegungen werden einige Male durchgeführt, mindestens je 5×, max. je 10×, wobei jede Bewegung laut gezählt wird.
- Bei der ersten Übung wird der Kopf des Patienten locker mit beiden Händen gehalten, da nur die Daumen oberhalb der Oberlippe beschäftigt sind.
- Bei der zweiten Übung hält die freie Hand im 3-Finger-Griff den Kopf in Position, damit dieser durch das Ziehen und Drücken nicht in Bewegung gerät.
- Das Halten des Kopfes ist absolut notwendig, da der Patient ansonsten dem Druck des Therapeuten mit einer unerwünschten Anspannung im Bereich der HWS gegenhalten muss.

3. **Kombination der beiden Bewegungen für die Oberlippe:**
   Im Anschluss an die oben geschilderten jeweils identischen Bewegungsabläufe werden die beiden verschiedenen Dehnungsübungen abwechselnd nacheinander durchgeführt.

Variationsmöglichkeiten:

a. Veränderung der Intensität des Daumendrucks bei der Dehnungsübung
b. Erhöhung der Wiederholungshäufigkeit (bei beiden Übungen)
c. Wenn es eher um die Aktivierung der Oberlippe geht, sollte bei Dehnungs-Übung eher nur oberflächlich – ohne Druck auf die knöchernen Strukturen des Oberkieferbogens – auf dem Philtrum das Gewebe gedehnt werden
d. Wenn auch der obere Alveolarkamm und die Stellung der Frontzähne beeinflusst werden soll (z. B. bei einer Prognathie), wird bei der Dehnungsbewegung gleichzeitig viel (!) konstanter Daumendruck eingesetzt

Therapeutische Effekte:

- (De-)Sensibilisierung der Haut- und Muskelbereiche des Philtrums
- Anregung des Stoffwechsels
- Förderung der Durchblutung
- Dehnung und Längung des Philtrums
- Dehnung und Längung des oberen Lippenbändchens
- Verbesserung der Oberlippenaktivität
- Verbesserung der Oberlippenbeteiligung für Artikulationsbewegungen
- Verbesserung des Lippenschlusses
- Tonisierung
- Stimulierung
- Wachmachend
- Auditive Stimulierung
- Zusätzlich bei o. g. Variation d.: Formung des Alveolarkamms

Mögliche Fehlerquellen:

- Die Festigkeit und Stärke des Ziehens und Dehnens wird nicht auf den Patienten abgestimmt. Stets sehr genau die Mimik des Patienten beobachten, damit nicht zu fest gearbeitet wird

- Ohne Effektivität und ggf. unangenehm ist es, wenn nur oberflächlich die Haut „gestreichelt“ wird
- Zu wenig Druck bei der Dehnung und Längung: kann irritierend wirken
- Bei der Dehnungsübung wird der Bogen zu weit nach außen/unten (Richtung Ohr/Kinn) gezogen, wirkt zerrend
- Die Dehnungsbewegung hört nicht oberhalb der Oberlippe auf, sondern die Therapeutenfinger geraten zwischen die Lippen
- Bei der Längungsübung wird zu schnell, mechanisch und ruckartig gezogen
- Bei der Längungsübung wird das Philtrum im 90° Winkel vom Alveolarkamm abgezogen (ist schmerzhaft!)
- Bei der Längungsübung wird zu wenig Gewebe zwischen die Finger genommen
- Die Längung erfolgt mit den Fingerspitzen von Daumen und Zeigefinger (Pinzettengriff), bei dieser Art besteht die Gefahr, dass mit den Fingernägeln gekniffen oder gekratzt wird
- Sprechen und Massagerhythmus der Hände bilden keine Harmonie

6.5.2 Lippenmusik

benötigtes Material: Rogge-Spatel® oder Sauger

Durchführung: Der Rogge-Spatel® wird wie ein Stift zum Schreiben in die Hand genommen. Nun wird damit wechselnd die Ober- und Unterlippe mit einer schnellen Bewegung locker von den Zähnen abgezogen, die anschließend mit einem „Plopp“ wieder an die Zähne zurückschnellt. Mit der anderen Hand wird der Unterkiefer am besten im 3-Finger-Griff gehalten. Das Abziehen der Lippen wiederholt man in lockerer-schneller Folge, so dass „Musik“ entsteht. (Dieses Geräusch ist sicherlich aus Kinderzeiten bekannt, als man mit einem Finger an seiner eigenen Unterlippe eben auf diese Art „Musik“ gemacht hat.)

Abb. 84

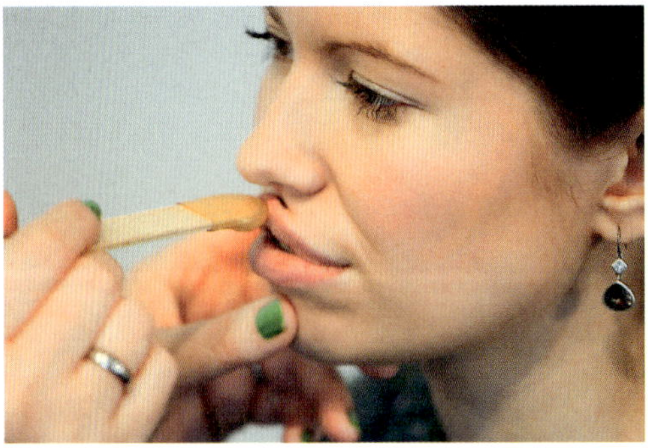

Abb. 85

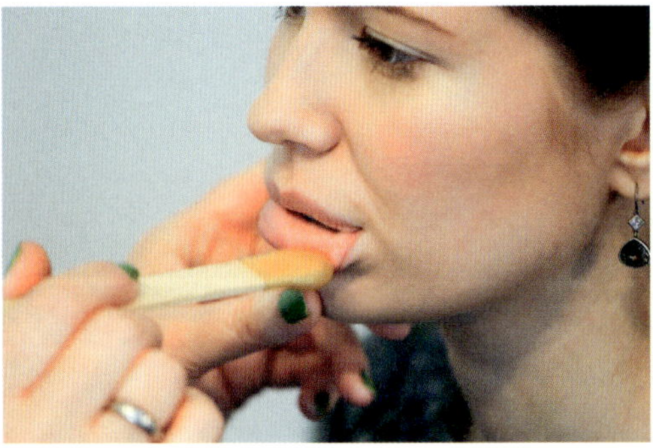

Sobald die ersten „Töne" entstanden sind, kann der Therapeut anfangen ein Lied zu singen. Die Wirkung und der Effekt der Übung entstehen durch die Tatsache, dass das erwünschte Geräusch nur dann entsteht, wenn die Lippen nach dem Zurückschnellen mit einem guten Tonus aufeinander treffen, es ist also immer wieder ein Lippenschluss notwendig.

Bei dieser Übung sollte die gesamte Breite des Lippenrots bearbeitet werden. Weiterhin ist es sinnvoll, dass in unregelmäßiger Abfolge beide Lippenbögen bearbeitet werden. Das Lied des Therapeuten sollte natürlich sofort stoppen, sobald keine „Musik" mehr zu hören ist, was bedeutet, dass der Patient keinen eutonen Lippenschluss mehr hält. In dieser Pause sollte aber unbedingt die intentionale Spannung vom Therapeuten aufrechterhalten werden. Dadurch wird der Patient sein Bemühen darauf richten, seine Lippen wieder in die Position zu bringen, in der der Therapeut über die Bewegungen die „Töne" erzeugen kann und das Lied weitersingt.
Bei der Durchführung dieser „Musik", sollten Sie stets auf eine rhythmische Übereinstimmung von dem Lied und der Stimulation an den Lippen achten.
Am besten eignet sich für diese Übung der Rogge-Spatel®, der durch den aufgesetzten Saugerkopf gut gepolstert ist und mit dem die Lippen gut und ohne Verletzungsgefahr von den Zähnen abgezogen werden können.
Noch weicher ist der Sauger, da er ohne den Holzkern flexibler in seiner Form ist.

(s. Abb. 85)

Bei kleinen Kindern können Sie diese Übung sehr gut dafür nutzen, in einen ersten Dialog zu kommen, bzw. durch ein bewusstes Stoppen der Übung das Kind dazu zu bewegen, dass es die Fortsetzung fordert, weil es ihm so viel Spaß macht. Je deutlicher, rhythmischer – manchmal auch lauter – und spaßiger der vokale Anteil ist, desto eher wird das Kind etwas tun, damit sich das spaßige Tun wiederholt. Sei es ein Blick, eine Geste oder Veränderung der Mimik oder auch das tatsächliche Heranholen der Therapeutenhand, die dazu natürlich noch sehr dicht am Gesicht des Kindes zu sein hat. Vielleicht aber auch ein verbales

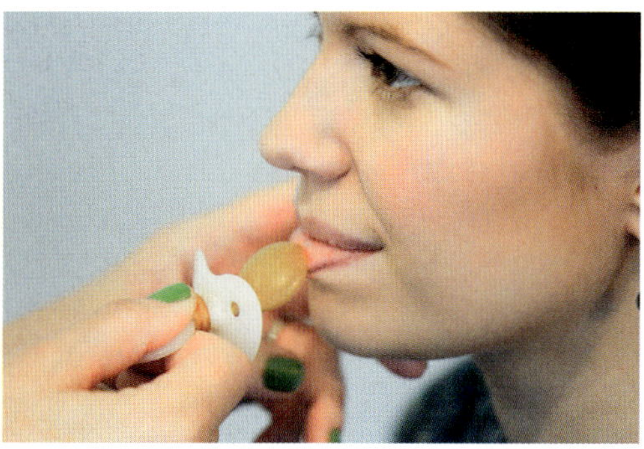

Abb. 85

„(Noch-) Mal!“ (Auf diese Art kann man *ganze* Therapiestunden mit kleineren Kindern mit dieser einen Übung gestalten und erleben!)

Variationsmöglichkeiten:

a. Anfangs müssen Sie den Patienten erst einmal für die Bewegung und das daraus resultierende Geräusch sensibilisieren. Sobald das geschehen ist, kann die Art und Weise des „Ploppens“ sehr unterschiedlich erzeugt werden:
   - Über die Intensität des Wegziehens der Lippe mit dem Spatel und das daraus folgende Zurückschnellen der jeweiligen Lippe.
   - Über die tatsächliche Inanspruchnahme des kompletten Lippenrots beider Lippenbögen.
   - Über eine willkürliche Menge des Abziehens auf der oberen und unteren Lippe. Keine Regelmäßigkeit und Vorhersagbarkeit, sondern zufälliges Berühren ist hier die sinnvollste Vorgehensweise.

b. Eine Gewichtung einer Lippe oder eines Lippenbereiches ist dann sinnvoll, wenn eine entsprechende individuelle Notwendigkeit beim Patienten besteht.

c. Statt des Rogge-Spatels® können Sie auch den Sauger benutzen, da er ohne den Holzkern flexibler und weicher in seiner Form ist. Auch damit kann man in sehr vorsichtiger Art und Weise die Lippen von den Zähnen abziehen und den Ton erzeugen.

d. Dies ist eine der wenigen Übung, bei der jedesmal ein anderes Lied gesungen werden kann. Der Patient kann – wenn er dazu in der Lage ist – Wünsche äußern: z. B. der Jahreszeit entsprechende Faschings-, Weihnachts- und Osterlieder, oder sonstige Lieder, je nach Wunsch und Vorliebe.

e. Sie können an dieser Stelle sehr gut „Liederraten“ spielen: Sie machen mit dem Rogge-Spatel® die Musik und singen dazu ein Lied auf „La-la-la ...“ und lassen das Lied erraten. Falls das im ersten Durchgang nicht klappt, können Sie im nächsten Durchgang ab und zu ein Wort an der richtigen Stelle singen und nur noch den Rest auf „La-la ...“. Nach dem Erraten des Liedes können Sie zum Abschluss einmal das Lied richtig singen.

Therapeutische Effekte:

- (De-)Sensibilisierung der Lippen
- Stoffwechselanregung
- Durchblutungsförderung
- Dehnung und Längung der Lippenbändchen
- Verbesserung der Lippenaktivität
- Verbesserung des Lippenschlusses
- Eutonisierung der Lippen
- Stimulierung
- Wachmachend
- Auditive Stimulierung
- Gedächtnisübung

- Förderung der Konzentration
- Förderung der Hör-Merk-Spanne (durch die häufige Wiederholung der Lieder)
- Förderung der Blickgerichtetheit
- Spaß!

Mögliche Fehlerquellen:
- Wenn das Tempo der Stimulierung an den Lippen nicht zum Rhythmus des gesungenen Liedes passt
- Es wird zu wenig Lippenrot beim Abziehen genommen. Bei zu wenig Stimulation kann es irritierend für den Patienten wirken
- Das Tempo der Abziehbewegungen ist zu langsam
- Die Stimulation ist zu gleichmäßig, zu mechanisch und vorhersagbar
- Die Zähne werden berührt, wenn man versehentlich zwischen die Lippen gerät

6.5.3 Wangen stupsen oder Trommelwirbel

benötigtes Material: keines

Durchführung: Der Therapeut bläst seine Wangen maximal auf. Über einen erwartungsvollen Blick auf den Patienten wird dieser es ihm gleichtun. Der Therapeut klopft nun beidseits mit seinen Fingerkuppen (mind. 2, besser 3) auf die Wangen des Patienten, um die Lippen zum Platzen (Aufsprengen der Lippen) zu bringen. Die Finger sollten sich zu diesem Zweck relativ schnell und fest auf den Wangen „hüpfend" bewegen, damit sich die verschobene Luft aus den Wangen auf den Lippenschluss auswirkt. Der Druck der Finger ist dann richtig, wenn beim Drücken der Wangen immer ein klein wenig Luft aus den fest geschlossenen Lippen entweicht. Der Druck zeigt sich nicht nur an den elastischen Bewegungen, die an den Lippen zu sehen sind, sondern der Druck geht auch nach hinten zum

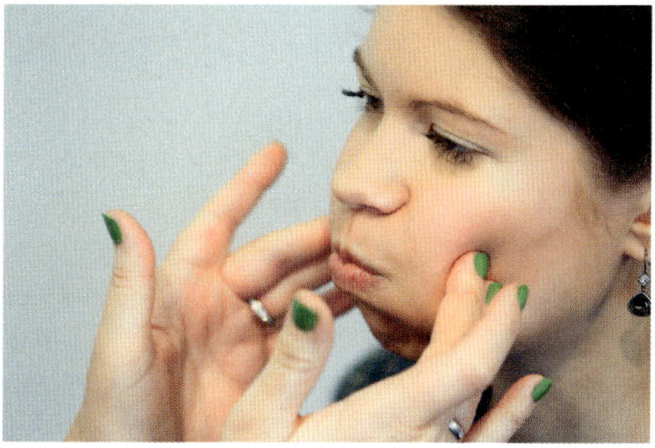

Abb. 86

Velum, das ebenfalls den Druck ausgleichen und aushalten muss. Wenn das Velum dem Druck nicht standhalten kann, entweicht die Luft aus der Nase.

Auch diese Übung kann sprachlich, mit einem Vers oder Lied, passend zum Fingerdruck, begleitet werden. Das geht natürlich erst dann, wenn der Therapeut die Wangen nicht mehr selber zum Zwecke der Spiegelung aufblasen muss.
Diese Übung eignet sich aber auch, um kurz – „nebenbei" – mit begleitenden Angehörigen oder Eltern ins Gespräch zu kommen, und die ganze Zeit natürlich die Finger auf die Wangen trommeln zu lassen. Wenn der Patient zum Halten der Spannung jedoch das Vorbild benötigt, ist es notwendig, dass Sie als Therapeut ebenfalls konstant die Wangen aufgeblasen lassen. Nach einer Zeit von ca. 10 Sekunden (30 Sekunden sind schon recht viel!) sollte ein besonders fester Wangendruck kommen, der die Lippen mit einem deutlichen „Plopp" aufsprengt. Nach einer kurzen Verschnaufpause beginnt die Übung von vorn.
Die Aufmerksamkeit des Therapeuten sollte zu Beginn der Übung unbedingt auf die Art der Atmung des Patienten gerichtet sein.
Wenn zum ersten Mal die Wangen aufgeblasen wurden, beobachten Sie, ob der Patient durch die Nase atmet oder ob er die Luft anhält!

! Wenn der Patient nicht durch die Nase atmen kann (Diagnostik!), würde es jetzt nicht lange dauern, bis das Gesicht des Patienten rot anläuft und er nach kurzer Zeit angestrengt mit dem Mund nach Luft schnappt. Der aufmerksame Therapeut hat das schon erahnt, wenn keinerlei Atemgeräusche des Patienten durch die Nase hörbar waren. Dann ist es nur logisch, dass die Luft des Patienten nach kurzer Zeit zu Ende ist.

Als Hilfe sollten Sie sich dicht an ein Ohr des Patienten annähern, um dort gut hörbar relativ laute Atemzüge durch die Nase zu demonstrieren. Meist genügt diese Demonstration, damit der Patient schnell vom „Luftanhalten" auf die gewünschte und notwendige Nasenatmung umschaltet. Wenn die initiale Umschaltung gelungen ist, kann der Therapeut anfangs seine (Nasen!)-Atmung noch für kurze Zeit hörbar mitlaufen lassen, bis er dann beginnt, sein Lied zu singen.

Variationsmöglichkeiten:
a. Die Stärke und Kraft des Aufschlagens der Fingerkuppen auf die aufgeblasenen Wangen sollte variieren.
b. Die Zeitdauer der jeweiligen Spannung bis zum Aufplatzen der Wangen sollte zufällig und für den Patienten unvorhersehbar sein.
c. Denken Sie immer daran, die gesamte Wangenfläche zu stimulieren. (Die Finger „trommeln" oder „tanzen" auf der gesamten Fläche der Wangen herum.)

Therapeutische Effekte:

- Anbahnung und Generalisierung der Nasenatmung
- (De-)Sensibilisierung der Wangen
- Stoffwechselanregung
- Durchblutungsförderung
- Verbesserung der Lippenaktivität
- Verbesserung des Lippenschlusses
- Stimulation für das Velum
- Tonisierung für die Lippen
- Stimulierung für die Bereiche Wangen und Lippen und der gesamten intraoralen Strukturen
- Wachmachend
- Auditive Stimulierung
- Förderung der Blickgerichtetheit
- Laute aus dem velaren Bereich werden einfacher (= Vorbereitung für das /k/ und /g/)
- Spaß!

Mögliche Fehlerquellen:

- Es wird zu wenig Druck auf die Wangen gegeben
- Das „Trommeltempo" ist zu langsam und zu wenig stimulierend
- Die Dauer der „Trommelphasen" der jeweiligen Stimulation ist zu kurz, so dass keine Einatmung (durch die Nase!!!) notwendig ist
- Das Klopfen ist zu gleichmäßig und vorhersagbar
- Die Atmung wird angehalten bei der Übung
- Die Übungsspannung zwischen Patient und Therapeut ist nicht vorhanden
- Die Einatmung des Patienten vor dem Aufblasen der Wangen wird überzogen
- Achtung bei längeren Fingernägeln des Therapeuten: Verletzungsgefahr für den Patienten!

6.5.4 Lippenknall oder Lippenexplosion

benötigtes Material: keines

Durchführung: Der Lippenknall ist die ideale Übung nach dem Wangenstupsen. Sie beginnt genau wie Übung 6.5.3, nämlich mit dem Aufblasen der Wangen. Jetzt werden die Lippen des Patienten über die gesamte Breite mit beiden Daumen und Zeigefingern des Therapeuten gefasst und fest zusammengedrückt. Die anderen Finger sind Richtung Handfläche leicht eingebogen und soweit es bei dem notwendigen Zusammenhalten der Lippen möglich ist, von den Wangen des Patienten entfernt. Nun kommt eine **sehr schnelle** Drehbewegung aus dem Handgelenk und die gekrümmten Finger schlagen die aufgeblasenen Wangen

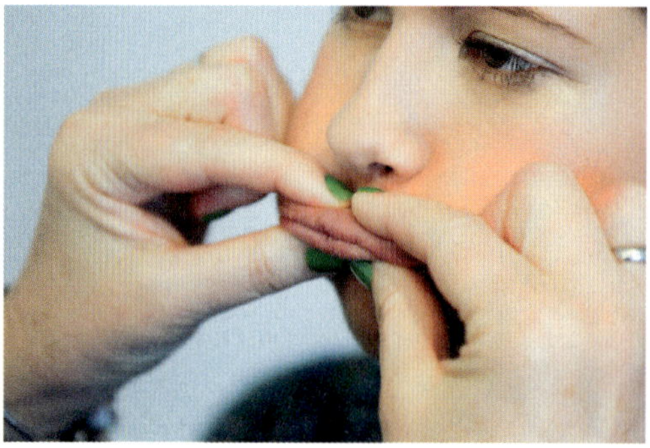

Abb. 87

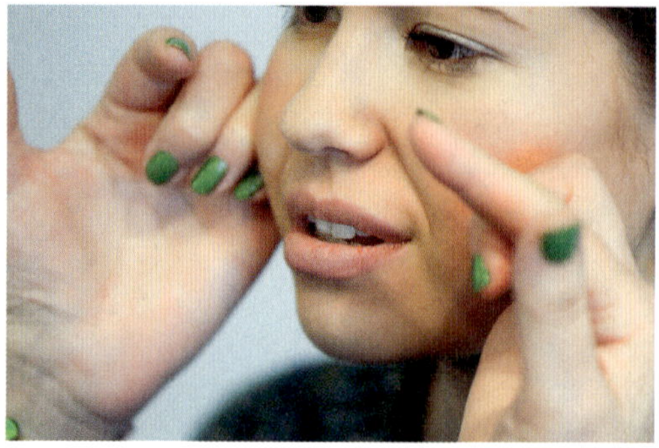

Abb. 88

auf, während **gleichzeitig** der Daumen und der Zeigefinger die Lippen freigeben. Durch die Bewegung wird die in den Wangen gehaltene Luft mit hohem Druck gegen die anfangs noch geschlossenen Lippen geschlagen und damit geöffnet.

(s. Abb. 87, 88)

(Die Schilderung dieser Übung ist sehr schwierig, der Ablauf ist so schnell, dass er auch in Echtzeit kaum zu verfolgen ist. In „Zeitlupe“ kann diese Übung nicht gezeigt werden!)

Variationsmöglichkeiten:

a. Keine, lediglich Veränderung der Wiederholungshäufigkeit

Therapeutische Effekte:

- Verbesserung der Lippenaktivität
- Verbesserung des Lippenschlusses
- Tonisierung für die Lippen
- (De-)Sensibilisierung der Wangen
- Stoffwechselanregung
- Durchblutungsförderung
- Stimulierung
- Wachmachend
- Auditive Stimulierung
- Förderung der Blickgerichtetheit
- Spaß!

Mögliche Fehlerquellen:

- Die Wangen werden mit *geraden* Fingern aufgeschlagen
- Der Patient macht eine überzogene Einatmung vor dem Aufblasen der Wangen
- Das Platzen der Lippen wird über das Entfernen der lippenschließenden Finger erzeugt
- Achtung bei längeren Fingernägeln: Verletzungsgefahr!

6.6 Zungenübungen

Die Notwendigkeit zur Durchführung dieser Übungen erschließt sich für den Therapeuten schon oft aus der Beobachtung einer Zungenfehlfunktion, die zu einer Artikulationsstörung führt, wie z. B. einer interdentalen, addentalen oder lateralen Fehlfunktion. Auch eignen sie sich sehr gut bei einer retrograd verlagerten Artikulation.
Ein weiterer Symptomkomplex liegt im Bereich der Passivität der Zunge. Die Bewegungen, die zum Bolustransport beim Kauen notwendig sind, fehlen. Ohne effektive und anstrengungslose Bewegungen der Zunge, die den Bolus zwischen die Molaren transportiert und wieder zurück auf die Zunge holt, macht Kauen keinen Spaß.
Es ist auch denkbar, dass durch eine zu frühe Gabe von Löffelnahrung (vor dem 6. Lebensmonat) quasi ein Zungenvorstoß antrainiert wurde, weil das Kind in der ersten Hälfte des ersten Lebensjahres noch nicht reif ist, Nahrung aktiv über die Zunge zu transportieren. Das Kind befördert die Nahrung eventuell reflektorisch aus dem Mund heraus. So wird ggf. zu einem sehr frühen Zeitpunkt schon der Grundstein für eine Interdentalität gelegt.
Die Zungenruhelage ist ein weiterer Bereich, der oft therapeutisch korrigiert werden muss. Durch den fehlenden Tonus liegt die Zunge nicht an der richtigen Position an der Papilla incisiva, sondern wird ganz „bequem“ auf der unteren Zahnreihe abgelegt.

6.6.1 Zungenruhelagepunkt anbahnen / ZaP ohne Kieferschluss

benötigtes Material: kleiner Spatel

Durchführung: Der Therapeut öffnet seinen Mund und steckt die Zunge etwas heraus. Er hält in der einen Hand den kleinen Spatel und mit der anderen Hand den Kopf des Patienten (3-Finger-Griff). Der Patient öffnet nun ebenfalls seinen Mund und streckt die Zunge heraus. Idealerweise sollte die Zungenspitze ca.

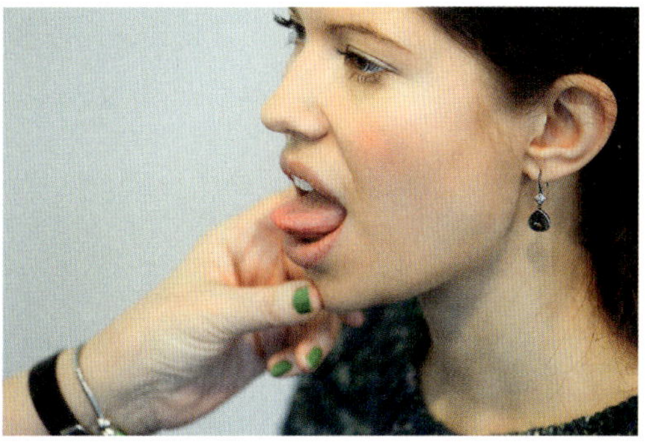

Abb. 89

1 cm vor der Schneidezahnreihe in horizontaler Ausrichtung und mit Spannung gehalten werden.

An dieser Stelle nehme ich – bei Bedarf – eine kleine Geschichte zu Hilfe, um die Zunge und vor allem die Zungenspitze optimal zu tonisieren und auszurichten:

„Stell' Dir vor, dein Mund ist eine Garage und deine Zunge ist ein Auto. Du sollst jetzt das Auto aus der Garage herausfahren, ohne Lackschäden am Auto zu verursachen: nicht an den Seiten (Zunge zu breit) und auch nicht unten oder oben. Wenn das Auto aus der Garage herausgefahren ist, achte darauf, dass es wirklich in Höhe der Einfahrt stehen bleibt und weder in die Tiefgarage (Zunge hängt nach unten) noch unabsichtlich auf die Hochstraße (hochgewölbte Zunge) kommt. Das Auto soll auch nicht rechts oder links zum Nachbarn fahren (nicht seitlich abweichen). Wenn das Auto auf der Garageneinfahrt steht, mach bitte den Motor aus (keine Bewegungen), damit das Auto ganz ruhig steht."

Die Zunge soll sich (nicht nur) bei dieser Geschichte schmal, gerade und langsam aus dem Mund heraus bewegen, und außerhalb des Mundes ruhig und bewegungslos positioniert bleiben können. (Die entsprechende schmal, spitz und gerade gehaltene Zunge wird vom Therapeuten sprachbegleitend vorgemacht!)

Wenn die Zunge in der aktuell optimalen Position herausgestreckt ist, beginnt der Therapeut mit der Schmalseite des Spatels (hochkant stehender Spatel) in schneller Folge die Zungenspitze abzustreichen. Die Bewegung gleicht der des Anreißens eines Streichholzes.

(s. Abb. 90)

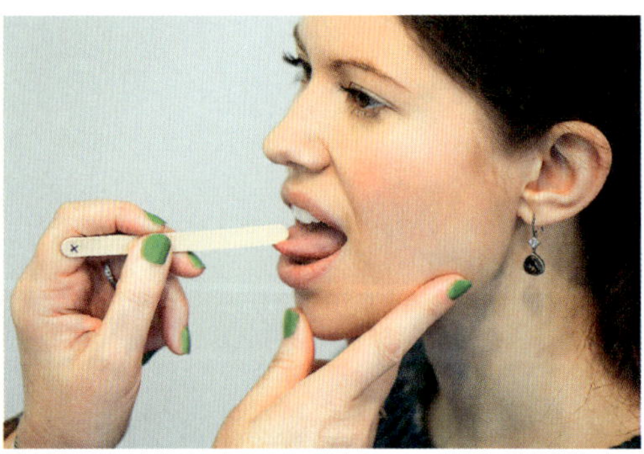

Abb. 90

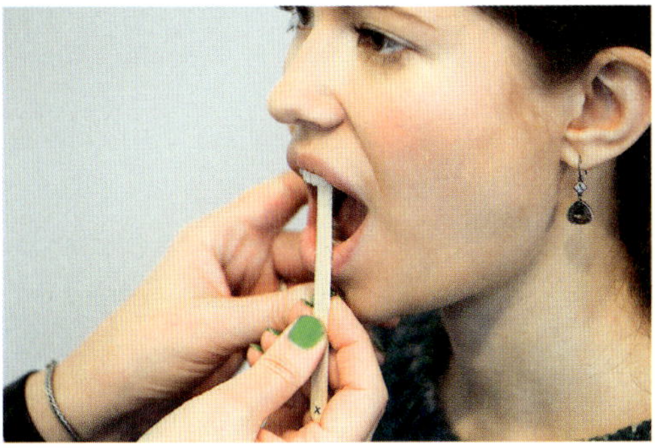

Abb. 91

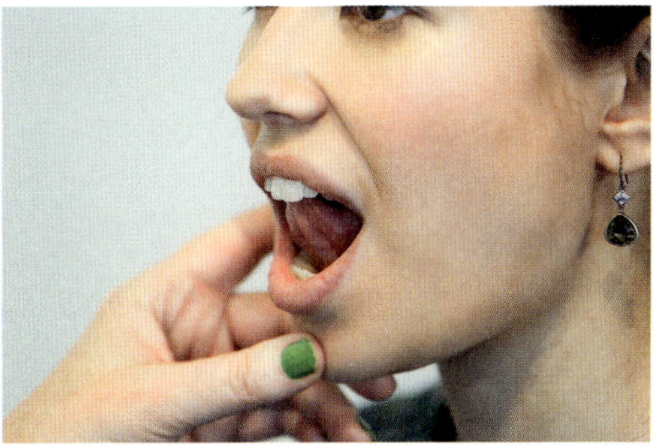

Abb. 92

Dem Patienten wird vor Beginn die Anzahl des Abstreichens mitgeteilt („Ich zähle jetzt bis 5 [oder 7 oder 10] und anschließend, wenn ich ZaP* [= **Z**unge **a**m **P**latz*] sage, besucht deine Zunge *diesen Platz!"*), wobei der Therapeut bei dem Wort *„diesen"* 1 × an die Papilla incisiva tippt. *(s. Abb. 91)*

Dort soll sich die Zunge also nach dem 5. oder 7. oder 10. Antippen hinbewegen und einen Moment verharren. *(s. Abb. 92)*

Selbstverständlich wird auch diese Bewegungsabfolge vom Therapeuten zeitgleich mit eigenen Bewegungen begleitet, so gut ihm das zusätzlich zum Zählen möglich ist.
Nach dem ZaP wartet man einen Moment, bis es an das neue Zählen geht, dann wieder ZaP, usw.
** = Im Anschluss an das Abstreichen der Zunge soll sich die Zunge an den Platz der physiologischen Zungenruhelage bewegen.*

Variationsmöglichkeiten:
a. Die Anzahl des jeweiligen Antippens der Zunge verändern
b. Die Anzahl der Übungsabfolgen verändern
c. Steigerung des Schwierigkeitsgrades – Übungserweiterung (s. unten 6.6.2)

Therapeutische Effekte:
- Tonisierung der Zunge
- Anbahnung der Zungenruhelage
- Verbesserung der Lippenwahrnehmung
- Tonisierung der Lippen
- Stoffwechselanregung
- Durchblutungsförderung
- Stimulierung
- Wachmachend
- Auditive Stimulierung
- Förderung der Blickgerichtetheit

Mögliche Fehlerquellen:

- Die Zungenspitze wird zu langsam angetippt
- Die Zungenspitze wird zu breitflächig abgestrichen
- Die Zungenspitze wird nicht präzise angetippt
- Es wird nicht auf eine optimal tonisierte Zunge während des Antippens geachtet

6.6.2 Zungenruhelagepunkt anbahnen / ZaP *mit* Kieferschluss

benötigtes Material: kleiner Spatel

Durchführung:
Die Übung wird genau wie die vorherige Übung begonnen, und die Anforderung wird stufenweise gesteigert.

1. Erweiterung: Wenn der ZaP-Punkt sicher eingenommen werden kann, wird mit den eigenen Zähnen ein Zahnreihenschluss gezeigt. Dafür bleiben die Lippen noch offen. Nach einem kurzen Moment werden die Zahnreihen wieder geöffnet und die Zunge soll sich immer noch am ZaP-Punkt befinden.
2. Erweiterung: Die nächste Steigerung besteht darin, nach dem ZaP mit Zahnreihenschluss zusätzlich die Lippen zu schließen und in dieser Position für eine kurze Zeit zu verbleiben. Oft ist hier gleich anschließend ein spontanes (und meist physiologisch korrektes!) Schlucken zu beobachten.
   – Das physiologisch korrekte Schlucken entsteht hier deshalb „wie von selbst“, weil diese Übung erst nach längerer Zeit des NF!T®-Trainings eingesetzt wird, wenn schon von einer gut trainierten Zunge ausgegangen werden kann.
3. Erweiterung: wie vorher, aber jetzt wird für längere Zeit in der ZaP-Position geblieben und zusätzlich werden währenddessen der Kopf oder die Hände beschäftigt:
   a) Einfache Fragen nach dem Tagesablauf, z. B. was wurde gefrühstückt, oder was hat man heute noch vor?
   b) Stellen einer beliebigen, aber altersgerechten Wissensfrage:
   „Kennst du ein Tier mit 4 Beinen?“
   „Wie heißt die Hauptstadt von England?“
   „Nennen Sie mir eine europäische Hauptstadt mit 3, eine mit 4, eine mit 5 und eine mit 6 Buchstaben!“
   c) Kettenkopfrechenaufgabe (je nach Alter!)
   „Wie viel ist: $3 + 4 - 2$?“
   „Das Ergebnis von $8 \times 13 - 27$?“
   „Sage mir eine Rechenaufgabe mit dem Ergebnis 72!“

Jeweilige Antwort erst nach dem schrittweisen Auflösen der ZaP Positionierung nennen lassen!
- Lippen öffnen,
- Zahnreihen voneinander entfernen,
- ZaP Punkt zeigen lassen,
- Antwort geben lassen.

d) Gemeinsames Grimassenschneiden
e) Gemeinsame Hand-Abklatsch-Spiele
f) Fadenspiele
g) Ein beliebiges gemeinsames Spiel, sprachlos durchgeführt.
Die ZaP Position eignet sich hervorragend, um sie nach entsprechendem Training bei „sprachlosen" Spielen einzusetzen, deshalb:

Tipp:
Die ZaP Übung am Ende der Therapiestunde nochmals einsetzen, da sich diese sehr gut eignet, um die Stunde ruhig ausklingen zu lassen: z. B. Fingertipp, Jengaturm, Packesel, Murmel, Puzzle, Musterwürfel, ein „sprachloses" Memory u. ä.

Therapeutische Effekte für 1. bis 3. Erweiterung:
Wie oben bei der ZaP-Übung ohne Kieferschluss, und zusätzlich:
- Die Zunge lernt dauerhaft den Kontakt am Zungenruhelagepunkt zu halten.
- Durch die zusätzliche kognitive Ablenkung bzw. die durchgeführte Aktivität zum ZaP wird die Integration verschiedener Leistungen gefordert und gefördert. – Oftmals zerfällt anfangs beim Denken oder Handeln die eingenommene Position der Zunge im Mund. Mit zunehmendem Training wird das Halten der ZaP Position für den Patienten immer selbstverständlicher. – Es ist aber auch gar nicht verwunderlich, dass es auch so manchem Erwachsenen schwerfällt eine Aufgabe aus dem oben genannten Bereich zu lösen, wenn die Zunge am ZaP-Punkt verharren soll.

Mögliche Fehlerquellen:
- Die korrekte Position der Zunge wird nicht konstant gehalten
- Die Lippen öffnen sich beim Nachdenken. (Ist der Therapeutenmund geschlossen?)
- Die Antwort wird schon gegeben, obwohl die ZaP-Position noch nicht wieder gemeinsam aufgelöst wurde

Tipp:
Bei der *zusätzlichen* Beschäftigung des Kopfes oder der Hände geht es darum, dass der ZaP-Punkt auch während der Zusatzaufgabe die ganze Zeit konsequent gehalten und somit die Zungenruhelage generalisiert wird. Anfangs fällt bei den

meisten Patienten die im Mund eingenommene Position völlig auseinander, wenn es eine zusätzliche Aufgabe zu erledigen gilt. Da reicht auch durchaus bei vielen Erwachsenen schon eine Mathematikaufgabe mit dem Schwierigkeitsgrad: $4+5-2=?$

Therapeutische Effekte:

- Anbahnung der Zungenruhelage
- Verbesserung der Zungenaktivität
- Verbesserung des Zungentonus
- Verbesserung der Zungenkoordination
- Verbesserung der Zungenspitzenaktivität
- Verbesserung von zielgerichteten Bewegungen der Zunge
- Verringerung einer Interdentalität
- Verbesserung der Kinästhetik
- Korrektur eines unphysiologischen Schluckmusters
- Sensibilisierung der Wangen
- Nasenatmung (ab 1. Erweiterung)
- Stoffwechselanregung
- Durchblutungsförderung
- Stimulierung
- Wachmachend
- Auditive Stimulierung
- Förderung der Blickgerichtetheit
- Spaß!

Zusätzliche Effekte für die Übungen ab 3. Erweiterung, je nach Angebot und Anforderung:

- Hand-Hand-Koordination
- Hand-Auge-Koordination
- Gedächtnistraining
- Verbesserung der Hör-Merk-Spanne
- Rechentraining
- Konzentrationstraining
- Blicktraining

Mögliche Fehlerquellen:

- Das Antippen der Zunge ist zu langsam und zu wenig deutlich
- Es wird zu breitflächig angetippt
- Die Zungenspitze wird nicht präzise angetippt
- Der ZaP Punkt wird nicht klar genug angetippt
- Man vergisst mit der „freien“ Hand den Kopf des Patienten zu halten: Dann besteht bei plötzlichen Bewegungen seitens des Patienten Verletzungsgefahr durch den Spatel innen oder außen am Mund!

6.6.3 Zauberhafte Artikulation – Abstreichen des Artikulationsbereiches

benötigtes Material: „Zauberstab" (= kleiner Spatel / Eisstiel, bei Kindern zur Hälfte mit „magischem" Muster angemalt)

Durchführung: Es wird so begonnen, dass Sie mit dem Zauberstab vor dem Gesicht des Kindes geheimnisvolle und verschwörerische Bewegungen durchführen. Passend dazu gibt es einen Zauberspruch:

„Hokus, Pokus, 1–2–3, der Stab zaubert das ‚/.../' herbei!"

- Die jeweiligen Zaubersprüche werden natürlich nur individuell eingesetzt, mit dem für das Kind zu übenden Laut „...".
- **Gleichzeitig** mit dem Benennen des Lautes „..." wird an der Stelle der Zunge (artikulierendes Organ) der Reiz (Artikulationsmodus) mit dem Zauberstab gesetzt, der gewünscht wird.

„Hokus, Pokus, 1–2–3, der Stab zaubert das /s/ herbei!"
- mit dem Zauberstab 1 × kurz und prägnant an der Zungenspitze nach apikal wischen. *(s. Abb. 93)*

„Hokus, Pokus, 1–2–3, der Stab zaubert das /t/ herbei!"
- mit dem Zauberstab 1 × kurz auf die Zungenspitze tippen.

„Hokus, Pokus, 1–2–3, der Stab zaubert das /l/ (oder /n/) herbei!"
- mit dem Zauberstab 1 × auf die Zungenspitze drücken.

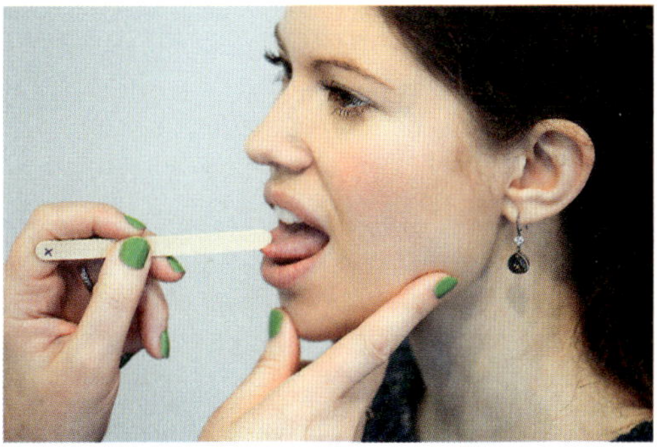

Abb. 93

„Hokus, Pokus, 1–2–3, der Stab zaubert das /sch/ herbei!“

- mit dem Zauberstab ab Zungenmitte schnell rechts und links an den Seitenrändern zur Zungenspitze entlangwischen. *(s. Abb. 94, 95)*

„Hokus, Pokus, 1–2–3, der Stab zaubert das /ch/ (=ch1) herbei!“

- mit dem Zauberstab 1 × am Übergang von vorderen zum mittleren Drittel schnell quer über die Zunge wischen. *(s. Abb. 96)*

„Hokus, Pokus, 1–2–3, der Stab zaubert das /k/ herbei!“

- mit dem Zauberstab 1 × kurz auf das hintere Drittel der Zunge tippen. *(s. Abb. 97)*

„Hokus, Pokus, 1–2–3, der Stab zaubert das /r/ herbei!“

- mit dem Zauberstab an der Zungenspitze oder im mittleren Drittel (je nach gewünschter Stelle) Vibrationsbewegungen machen.

und es kann *jeweils* noch die Fortsetzung angefügt werden:

- „4 und 5 und 6 und 7 – wo ist das ‚...‘ denn jetzt geblieben?“
- „8 und 9 und 10, das ‚/.../‘ ist heut’ gut zu versteh’n!“

Abb. 94

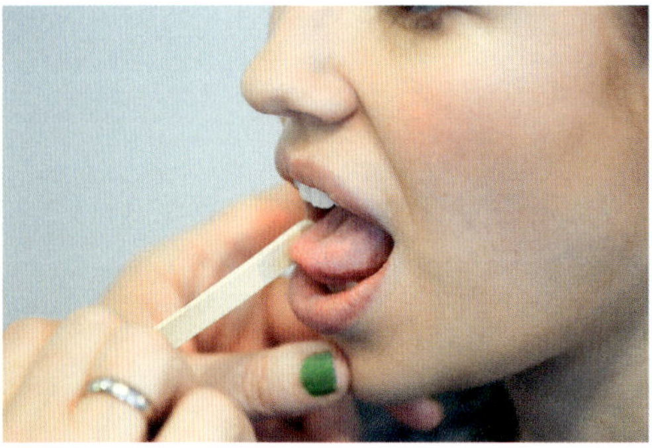

Abb. 95

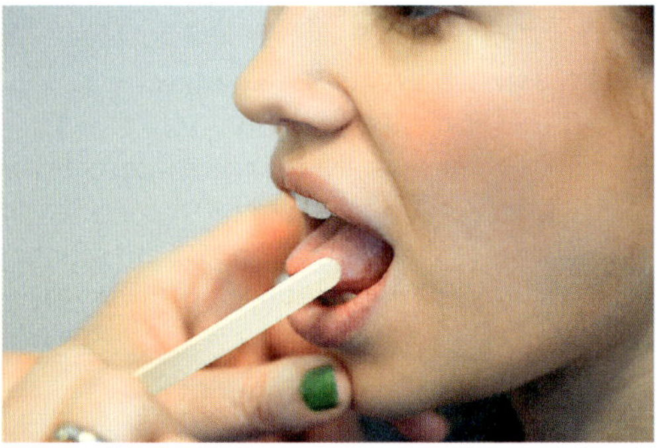

Abb. 96

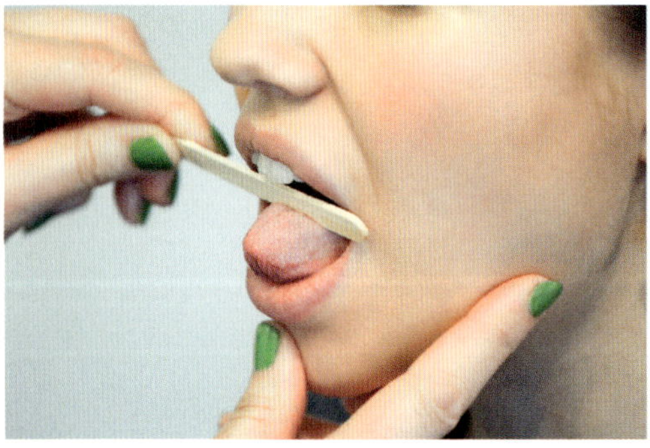

Abb. 97

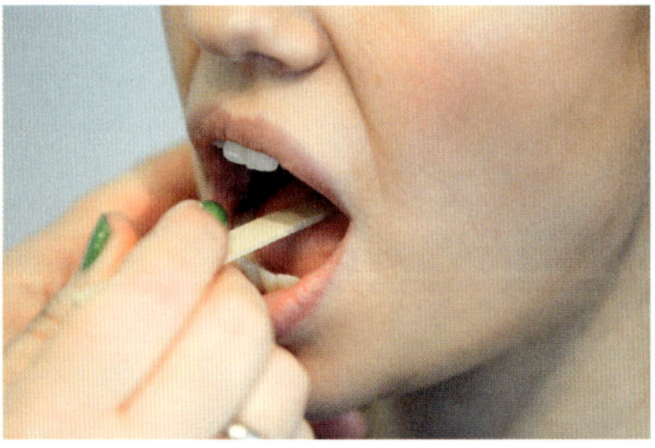

Vielleicht mag es ja an dieser Stelle mancher Leserin und manchem Leser doch sehr *fraglich* erscheinen ob *DAS* funktioniert.
Oder es mag sehr *fragwürdig* erscheinen, ob *DAS* jetzt noch eine ernst zu nehmende Methode ist und sein kann. Eine Methode, die mit irgendwelchen mehr oder weniger albernen Zaubersprüchen Therapie durchführen will???
Ich empfehle allen, und vor allem den Skeptikern, einfach mal das „Zaubern" (aber zum **richtigen** Zeitpunkt!) auszuprobieren und zu sehen, was passiert!

Zum *richtigen* Zeitpunkt! Das bedeutet natürlich, dass ich mit dieser Übung nicht wirklich zaubern kann (oder hatten Sie mir das inzwischen sogar zugetraut?), sondern dass vorher vom Patienten gemeinsam mit seinem Therapeuten schon ein mehr oder weniger langer Weg zurückgelegt wurde.

- Das „Laute zaubern" wird natürlich erst dann eingesetzt, wenn die Zunge schon gut koordiniert bewegt werden kann. Nämlich dann, wenn der Therapeut relativ sicher sein kann, dass der gewünschte Laut vom Patienten gebildet werden kann.

Beobachten Sie doch mal Eltern, die sich mit ihrem Baby „unterhalten". Bei objektiver Betrachtung ist da doch auch manches sehr albern und merkwürdig. Aber gerade diese kleinen „Zaubertricks" sind es doch, die das Salz in der Suppe des Lernens oder der allgemeinen kindlichen Entwicklung ausmachen.

Was passiert, wenn es nun nicht wie erhofft klappt?

- Für den Patienten: Nichts
- Für den Therapeuten: Er muss *besser* zaubern lernen!
  ... und sich unbedingt einen neuen Zauberspruch (s. unten) überlegen – d. h. es in ein paar Wochen erneut mit einem neuen Spruch wiederholen und vorher alle anderen bahnenden Übungen mit dem Patienten fleißig weiter trainieren!!!

Wie wäre es beim nächsten Versuch mit:

„Schwarzer Kater – Hirsebrei, der Stab zaubert das ‚/.../' herbei?"

oder

„Schwarzer Kater, Sausewind, der Stab zaubert das ‚/.../' geschwind!"

oder

„Der/Die xxx ist ein tolles Kind, ich hör das ‚/.../' jetzt ganz geschwind!"

Variationsmöglichkeiten:

a. Nach dem isolierten Üben des Lautes kann auf Silben- und Wortebene übergegangen werden

Therapeutische Effekte:

- Individueller Lauterwerb
- Verbesserung der Zungenaktivität
- Anbahnung der Zungenruhelage
- Verbesserung der Zungenaktivität
- Verbesserung des Zungentonus
- Verbesserung der Zungenkoordination
- Verbesserung der Zungenspitzenaktivität
- Verbesserung von zielgerichteten Bewegungen der Zunge
- Verbesserung der Wahrnehmung
- Verbesserung der Kinästhetik
- Stoffwechselanregung
- Durchblutungsförderung
- Stimulierung
- Wachmachend
- Auditive Stimulierung
- Förderung der Blickgerichtetheit
- Spaß!

Mögliche Fehlerquellen:

- Dass die Stimulierung der Zunge nicht eindeutig und somit unpräzise bezüglich der Artikulationsstelle oder des Artikulationsmodus ist
- Zwischen der Berührung der Artikulationsstelle und dem Artikulationsmodus besteht keine gute Übereinstimmung
- Zu früher Einsatz der Übung

- Wichtig: Diese Übung sollte natürlich erst dann in der Therapie eingesetzt werden, wenn die Zunge des Kindes schon sehr gut trainiert ist, so dass der Überraschungseffekt des korrekt gebildeten Lautes wahrscheinlich ist! Bei einer gut vorbereiteten Zunge gelingt es oft sogar den „lateralen" Kindern, das erwartete /s/ korrekt zu artikulieren!
- Falls es aber doch nicht klappen sollte (nur 2, maximal 3 Versuche!) kommt manchmal die Frage auf, wer daran „Schuld" hat?
  Natürlich der Therapeut, er hatte den falschen Zauberspruch! (siehe oben)

6.6.4 Zungenentfesselung oder Zaubergummi

benötigtes Material: Zahngummi / evtl. 2 (dünne) Strohhalme

Durchführung: Sie demonstrieren dem Patienten bei der ersten Durchführung dieser Übung einmal die komplette Vorgehensweise:

a) Sie öffnen Ihren Mund und strecken Ihre Zunge gerade heraus.
b) Sie stecken Ihre Zunge in das weit auseinander gedehnte Zahngummi.
c) Sie lassen das Gummi vorsichtig los, so dass es die Zunge fest umschließt.
(s. Abb. 98)
d) Sie befreien Ihre Zunge aus dem Gummi (s. Hinweis zur Bewegung unten), so dass das Gummi auf Ihrer Zungenspitze zu liegen kommt.
(s. Abb. 99)
e) Anschließend gemeinsame Durchführung mit dem Patienten. Kontrollieren Sie, dass der Patient das Zahngummi anfangs nicht zu weit über die Zunge zieht.
f) Der Therapeut macht die Bewegungsabläufe gleichzeitig mit, und achtet darauf, dass beide Münder weit geöffnet bleiben, damit gegenseitig beobachtet (und kontrolliert!) werden kann, wie der Bewegungsablauf durchgeführt wird.

Hinweis:
Die „Entfesselung“ gelingt nur, wenn die Zunge im hinteren und mittleren Bereich eine rückziehende Bewegung ausführt. Die Zungenspitze senkt sich ab. Durch diese besondere Bewegung wird die Zunge eher schmal und so rollt sich das Gummi langsam in den apikalen Bereich der Zunge. Am Ende bleibt es auf der Zungenspitze liegen.
Anfangs haben viele Patienten keinen Bewegungsplan, der für diese Übung notwendig ist. Sie versuchen, durch ein Herausschieben aus dem Mund die Zunge aus dem Ring zu befreien. So werden Sie aber nicht erfolgreich sein, das Gummi bliebe in absolut unveränderter Position!

Abb. 98

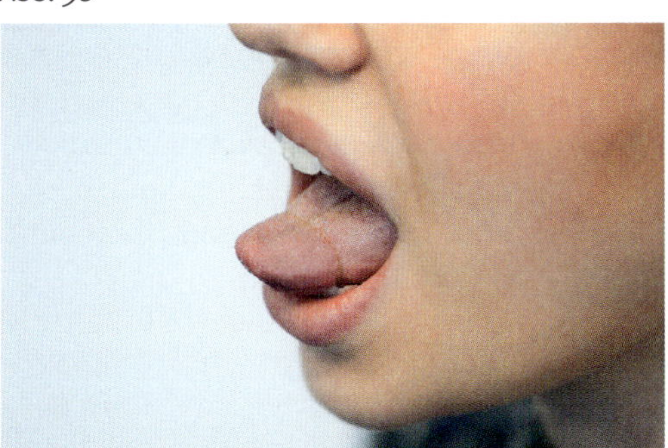

Abb. 99

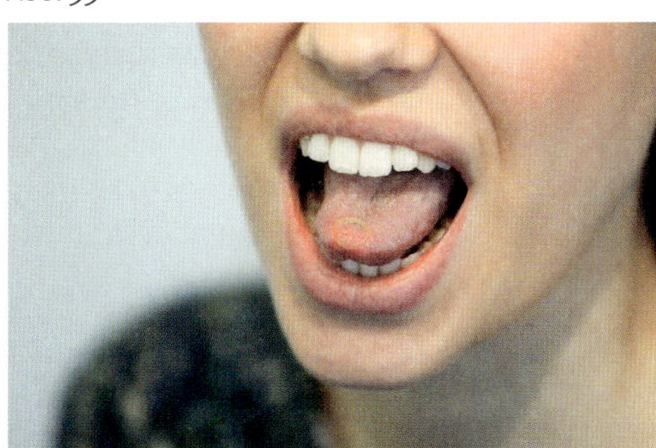

Die Bewegung muss genau gegenteilig sein: Die Zunge muss nach unten-hinten gezogen werden. Gleichzeitig in der Zungenmitte einen Buckel machen und die Zungenspitze ebenfalls nach unten halten.

Variationsmöglichkeiten:

a. Über die Menge der Entfesselungsvorgänge
b. Über die Menge der gleichzeitig benutzten Zahngummis (max. 3 Gummis gleichzeitig, langsam steigern, mit 3 Gummis ist es sehr anstrengend und schon ein wenig schmerzhaft!)

Therapeutische Effekte:

- Training der rückziehenden Muskulatur der Zunge
- Wirkt einer Interdentalität entgegen
- Training und Tonisierung des Velums
- Verbesserung des Zungentonus
- Verbesserung der Zungenkoordination
- Verbesserung der Zungenspitzenaktivität
- Stimulation der Geschmacksknospen
- Verbesserung zielgerichteter Bewegungen der Zunge
- Verbesserung der Kinästhetik
- Stoffwechselanregung
- Massage der Zunge
- Durchblutungsförderung
- Stimulierung
- Wachmachend
- Auditive Stimulierung
- Förderung der Blickgerichtetheit
- Spaß!

Mögliche Fehlerquellen:

- Die Zunge wird – anfangs – zu weit durch das Gummi gesteckt, deshalb genau beobachten und ggf. korrigieren
- Es wird versucht, mit noch mehr Streckung der Zunge nach frontal das Gummi abzurollen
- Die Zeitdauer für die ersten Befreiungsversuche wird zu lang bemessen. Nach einer kurzen Zeitspanne von 10 – 15 Sekunden kann die Zunge durch den sich entwickelnden Blutstau anfangen zu schmerzen. Dabei kann sie auch etwas dunkelrot oder sogar blau anlaufen. Das ist nicht gefährlich, aber unangenehm. Entfernen Sie in diesem Fall so schnell es geht das Gummi von der Zunge. (Abhilfe für den nächsten Durchgang s. u.)

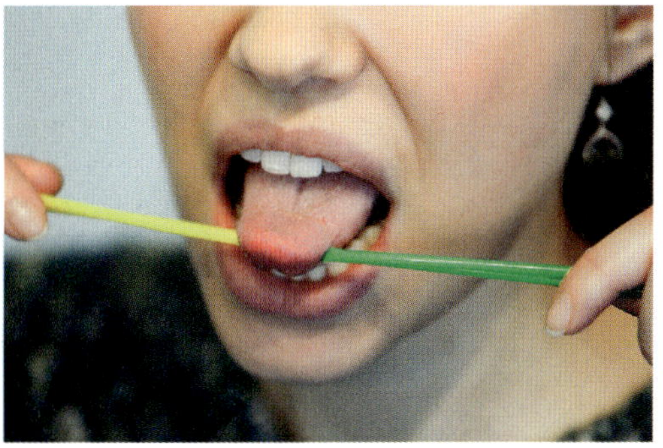

Abb. 100

Achtung: Der Patient muss gefahrlos mit dem Zahngummi im Mund umgehen können – sonst Aspirationsgefahr!

Abhilfe:
Es werden 2 handelsübliche Strohhalme in der Mitte geknickt und durch das Zahngummi geschoben. Jetzt wird je ein Strohhalm nach rechts und links gezogen, so dass sich das Zahngummi spannt. (Sie nehmen am besten zwei Halme in unterschiedlichen Farben. Beim Spannen kommt eine Farbe nach rechts, die andere nach links.) *(s. Abb. 100)*

So wird es um die Zunge gelegt und die Strohhalme werden losgelassen. Mit Hilfe dieser „Rettungshalme" haben Sie zwei Möglichkeiten das Zahngummi von der Zunge zu entfernen:

a) *Aktiv* – Der Therapeut zieht leicht an den Strohhalmen und rollt so das Gummi von der Zunge. In diesem Fall ist es ausschließlich eine massierende Wirkung (= passive Übung für den Patienten).
b) *Passiv* – Der Therapeut hält die Strohhalme nur fest, und der Patient zieht eigenständig und aktiv die Zunge aus dem Gummiring (= halbaktive Übung für den Patienten).
   Durch diese Technik erfährt der Patient das Gefühl des Abrollens. Die Zunge wird durch diese Maßnahme massiert und erste Befreiungsversuche sind möglich. Ohne die Rettungshalme bestünde die Gefahr, dass die Zunge sich nicht aktiv aus dem Gummi befreien kann, was schon nach einigen Sekunden zu dem oben beschriebenen Blutstau und einem damit einhergehenden unangenehmen Druckgefühl in der Zunge führen könnte! Sie hätten ohne die Halme jetzt „nur" die Finger, die das Gummi lösen könnten.

Tipp: In der Position, in der das Zahngummi mit den Strohhalmen um die Zunge gelegt ist, macht es den Kindern großen Spaß, sich im Spiegel zu betrachten. (Die Zungenentfesselung ist im NF!T®-Programm die einzige Übung, bei der die Kinder in den Spiegel schauen dürfen.) Durch kleine Zungenbewegungen sehen sie aus wie „Dracula-Monster", oder als ob sie Vampir- oder Haifischzähne haben, auf jeden Fall lustig! Auch durch die Spielerei mit den eingeknickten Strohhalmen lernen sie, die Zunge zu bewegen! *(s. Abb. 101)*

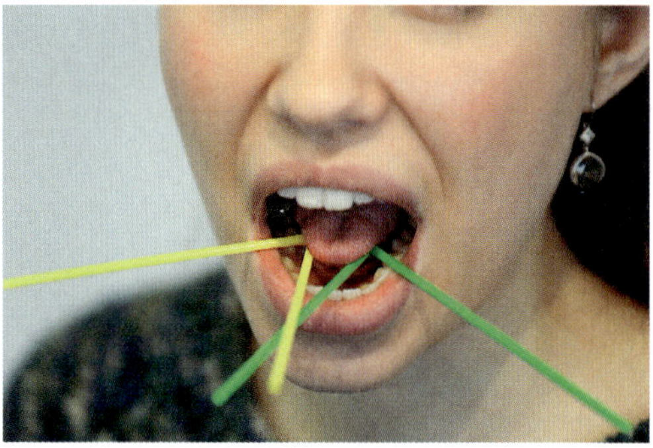

Abb. 101

Die Strohhalme haben aber natürlich nicht nur einen optischen Aspekt. Man kann sie festhalten und dadurch fällt es deutlich leichter, die Zunge aus dem Gummiring zu entfernen. Sie helfen, das Zahngummi aktiv von der Zunge zu rollen.

6.6.5 Zungentwist oder Bonbonballett

Benötigtes Material: Schokolinsen

Durchführung:

1. Zwei Schokolinsen werden bereitgelegt.
2. Bei der ersten Durchführung zeigt der Therapeut vorab den Ablauf und nimmt dazu seine Schokolinse in den Mund. Er zeigt, auf welche Art der Bonbon im Mund bewegt werden soll. Damit der Patient eine ungehinderte Sicht hat, demonstriert der Therapeut mit weit offenem Mund, wie er den Bonbon mit der Zunge in eine Wangentasche schiebt.
3. Anschließend werden die Zahnreihen vorsichtig geschlossen.
4. Unmittelbar danach werden die Zahnreihen wieder geöffnet, der Bonbon wird mit der Zunge aus der Wangentasche geholt und sofort in die Wangentasche der *anderen* Seite transportiert.
5. Der Patient nimmt ebenfalls seine Schokolinse in den Mund und macht auf die ihm gezeigte Art mit.

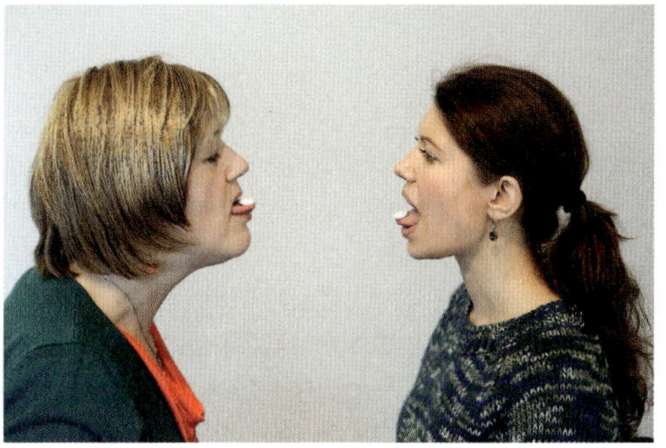

Abb. 102

6. Dieser Seitenwechsel wird nun gemeinsam einige Male durchgeführt. („Wer es am längsten schafft, hat gewonnen!“)
7. Der Bonbon wird auf die Zungenspitze gelegt.
8. Die Zungenspitze wird mit aufliegendem Bonbon aus dem Mund herausgestreckt und dort für einen Moment gehalten. Damit er nicht herunterfällt, muss die Zunge natürlich gerade gehalten werden. *(s. Abb. 102)*
9. Dieser Ablauf (Punkt 2. bis 8.) wird so lange wiederholt, bis vom Bonbon kaum noch etwas übrig ist. (Wer schafft es am längsten, ohne den Bonbon zu zerbeißen?)
10. Wenn es soweit ist, gibt man den Bonbon zum Zerbeißen und Genießen der letzten Bonbonreste frei – was meist mit Genuss getan wird.
11. Da die Zähne jetzt voller Pfefferminz und Schokolade sind, sollten sie intensiv gesäubert werden: „Jetzt müssen die Zähne saubergemacht werden, da überall Schokolade und Pfefferminz ist!“
12. Zusätzlich zur eigenen Demonstration des eigenen ausgiebigen „Putzens“ können *evtl.* zusätzliche Hinweise gegeben werden: „Alles ablecken, reiben, zwischen den Zähnen saugen, wischen und putzen, damit niemand merkt, dass wir Schokolade genascht haben!“
13. Nach einer kurzen gegenseitigen Mundinspektion (bei Kindern) wird die Übung beendet.

Auch wenn der Bonbon in der Kiste für die Kinder durchaus verführerisch erscheint, sollte die Übung erst sehr spät angeboten werden, denn für die korrekte Durchführung ist ein äußerst hohes Maß an intraoraler Wahrnehmung und Koordination notwendig! Es geht nicht nur darum, einen leckere Schokolinse zu genießen, sondern um ein äußerst strukturierten Ablauf: Das Kind muss jedes Mal die genaue Position des Bonbons im Mund wahrnehmen, bevor es seine Zahnreihen schließt, denn ansonsten würde der Bonbon viel zu früh zerbissen. Auch das Halten des Bonbons auf der Zungenspitze erfordert ein hohes Maß an Spannung in der Zungenspitze.

Variationsmöglichkeiten:

a. Eine andere Art Bonbon, wobei man darauf achten sollte, dass er eine angemessene Übungsdauer und einen Anreiz vorgibt (harte Bonbons dauern zu lange, Gummibärchen klappern nicht im Mund). Idealerweise sollte es ein Mehrkomponentenbonbon sein, wegen der unterschiedlichen Geschmacksreize.
b. Nach dem eventuell anfänglichen Üben mit geschlossenen Lippen das Bonbonballett mit offenem Mund durchführen.

Der offene Mund bietet den Vorteil, dass die Zungenbewegungen besser vom Therapeuten beobachtet werden können. Zusätzlich muss der Position der Schokolinse noch mehr Beachtung geschenkt werden, da sie aus dem offenen Mund herausfallen könnte.

Therapeutische Effekte:

- Lateralbewegungen der Zunge werden trainiert
- Verbesserung der Zungenwahrnehmung
- Verbesserung der Zungenaktivität
- Verbesserung des Zungentonus'
- Verbesserung der Zungenkoordination
- Verbesserung der Zungenspitzenaktivität
- Verbesserung von zielgerichteten Bewegungen der Zunge
- Verbesserung der intra- und extraoralen Wahrnehmung
- Verbesserung der Kinästhetik
- Stoffwechselanregung
- Durchblutungsförderung
- Tonisierung für die Lippen
- Dehnung des Zungenbändchens
- Mundraumwahrnehmung
- Sensibilisierung der Wangen
- Dehnung der Lippenbändchen
- Stoffwechselanregung
- Durchblutungsförderung
- Stimulierung
- Olfaktorische Stimulation
- Gustatorische Stimulation
- Förderung der Blickgerichtetheit
- Wachmachend
- Auditive Stimulierung (durch das anfängliche Klappern des Bonbons, wenn er über die Zähne bewegt wird, was im Laufe der Übung zunehmend leiser wird)
- Spaß!

Mögliche Fehlerquellen:

- Die Schokolinse wird zu früh in der Therapie angeboten, zu einem Zeitpunkt, an dem das Kind von der Koordination her diese komplexe Leistung noch nicht schaffen kann
- Kein präzises Einfordern der einzelnen Schritte, der Bonbon wird einfach weggelutscht
- Reklinierte Kopfhaltung beim Herausstrecken der Zunge, um den Bonbon sicherer auf der Zunge zu halten

6.7 Atemübungen

Der wichtigste Einsatzbereich für die Atemübungen ist meist eine nicht vorhandene oder unzureichende Nasenatmung. Die Infektanfälligkeit ist dadurch deutlich erhöht und die Nebenhöhlen bleiben oft unterentwickelt. Durch die zu gering ausgebildeten Nebenhöhlen wirkt das Mittelgesicht wie eingefallen und zu wenig ausgeprägt, häufig einhergehend mit einer Retrognathie. Die Morphologie der Nase ist ebenfalls oft auffällig, sie ist zu groß oder zu klein. Durch die nicht vorhandene Nasenatmung bleibt der Mund oft offen, und die Zunge liegt meist in einer interdentalen Ruheposition. Durch den offenen Mund trocknen die Schleimhäute aus, der Tonus der Lippen wird herabgesetzt, was wiederum auf die Form der Lippen Einfluss hat. Des Weiteren fehlt durch die offenen Lippen die formgebende Wirkung auf die Zähne, und wenn jetzt die Zunge noch zusätzlich von innen drückt, kommt es zwangsläufig zu verschiedenen Zahnfehlstellungen.
Viele weitere Ziele und Einsatzmöglichkeiten finden Sie in den Beschreibungen der Übungen.

6.7.1 Pusten mit dem Mund

Benötigtes Material: Pusteschlange mit angebrachter Feder

Durchführung: Beim ersten Durchgang wird dem Patienten die Pusteschlange in die Hand gegeben, mit der Bitte, sie auszuprobieren. Dabei wird beobachtet, wie die Pusteschlange benutzt wird, ohne dass es (verbale oder mimische) Hinweise gibt.
Meist sieht es folgendermaßen aus:

1) Es wird (tief) mit dem Mund Luft geholt.
2) Das Kunststoff-Mundstück der Pusteschlange wird so weit in den Mund gesteckt, dass es – meist mittig – auf der unteren Zahnreihe und auf der Zunge zu liegen kommt.
3) Es wird kurz und heftig hineingepustet.

4) Evtl. wird die Pusteschlange zwischendurch aus dem Mund herausgenommen.
5) Es wird erneut (zu intensiv) durch den Mund Luft geholt.

Bei dieser spontanen Art der Benutzung passieren einige Dinge, die es zu verändern gilt:

Fehler bei der Atmung:

- Die Einatmung wird oft *überzogen*, in der Art, dass *ganz tief* in den *Brust-Schulterbereich* Luft geholt wird.

Fehler bei der Position:

- Die Pusteschlange wird *zwischen den Zahnreihen* positioniert. Dadurch wird ein evtl. bestehender lutschoffener Biss offen gehalten.
- Durch die oben geschilderte *mittige Auflage* ist eine nur eingeschränkte Lippenaktivität notwendig.

Übungsdurchführung:

(1) Nehmen Sie nach der (kurzen!) Beobachtungsphase die Pusteschlange in die Hand und führen Sie sie in die Nähe der Lippen des Patienten.
(2) Öffnen Sie leicht den Mund und stülpen Sie Ihre Lippen nach vorn (Protrusionsbewegung).
(3) Warten Sie, bis der Patient die Lippen ebenfalls etwas rundet. Jetzt nähern Sie sich den Lippen mit dem Mundstück der Pusteschlange an. Optimalerweise umschließen die gespitzten Lippen des Patienten sofort das Mundstück der Pusteschlange. *(s. Abb. 103)*
(4) Halten Sie das Mundstück etwas **vor** die Lippen des Patienten, so dass sich die Lippen zum Mundstück nach vorn strecken müssen.
(Die Lippen sollten zur Pusteschlange kommen, nicht die Pusteschlange zu den Lippen.)
(5) Mit der anderen Hand halten Sie das Gesicht des Patienten im 3-Finger-Griff. Damit wird der Kopf in der gewünschten Position gehalten, damit der Patient tatsächlich nur seine Lippen nach vorn strecken kann und nicht auch seine HWS.
(6) Sie holen selber moderat Luft und pusten hörbar aus dem Mund aus. Dabei schauen Sie Ihren Patienten auffordernd und erwartungsvoll an. Der Patient pustet auch aus und bläst dabei die Pusteschlange auf.
(s. Abb. 104)
(7) Entfernen Sie die Pusteschlange nach dem Aufpusten für einen Moment von ihrem Platz zwischen den Lippen und geben Sie ihr anschließend einen neuen Platz auf einer beliebigen Stelle der Lippen. Alles ist möglich: mittig, rechts und links von der Mitte und ganz im Mundwinkel beider Seiten.

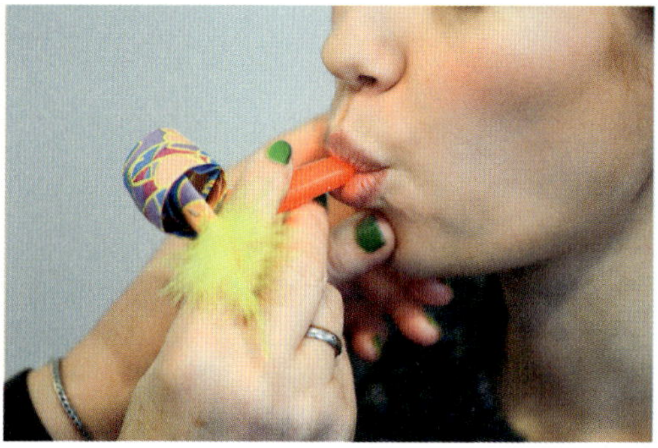

Abb. 103

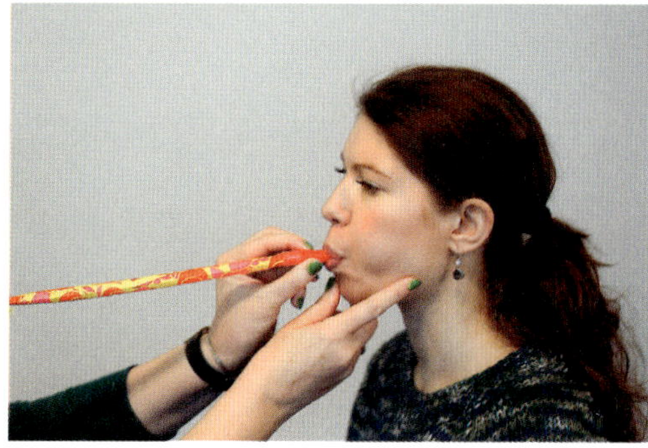

Abb. 104

(8) Nachdem die Luft wieder eingeströmt ist, pusten Sie erneut, sehr langsam und möglichst lange aus dem Mund aus. Machen Sie wiederum einen auffordernden Blick zum Patienten.

(9) Jetzt werden 3 „Pusteregeln“ bekannt gegeben:

Pusteregel	Therapeutische Wirkung / Begründung
Pusteregel Nr. 1: „Es wird immer so lange gepustet, wie die Pusteschlange zwischen den Lippen liegt!“	Die Exspirationsphase muss kontrolliert und dosiert werden: Bei einer langen Phase der Exspiration muss die Atemluft sehr langsam abgegeben werden. Nach einer Exspiration entsteht meist eine reflektorische Atemergänzung.
Pusteregel Nr. 2: „Die Augen passen immer auf die Feder (auf das Ende der Pusteschlange) auf!“	Bei Kindern kommt an das Ende der Pusteschlange eine große, bunte Feder, die das Kind sich beim Zusammenstellen der Materialien aus einem großen Glas aussuchen darf. Da es immer die „schönste Feder“ ist, die man gerne behalten hätte, hat das Kind nun die Aufgabe, auf sie aufzupassen. Sinn und Zweck ist hier die Förderung der Blickgerichtetheit auf ein sich bewegendes Objekt und eine Verbesserung der visuellen Aufmerksamkeit (Nah- und Fernfokussierung). Bei Jugendlichen und Erwachsenen kann auch eine Feder angebracht werden, oder es wird die Aufmerksamkeit auf das Ende der Pusteschlange gelegt.

Pusteregel	Therapeutische Wirkung / Begründung
Pusteregel Nr. 3: „Deine / Ihre Nase guckt immer meine Nase an!"	Die Kopfhaltung soll stabil und locker-konstant sein. So erfolgt die Blickfolge tatsächlich ausschließlich über die Augen und nicht über eine HWS / Kopfdrehung oder sogar eine Blockbewegung des Oberkörpers.

(10) Legen Sie die Pusteschlange wieder zwischen die Lippen des Patienten und pusten Sie erneut aus.
(11) Der Patient spiegelt.

Achten Sie auf strikte Einhaltung der o. g. Pusteregeln.

Wiederholungsmenge nach Kondition und Möglichkeit des Patienten.

Variationsmöglichkeiten:

1. Exspirationsdauer:
   a. ganz kurz
   b. kurz
   c. lange
   d. ganz lange

2. Position der Pusteschlange auf den Lippen:
   a. mittig: Ist für die meisten Patienten am einfachsten.
   b. paramedian: Die Spannung muss der Position entsprechend differenziert eingestellt werden.
   c. im Mundwinkel rechts oder links: Fällt vielen Patienten sehr schwer.

(s. Abb. 105)

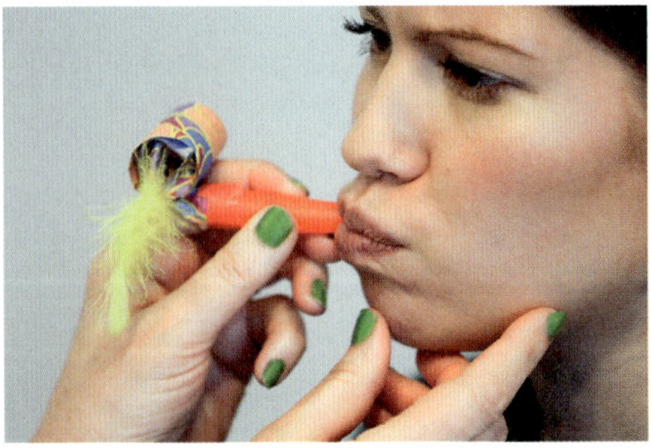

Abb. 105

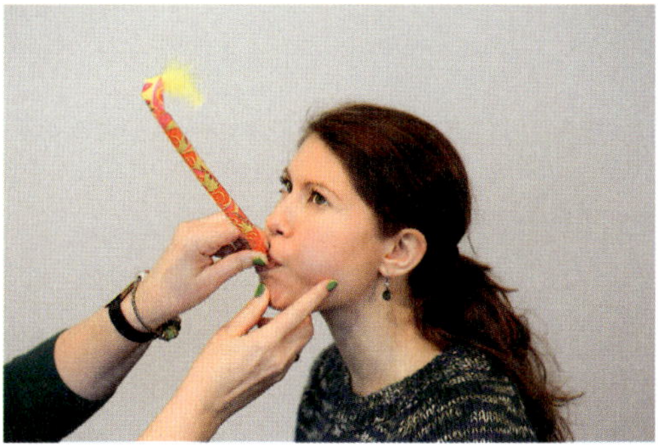

Abb. 106

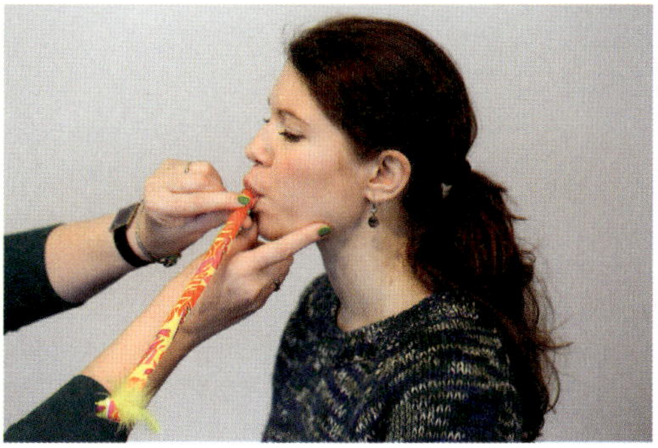

Abb. 107

3. Bewegungen, die mit der ausgerollten Pusteschlange gemacht werden können:
   a. horizontale Linien
   b. vertikale Linien
   c. diagonale Linien
   d. Kreise im Uhrzeigersinn und entgegengesetzt zum Uhrzeigersinn
   e. liegende Achten
   f. seitliche vertikale Linien
   g. Zick-Zack-Linien, horizontal und vertikal
   h. horizontale Bewegungen für das Lesen:
      (a) von links nach rechts (Leserichtung) eher langsam, sofort Richtungsänderung
      (b) von rechts nach links (Zeilenwechsel) schnell!
   i. konstantes Halten des Blickes, auch in Extrempositionen z. B. außen-unten *(s. Abb. 106, 107)*

4. Nach einiger Zeit des Übens:
   a. Lassen Sie die Pusteschlange nur zur Hälfte aufpusten, halten, anschließend noch zur vollen Länge aufpusten lassen.
   b. Lassen Sie die Pusteschlange ganz aufpusten, und anschließend soll sie kontrolliert nur bis zur Hälfte wieder zurückrollen.
   (Diese Übungen erfordern ein sehr hohes Maß an Kontrolle der Dosierungsfähigkeit der Ausatemluft. Deshalb sind diese Übungen als sehr schwierig einzustufen und sollen von daher erst zu einem späten Zeitpunkt eingesetzt werden!)

Tipp: Eine schwierige, aber sehr gute Übung für Patienten mit einer Facialisparese: Im gesunden Bereich der Lippen anfangen, langsam in Richtung der gelähmten Seite hinarbeiten und dabei als Hilfe die Lippen des Patienten mit Therapeutenfingern geschlossen halten. Zunehmend die Finger lösen und dabei die Spannung halten.

Bei gleichzeitiger Beachtung der Augenmotorikbewegungen ist die Übung mit der Pusteschlange eine ausgezeichnete Übung zur Verbesserung von vielfältigen Augen-Problemen (siehe auch unten Pusteregel Nr. 2).

Betrifft Pusteregel Nr. 1

Atmung:
Der Therapeut achtet bei der beschriebenen Durchführung stets darauf, dass der Patient seine initiale Einatmung nicht in übertriebener Weise durchführt und so in eine Hochatmung kommen würde (ggf. Hyperventilation).
Wenn eine überzogene Einatmung beobachtet wird, wird **diese** aktuelle Einatmung **nicht** für das Ausatmen in die Pusteschlange benutzt, sondern einfach so wieder ohne Pusteschlange abgegeben. Wichtig ist natürlich auch hierbei, dass der Patient die überzogene Einatmung nicht vom Therapeuten sieht und infolgedessen etwas Falsches spiegelt.

Betrifft Pusteregel Nr. 2

Blickfolgebewegungen:
Der Therapeut beobachtet stets die Blickbewegungen der auf die Feder gerichteten Augen:
- Sind sie fließend?
- Wird die Mittellinie anstrengungslos überquert?
- Laufen die Augen parallel?
- Gibt es Re-Sakkaden?
- Können die Augen den horizontalen Linien folgen?
- Können die Augen den vertikalen Linien folgen?
- Sind die diagonalen und kreisrunden Augenbewegungen fließend?
- Kann der Patient seinen Blick kontinuierlich auf das Ende der Pusteschlange richten, wenn sie sich langsam (!) ausrollt bzw. sich wieder kontrolliert (!) dem Gesicht nähert?

Betrifft Pusteregel Nr. 3

Kopfausrichtung:
Der dritte Bereich bezieht sich auf die Stabilität der Kopfhaltung. Der Patient soll lernen, einen Gegenstand ausschließlich mit den Augenbewegungen zu verfolgen, ohne gleichzeitig den Kopf zu drehen oder zu bewegen. Durch diese Übung wird zusätzlich eine deutliche Verbesserung der Blickgerichtetheit erzielt.

Therapeutische Effekte:
- Verbesserung der Atemdosierung
- Verlängerung der Ausatmungsphase

- Zwerchfelltraining durch reflektorische Atemergänzung
- Training der Bauchatmung
- Vertiefung und Intensivierung der Atmung
- Verbesserung der Sauerstoffversorgung des Körpers
- Tonisierung der Lippen
- Lippenprotrusion (u. a. wichtig für die Bildung des /sch/)
- Blickgerichtetheit zu einem sich bewegenden Objekt
- Training der Augenmuskeln zur Verbesserung der Blickmotorik
- Spaß!

Mögliche Fehlerquellen:

- Das Plastikmundstück „kratzt“ am Zahnschmelz.
  Abhilfe: Es wird nicht ausreichend auf ein Vorstülpen der Lippen geachtet, das Mundstück ist zu nah an den Zähnen. Die Lippen zum Mundstück kommen lassen, und nicht mit dem Mundstück zu den Lippen kommen
- Die Lippen können nicht geschlossen werden, wenn das Mundstück im seitlichen Lippenbereich oder im Mundwinkel liegt.
  Abhilfe: Die Spannung und die Wahrnehmung der Lippen sind noch nicht genügend aufgebaut für den Schluss der Lippen bei dieser schwierigen Übung. Eher im mittigen Bereich der Lippen bleiben!
- Dem Patienten wird übel oder schwindelig.
  Abhilfe: Das Übungstempo und den Wechsel der Positionen verlangsamen! Das Atemtempo war zu schnell bzw. zu intensiv, in diesem Fall besteht die Gefahr, dass der Patient hyperventiliert (deshalb: immer Zeit lassen!)
- Die geforderten Blickbewegungen sind nicht korrekt (Abschweifungen, Re-Sakkaden etc.)
  Abhilfe: In den nächsten Therapiestunden bei der Durchführung der Bahnungs- und Funktionsübungen verstärkt auf eine gute Blickgerichtetheit achten.
  Die Bewegungen mit der Feder an der Pusteschlange langsamer durchführen und vor allem in den Blickbereichen trainieren, die korrekt durchgeführt werden. Diese Blickzonen sollten natürlich immer weiter ausgebaut werden

6.7.2 Pusten mit der Nase

Benötigtes Material: Pusteschlange (eine **andere** als bei der vorherigen Übung!)

„Durch fehlende Nasenatmung wird (nach R. Clausnitzer, 2006, S. 55) die Ventilation der Lunge beeinträchtigt. Es kommt zu einem allmählichen Anstieg des venösen Drucks und zu einer, wenn auch geringgradigen Senkung der Sauerstoffwerte des Blutes, die im Entwicklungsalter basale neurophysiologische Abläufe ungünstig beeinflusst. Die Folge kann in einer mangelnden Reaktions- und Konzentrationsfähigkeit bestehen.“ Clausnitzer macht hiermit einen sehr klaren

Zusammenhang zwischen belüfteter Nase und deren Einfluss auf das tägliche Leben deutlich.

Durchführung: Die folgende Übung beginnen Sie am besten so, dass Sie den Patienten fragen, was mit dieser *zweiten* Pusteschlange jetzt wohl gemacht werden könnte?

Zu fast 100% bekommt man den Vorschlag, dass wieder mit dem Mund gepustet wird. Auf die nächste Frage, womit man statt des Mundes denn sonst noch pusten könnte, man hätte doch schon eine Pusteschlange für den Mund, gibt es oft nur fragende Blicke oder ein Schulterzucken.

- Bei **Erwachsenen** löse ich diese Fragestellung recht schnell auf, indem ich diese Pusteschlange Richtung Nase führe.
- Bei **Kindern** stelle ich meist folgende Fragen:
  Mit den Augen? – Wenn man jetzt dem Kind die Pusteschlange vor die Augen hält, versuchen viele Kinder zu pusten!
  Mit den Ohren? – Das gleiche Procedere.
  Mit dem Bauchnabel? – Wieder das gleiche!

Selten hat ein Kind die zündende Idee: „Mit der Nase?" „Ja!"

Wenn keine Antwort kommt, führe ich auch bei Kindern und Jugendlichen die Pusteschlange wortlos zur Nase, und weiter geht es mit Punkt 1 (s. unten).

Die wahrscheinlichste Erklärung für diese Verwunderung ist, dass die Kinder meist keine Wahrnehmung für ihre Nase und erst recht nicht für ihre Nase als *Atemorgan* haben. Aber auch bei Jugendlichen und Erwachsenen gibt es durchaus einen Überraschungseffekt bei der Durchführung der Übung. Fast jeder reagiert verwundert bei dem, was nun folgt:

1. Sie halten als Therapeut dem Patienten nacheinander je ein Nasenloch zu und atmen selber tief und deutlich hörbar durch die Nase (angenähert zum Ohr des Patienten) ein. *(s. Abb. 108)*

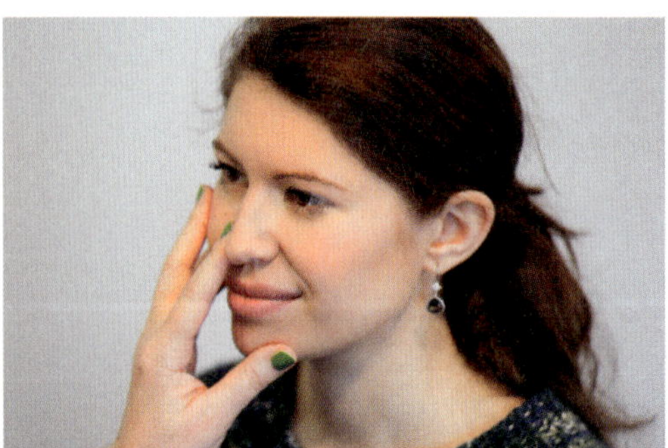

Abb. 108

2. Wenn Sekretgeräusche (= verstopfte Nase) hörbar sind, sollten Sie fragen, ob alles in Ordnung ist, oder ob noch „irgendetwas" (= Naseputzen) erledigt werden müsste. Meist kommt ein: „Nein!" als Antwort.

Tipp: Benutzen Sie **nicht** das Wort Naseputzen, und fordern Sie an dieser Stelle niemanden (vor allem keine Kinder) zum Nasenputzen auf! Sie würden damit für das Kind eine Verbindung zwischen der durchgeführten Übung und dem Putzen der Nase schaffen!

3. Nach diesem sogenannten „Nasentest" beginnen Sie jetzt mit der Übung, indem Sie die bereitliegende Pusteschlange wie einen Stift in die Hand nehmen.
   Sie halten wieder ein Nasenloch des Patienten zu und führen das Mundstück der Pusteschlange so in das *andere* Nasenloch ein, dass das Mundstück **parallel** zur Nasenscheidewand liegt (keinesfalls im *rechten Winkel* zur Nasenscheidewand einführen, das kann Schmerzen verursachen!). Die Einführungstiefe sehr gering halten: nur ca. 1–2 mm! *(s. Abb. 109)*
4. Sie pusten selber durch die Nase aus und warten, dass der Patient spiegelt, indem er die Pusteschlange mit der Nase aufbläst. *(s. Abb. 110)*
5. Sofort (!), wenn die Pusteschlange ausgerollt ist, ziehen Sie die Pusteschlange aus der Nase heraus.
6. Jetzt verschließen Sie mit einem Finger das Nasenloch, in dem eben die Pusteschlange war. Wechseln Sie anschließend die Pusteschlange zur anderen Hand, holen Sie wieder tief mit der Nase Luft, führen Sie das Mundstück wie oben beschrieben in das andere, jetzt wieder offene Nasenloch ein und pusten Sie wieder aus.
7. Wiederholen Sie diesen Vorgang laufend im beschriebenen Wechsel. Dabei ist immer ein Nasenloch verschlossen!

Abb. 109

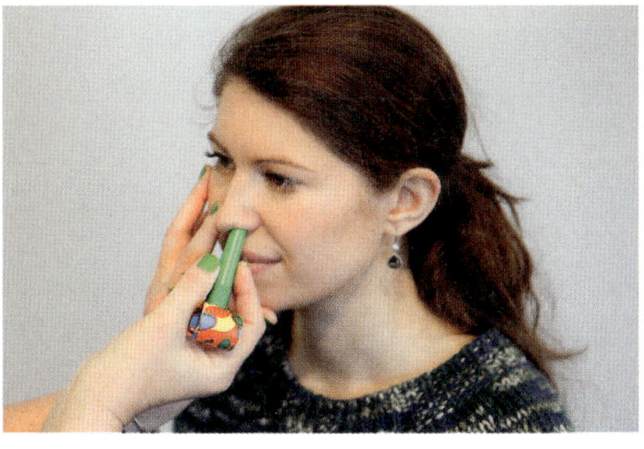

Abb. 110

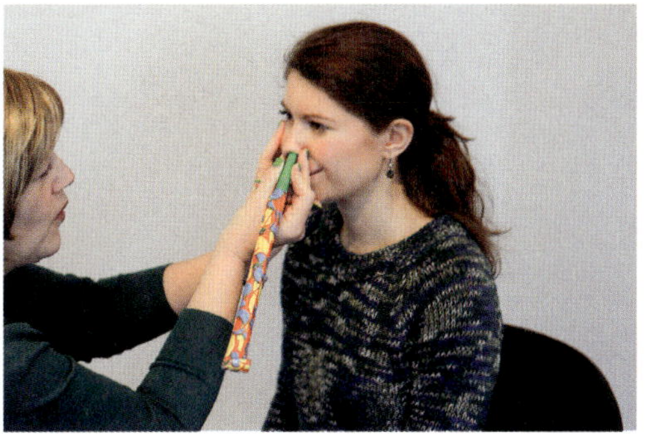

8. Kündigen Sie die Anzahl der Wiederholungen an, indem Sie zwischendurch die Anzahl bekanntgegeben: „Noch 2 × !“ oder „Ich zähle 20 ×!“

Wichtig:

- Die Wirksamkeit der Übung steht und fällt mit der Einhaltung der Regel, dass Sie immer erst das **zweite** Nasenloch mit dem Finger verschließen, bevor Sie das erste wieder öffnen und somit für die Atmung freigeben. Nur durch diesen strikten Ablauf ist gewährleistet, dass jedes Nasenloch für sich alleine die komplette Arbeit der Inspiration durchführen muss!

So wäre es falsch: Wenn Sie den das Nasenloch verschließenden Finger zuerst vom Nasenflügel entfernen und dann erst das andere Nasenloch verschließen. Bei diesem Vorgehen sind für einen kurzen Moment *beide* Nasengänge gleichzeitig offen und können sich bei der Atmung gegenseitig unterstützen. Bei dieser hier beschriebenen (fehlerhaften!) Durchführung würde das Nasenloch, das mehr Durchgängigkeit hat, immer dominant bei der In- und Exspiration sein. Der engere Nasengang könnte sich auf diese Art bei der Durchführung der Übung weiterhin schonen. Es gäbe keinen Therapieeffekt für den engeren Nasengang!

- Führen Sie die Übung stets in einem sehr langsamen Tempo durch. Es ist nicht notwendig, dass die jeweils nächste Exspiration für das Ausrollen der Pusteschlange genutzt wird, sondern Sie können zwischendurch auch einige einseitige Atemzüge erlauben. Dabei muss das andere Nasenloch konstant mit Ihrem Finger abgedichtet sein! So haben Sie als Therapeut auch Zeit, das am Anfang etwas schwierige und gewöhnungsbedürftige Handling mit der Pusteschlange zu üben.

- Selbstverständlich müssen Sie während des gesamten Übungsdurchlaufs darauf achten, dass die Inspiration ausschließlich über die Nase kommt, d. h. die Lippen müssen während der gesamten Dauer geschlossen sein.

- Wenn zwischendurch die Lippen geöffnet werden, unterbrechen Sie das Zählen der einzelnen Durchgänge. Damit zeigen Sie deutlich, dass gerade etwas passiert ist, was nicht gewünscht war (= Einatmung durch den Mund). Nach einer neuen Einatmung, dieses Mal natürlich durch die Nase, setzen Sie die Übung fort (und im Wiederholungsfall fangen Sie vielleicht wieder mit „1“ an zu zählen).

- Wenn der Lippenschluss sehr schwierig zu sein scheint, haben Sie die Übung „Pusten mit der Nase“ vermutlich zu früh eingesetzt. Dann:

- sollten Sie mehr Übungen zum Training des Lippenschlusses einsetzen (z. B. Saugen, Halten des Schildes, Wangen stupsen, Musik und die entsprechenden Bahnungsübungen)
- Als weitere Hilfe zum Lippenschluss haben Sie ggf. auch folgende Möglichkeiten:
  - Lassen Sie einen „Knochen" halten = legen Sie einen ganz dünnen Holzspatel (Eisstiel, Kaffeerührhölzchen) quer zwischen die Lippen, der vom Patienten festgehalten werden muss (für Kinder und Erwachsene).
    (Der Spatel erschwert jedoch erheblich die Arbeit des Therapeuten, da er jetzt nicht nur die Pusteschlange korrekt einsetzen, sondern auch noch um den Spatel herum arbeiten muss, ohne ihn beim Patienten zu verkanten.)
  - Geben Sie einen Tropfen „Zauberkleber" auf die Lippen, der auf „zauberhafte" Art die Lippen für die Dauer der Übung verschließt (für Kinder).
  - Das symbolische Umdrehen eines „Schlüssels" vor den Lippen, um so die „verschlossenen" Lippen anzuzeigen (für Kinder).

- Achten Sie immer darauf, dass Sie die ausgerollte Pusteschlange **sofort** aus dem Nasenloch entfernen, wobei Sie das andere Nasenloch stets verschlossen halten müssen. Es wäre sehr unangenehm für den Patienten, wenn die in der Pusteschlange befindliche Luft schlagartig in die Nase zurückströmte.

- Anfangs könnte es Ihnen passieren, dass Sie nach erfolgreichem Aufrollen der Pusteschlange vor lauter Überraschung *beide* Hände vom Gesicht des Patienten nehmen. Nach etwas Übung und Routine wird das nicht mehr geschehen. Beim Entfernen beider Hände sind natürlich auch schlagartig beide Nasenlöcher des Patienten frei und es gibt dann nicht den angestrebten Übungseffekt.

- Für einige Patienten (vor allem für manche Kinder) ist es schon eine Riesenleistung, wenn die Pusteschlange über das offene Nasenloch auch nur einen Hauch von Luft abbekommt und die aufgerollte Pusteschlange sich nur ansatzweise etwas bewegt. Natürlich würdigen Sie dieses Ergebnis als große Leistung und zählen es mit begeistertem Tonfall! „Super! Die Pusteschlange wackelt und zappelt schon zum zweiten Mal!"

- Es ist nicht schlimm, wenn Sie die Pusteschlange nicht richtig in das Nasenloch eingeführt haben und ein Ausrollen nicht gelungen ist. Wiederholen Sie ganz einfach den beschriebenen Übungsablauf: Pusteschlange herausnehmen, neue (Nasen)-Einatmung abwarten und neu ansetzen.

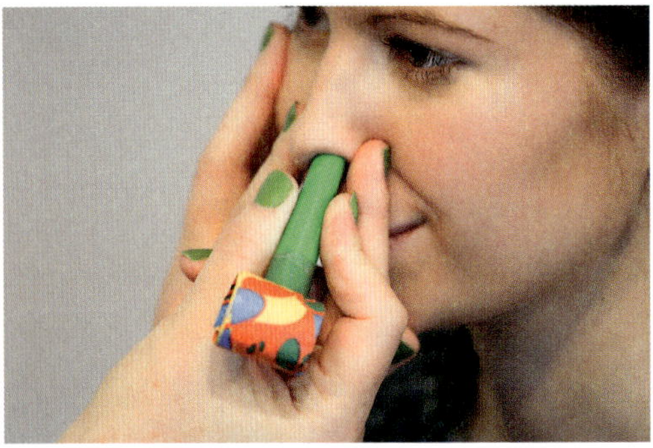

Abb. 111

- Sie müssen besonders aufpassen, wenn die Nasenlöcher im Durchmesser größer sind als das Mundstück der Pusteschlange, was bei Jugendlichen und Erwachsenen der Fall sein kann. In dem Fall müssen Sie mit der Hand, mit der Sie die Pusteschlange halten und in die Nase einführen, noch zusätzlich (am besten mit dem Mittelfinger) das ausatmende Nasenloch unten abdichten.

(s. Abb. 111)

- Das Mundstück müssen Sie dazu auch wieder in die obere Ecke an das Nasenseptum anschmiegen und den Nasenflügel unten außen fest andrücken.
  - Wenn Sie durch ein fehlerhaftes Handling das Nasenloch nicht komplett abdichten, kann durch die verbleibenden Lücken sogenannte „wilde Luft" entweichen. Dadurch geht Atemkraft für das Aufblasen der Pusteschlange verloren. Ziehen Sie die Pusteschlange wieder heraus, lassen Sie bei dem Patienten neu Luft kommen, führen Sie die Pusteschlange wieder ein, dichten Sie komplett ab, und geben Sie das Signal zur Spiegelung der Einatmung. Dann wechseln Sie das Nasenloch, sonst wiederholen Sie den Vorgang.

Therapeutische Effekte:

- Anbahnung, Verbesserung oder Wiederherstellung der Nasenatmung
- Die Patienten (vor allem Kinder und Jugendliche) lernen Naseputzen!
- Entwicklung der Nasennebenhöhlen
- Verbesserung des Geruchssinnes
- Verringerung einer ggf. bestehenden Hypertrophie oder Hyperplasie der gesamten Schleimhaut im Mund- und Rachenbereich
- Verbesserung des Atemvolumens
- Verringerung der Infektanfälligkeit im HNO-Bereich
- Verringerung der Mundtrockenheit
- Verminderung einer Interdentalität oder Addentalität
- Anbahnung eines physiologischen Schluckvorgangs
- Training für konstant geschlossene Lippen
- Entwicklung des Mittelgesichts
- Veränderung der gesamten Physiognomie

- Straffung von verquollenen, adenoiden Strukturen der Muskulatur
- Veränderung der Zungenstruktur
- Zunge erscheint nicht mehr so voluminös
- Tonisierung der gesamten orofazialen Muskulatur
- Der Blick wird wacher
- Aus einem „gotischen“ Gaumen wird ein eher „romanischer“
- Ein schmaler Oberkiefer wird geweitet
- Die Zahnstellung korrigiert sich
- Verbesserung der Körperhaltung und -aufrichtung
- Eine reklinierte Kopfhaltung verringert sich
- Verbesserung der gesamten Statomotorik
- Die Patienten werden ausgeglichener und ruhiger
- Die Patienten werden wacher, bekommen mehr intrinsische Motivation
- Die Patienten bekommen innen und außen Struktur!
- Spaß!

Tipp: Nach einiger Zeit wird es so sein, das ein Kind, das vorher seine Nase nicht in ein Taschentuch ausschnauben konnte, dieses wie selbstverständlich macht. Auch hier sollte man sich sein: „Na siehst du, du kannst es doch!“ verkneifen! – Denn wenn das Kind die vorher spaßige Übung mit dem meist lästigen Naseputzen in Verbindung bringt, kann es den Übungserfolg in Frage stellen!

Mögliche Fehlerquellen:

- Das Mundstück wird falsch in die Nase eingeführt, es wird Schmerz signalisiert.
  Abhilfe: Pusteschlange muss *parallel* zur Nasenscheidewand angelegt werden
- Trotz großer Anstrengung kann die Pusteschlange nicht aufgepustet werden.
  Abhilfe: Es entweicht „wilde“ Luft, unten am Nasenflügel. Besser mit dem Finger abdichten
- Die Pusteschlange wird nach dem Aufblasen nicht sofort aus dem Nasenloch entfernt und die Luft strömt in die Nase zurück.
  Abhilfe: Jeweils sofort die Pusteschlange entfernen, das Zurückpusten der Luft in die Nase ist sehr unangenehm für den Patienten
- Der Patient öffnet den Mund während der Einatmungsphase den Mund und holt so Luft.
  Abhilfe: Diese Einatmung wird **nicht** für das nächste Aufpusten der Pusteschlange benutzt, sondern es wird die nächste Einatmung über das offene Nasenloch abgewartet

Es mag anfangs etwas ungewöhnlich klingen:

Eine Erkältung bzw. eine eingeschränkte Nasenatmung ist **keine** Kontraindikation für die oben beschriebene Nasenübung!

Wenn Sie darauf warten wollten, bis manche Kinder „gesund" sind, könnten Sie eventuell nie anfangen. Eine (Dauer-) Erkältung ist nach meiner Erfahrung geradezu eine Indikation **für** den Einsatz dieser Übung.

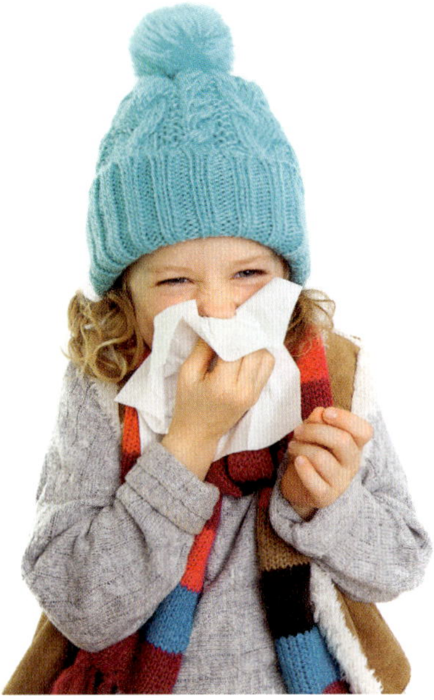

7. Befundbögen

7.1 NF!T ®- Anamnesebogen

NF!T ®- Anamnesebogen

Datum: ____________________

Name: ____ geb.: ____________________

Grund der Vorstellung: ____

1. Wurde das Kind gestillt? Ja / Nein
2. Wenn ja: Wie lange? ____________________ Monate
3. Wenn nein: Warum nicht? ____
4. Wie lange wurde ausschließlich gestillt? Bis ____________________ Monate
5. Ab wann wurde zugefüttert? Ab ____________________ Monate
6. Womit? Milchflasche / Brei ____
7. Löffelnahrung? Ab ____________________ Monate
8. Wer hat die Ernährungsumstellung ausgelöst? Mutter / Kind / ____________
9. Wenn Flaschennahrung zusätzlich gegeben wurde, wurde das Saugerloch belassen oder vergrößert? ____
10. Haben unterschiedliche Personen die Flasche gegeben? Nein / Ja: __________
11. Ab wann wurde mit festerer Nahrung begonnen? Ab ______________ Monate
12. Gab es „Häppchen“ oder wurde abgebissen? ______________________________

1

13. Wurde vom Brot die Rinde entfernt? Nein / Ja / Bis ________ / Heute noch

14. Welche Konsistenzen wurden bzw. werden bevorzugt?
weich / fest / hart / ________________________________

15. Lieblingsessen? ________________________________
Begründung? ________________________________

16. Was wird nahrungsmäßig vermieden? ________________________________
Begründung? ________________________________

17. Kann abgebissen werden? Ja / Nein ________________________________

18. Dauer der Zeit für eine Mahlzeit? ________________ Minuten

19. Wird zwischendurch das Kauen vergessen? Nein / Ja, weil ________________

20. Wird beim Essen gespielt? Nein / Ja / mit ________________________________

21. Wird geschlungen? Nein / Ja

22. Wird geschmatzt? Nein / Ja

23. Bis zu welchem Alter wurde aus der Flasche getrunken? Bis ________ Monate

24. Heute noch? Wann bzw. wozu? ________________________________

25. Womit ist die Flasche gefüllt? ________________________________

26. Wird genuckelt? Nuckel / Daumen / Finger / ________________________________

27. Wann? ________________________________
Situation: ________________________________

28. Wird an den Fingernägeln gebissen? Nein / Ja ________________________________

29. Wird an Stiften gekaut? ________________________________

30. Wird an Kleidungsstücken gekaut? ________________________________

2

31. Wird geschnarcht? ______________________

32. Wird mit den Zähnen geknirscht? ______________________

33. Kann die Nase ausgeschnaubt werden? ______________________

34. Wie viele Otitiden gab es schon? ______________________

35. Wie viele Infekte der Nase und seiner Nebenhöhlen gab es schon? __________

36. Wurde schon eine Tonsillektomie durchgeführt? Nein / Ja / Wann: __________

37. Wurde schon eine Adenotomie durchgeführt? Nein / Ja / Wann: __________

38. Gab es sonstige Eingriffe oder Operationen im Gesichtsbereich? __________

39. Gab es Unfälle, die den Gesichtsbereich betrafen? ______________________

40. Ist eine kieferorthopädische Maßnahme geplant? ______________________

____

41. Wurde schon eine KFO-Maßnahme durchgeführt? ______________________

____

42. Wie wird in Ruhe geatmet? ______________________

43. Besteht eine Latexunverträglichkeit? ______________________

44. Sonstiges: ______________________

____

____

3

7.2 NF!T®- Diagnostikbogen

NF!T®- Diagnostikbogen

Datum: ____________________

Name: ____ geb.: ____________________

Grund der Vorstellung: ____

1. Lippen

- Aussehen
  - ○ normal
  - ○ Ragaden
  - ○ trocken / spröde
  - ○ feucht / nass
- entspannter Lippenschluss möglich
  - ○ ja
  - ○ nein
- Anspannung des Musculus mentalis
  - ○ ja
  - ○ bei geschlossenen Lippen
  - ○ bei offenen Lippen
  - ○ nein
- Zustand der Mundwinkel
  - ○ okay
  - ○ feucht
  - ○ rissig
  - ○ periorale Ekzeme
- Symmetrie der Lippen
  - ○ okay
  - ○ Verhältnis oben zu unten
  - ○ Verhältnis rechts zu links
- Oberlippe
  - ○ normal
  - ○ hypoton
  - ○ hochgezogen
  - ○ aufgewölbt
  - ○ zu kurz
  - ○ zu schmal

1

- Unterlippe
  - ○ normal
  - ○ hängend
  - ○ wulstig
  - ○ zu schmal

2. Zunge

- Ruhelage
  - ○ korrekt
  - ○ interdental
  - ○ frontal
  - ○ lateral rechts
  - ○ lateral links
  - ○ ____________
- Größe
  - ○ normal
  - ○ wirkt zu groß
  - ○ wirkt zu klein
- Tonus
  - ○ erhöht
  - ○ abgesenkt
- vergrößerte Papillen
  - ○ ja
  - ○ nein
- Girlanden
  - ○ kurzzeitig
  - ○ länger sichtbar, für ca. ____________ Sekunden
- Beweglichkeit
  - ○ sehr gut
  - ○ ausreichend
  - ○ Ansaugen am Gaumen möglich
  - ○ eingeschränkt
  - ○ kaum vorhanden
  - ○ Schnalzgeräusch möglich

3. Zähne

- Okklusion regelrecht
  - ○ ja
  - ○ nein
- Zahnkontakt fehlt im Eckzahnbereich
  - ○ Abstand rechts ____________ mm

2

○ Abstand links ____________ mm

- Zahnkontakt fehlt im Molarbereich
  ○ Abstand rechts ____________ mm
  ○ Abstand links ____________ mm
  ○ Zahnstellung horizontal versetzt im Frontzahnbereich
  ○ Zahnstellung vertikal versetzt im Frontzahnbereich
  ○ Zahnstellung horizontal versetzt im Molarbereich rechts
  ○ Zahnstellung horizontal versetzt im Molarbereich links

○ Kreuzbiss beiderseits
○ Kreuzbiss rechts ○ Kreuzbiss links
○ Vorbiss
○ Aufbiss
○ Überbiss
○ lutschoffener Biss, ca. ____________ mm

4. Stellung der Kiefer

○ Progenie / Retrognathie
○ Prognathie / Retrogenie

5. Zahnfleisch und Zähne

- Karies
  ○ nein
  ○ ja ○ versorgt ○ unversorgt

- Parodontose
  ○ nein ○ ja

- fehlende Zähne
  ○ nein ○ Unfallfolge
  ○ ja ○ Zahnentfernung
  ○ wg. Milchzahnwechsel
  ○ ________________________

- nicht herausfallende Milchzähne
  ○ nein
  ○ ja ________________________

3

6. Gaumen

- Form
  - ○ normal
  - ○ gotisch
  - ○ offen
  - ○ submukös

7. Zungenbändchen

- Länge
  - ○ normal
  - ○ zu kurz
  - ○ Ansatz zu weit apikal
  - ○ Zunge herzförmig

8. Lippenbändchen

- Länge oben
  - ○ normal ○ Ansatz richtig ○ Ansatz zu tief
- Länge unten
  - ○ normal ○ Ansatz richtig ○ Ansatz zu hoch

9. Gesichtsmuskulatur

- Aussehen
  - ○ normal
  - ○ hypoton
  - ○ kalkig
  - ○ porig
  - ○ aufgedunsen
  - ○ „hängende Augen“

10. Habits

- ○ Zucken
- ○ Lippen lecken
- ○ Nase schniefen
- ○ Grimassieren
- ○ Blinzeln
- ○ Sonstiges:

4

11. Atmung

- in Ruhe
  - ○ durch die Nase
  - ○ durch den Mund

- bei Mundatmern: ist Nasenatmung möglich?
  - ○ ja
  - ○ nein

12. Nase

- Aussehen
  - ○ zu groß
  - ○ zu klein
  - ○ zu dick
  - ○ zu zart
  - ○ grobporig
  - ○ schief

- Schnäuzen möglich
  - ○ ja
  - ○ nein

- Strategie: ______________________________

13. Schlucken

  - ○ normal

- Beteiligung der mimischen Muskulatur
  - ○ ja
  - ○ nein
  - ○ Kopfbewegung nach vorn
  - ○ Unterlippe zwischen den Zähnen
  - ○ Abweichung des Zungendrucks
  - ○ frontal
  - ○ lateral rechts
  - ○ lateral links

- Sichtbare Speichelbläschen
  - ○ ja
  - ○ nein

5

- Speichel in Mundwinkeln
  - ○ ja ○ nein
- Substanzablagerungen in den Mundwinkeln
  - ○ ja ○ nein
- Schmatzen
  - ○ ja ○ nein
- feuchte Aussprache
  - ○ ja ○ nein

14. Kopfhaltung

○ rekliniert ○ normal

○ nach vorn geschoben

- Kopf wird schief gehalten
  - ○ nach rechts
  - ○ nach links

15. Gesamtkörpertonus

○ hyperton ○ normal

○ hypoton

16. Sonstiges

____

____

____

____

____

____

6

8. Lieder und Texte zum begleitenden Sprechen

8.1 Texte zum begleitenden Sprechen für die NF!T®-Mundübungen

Der Riese *(Gedicht für das Saugen)*

Es schlummert der Riese, er schlummert in Ruh,
wir gehen auf Zehen ganz leis auf ihn zu,
wir zupfen ihn hier, wir zupfen ihn dort,
doch wenn er sich rührt, husch, dann springen wir fort.

Da schüttelt der Riese den mächtigen Schopf,
er reckt sich, er streckt sich und hebt seinen Kopf,
da kitzelt ein ganz frecher Sonnenstrahl ihn sacht,
und dann hat der Riese „hapitscha“ gemacht.

(Frei nach M.Garff; aus Rhythmen und Reime, S. 42)

Die Hexe *(für den Schilderkampf)*

Morgens früh um sechs,
kommt die kleine Hex'.
Morgens früh um sieben,
schabt sie gelbe Rüben.
Morgens früh um acht,
wird Kaffee gemacht.
Morgens früh um neun,
geht sie in die Scheun'.
Morgens früh um zehn,
holt sie Holz und Spän'.
Feuert an um elf,
kocht dann bis um zwölf,
Fröschebein und Krebs und Fisch,
Hurtig Martin, komm schnell zum Tisch.

(Verlängerbar durch einen früheren Start:)
Morgens früh um zwei,
eilt die Hex' herbei.
Morgens früh um drei,
isst sie Hirsebrei.
Morgens früh um vier,

quietscht ganz laut die Tür.
Morgens früh um fünf,
zieht sie an die Strümpf.
Morgens früh um sechs,
duscht die kleine Hex'.
(Und jetzt Fortsetzung von oben)

Uhren *(Vers für die Saugerschleuder innen)*

Große Uhren machen tick-tack, tick-tack,
kleine Uhren machen ticke-tacke, tacke-tacke,
und die kleinen Taschenuhren machen //:ticke-tacke-ticke-tacke://.

Zahnputzlied *(Für Zähne putzen /quietschen /wischen und hämmern)*

Zähne putzen hin und her, das gefällt der Annina sehr.
Zähne putzen auf und nieder, das will die Annina immer wieder.
Zähne putzen hier und dort, und an jedem andern Ort.
Zähne putzen auf und ab, das will die Annina nicht zu knapp.
Zähne putzen vorn und hinten, wir wollen die Zähne alle finden.
Zähne putzen auch hier oben, dafür will ich die Annina loben.
Zähne putzen auch rechts unten, wir wollen die Zähne hier erkunden.
Zähne putzen noch mal hinten, ob wir da noch was vom Frühstück finden.
Zähne putzen kreuz und quer, das letzte Mal ist lange her.
Zähne putzen rundherum, das findet Annina gar nicht dumm.
Zähne putzen jetzt mal rechts, ist für die Zähne auch nichts Schlechts.
Zähne putzen jetzt mal links, das macht Spaß und das bringts!
Zähne putzen jetzt ganz schnell, davon werden die Zähne hell.
Zähne putzen kreuz und quer, das gefällt der Annina sehr.
Zähne putzen jetzt links hinten, da können wir noch einen Krümel finden.
Zähne putzen hier im Eck, das ist für einen guten Zweck.
Zähne putzen hinten lang, im Dunkeln ist es mir nicht bang.
Zähne putzen vorne vor, ich putze jetzt das Eingangstor.
Zähne putzen Zahn für Zahn, der Arm wird mir jetzt langsam lahm.
Zähne putzen noch mal links, das für die Zähne Gutes bringts.
Zähne putzen mag ich gern, dann blinkt jeder Zahn wie ein heller Stern.
Zähne putzen, jetzt ist Schluss, weil ich nun aufhören muss.

(Entsprechend der Liedzeile werden die Bewegungen mit dem Rogge-Spatel® gemacht. Das Lied kann komplett, aber auch mit Unterbrechungen gesungen werden. Singen Sie mit viel Betonung, mal lauter und mal leiser.)

8.2 Lieder zum begleitenden Sprechen für die NF!T®-Mundübungen

NF!T®: Versmöglichkeit zum Zähnequietschen
Text und Melodie: E. Rogge
Notensatz: A. Priesmeier

Zähne putzen

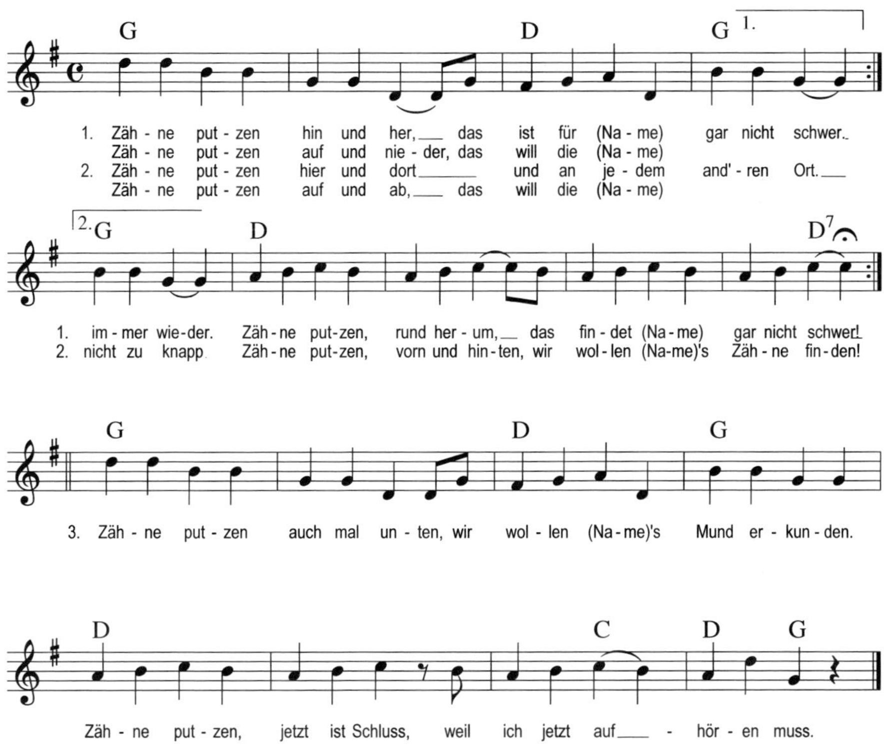
G D G 1.
1. Zäh - ne put - zen hin und her, das ist für (Na - me) gar nicht schwer.
Zäh - ne put - zen auf und nie - der, das will die (Na - me)
2. Zäh - ne put - zen hier und dort und an je - dem and' - ren Ort.
Zäh - ne put - zen auf und ab, das will die (Na - me)
2. G D D7
1. im - mer wie - der. Zäh - ne put - zen, rund her - um, das fin - det (Na - me) gar nicht schwer!
2. nicht zu knapp. Zäh - ne put - zen, vorn und hin - ten, wir wol - len (Na - me)'s Zäh - ne fin - den!
G D G
3. Zäh - ne put - zen auch mal un - ten, wir wol - len (Na - me)'s Mund er - kun - den.
D C D G
Zäh - ne put - zen, jetzt ist Schluss, weil ich jetzt auf - hör - en muss.

NF!T®: Versmöglichkeit I zur „Musik“
Herkunft unbekannt
mündlich überliefert
Notensatz: A. Priesmeier

Gockelhahn

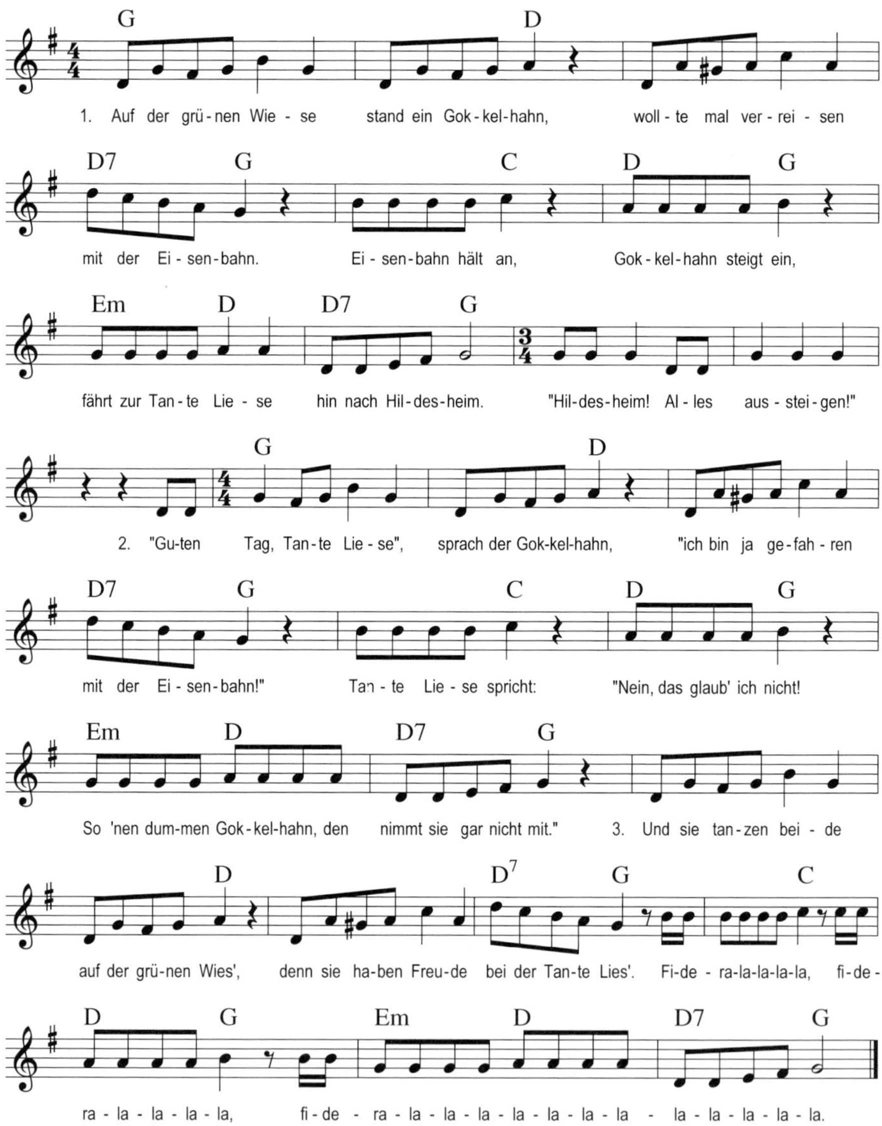
G D
1. Auf der grü-nen Wie-se stand ein Gok-kel-hahn, woll-te mal ver-rei-sen
D7 G C D G
mit der Ei-sen-bahn. Ei-sen-bahn hält an, Gok-kel-hahn steigt ein,
Em D D7 G
fährt zur Tan-te Lie-se hin nach Hil-des-heim. "Hil-des-heim! Al-les aus-stei-gen!"
G D
2. "Gu-ten Tag, Tan-te Lie-se", sprach der Gok-kel-hahn, "ich bin ja ge-fah-ren
D7 G C D G
mit der Ei-sen-bahn!" Tan-te Lie-se spricht: "Nein, das glaub' ich nicht!
Em D D7 G
So 'nen dum-men Gok-kel-hahn, den nimmt sie gar nicht mit." 3. Und sie tan-zen bei-de
D D7 G C
auf der grü-nen Wies', denn sie ha-ben Freu-de bei der Tan-te Lies'. Fi-de-ra-la-la-la-la, fi-de-
D G Em D D7 G
ra-la-la-la-la, fi-de-ra-la-la-la-la-la-la-la-la-la-la-la.

NF!T®: Versmöglichkeit II zur „Musik"
Herkunft unbekannt,
mündlich überliefert
Notensatz: A. Priesmeier

Entengeschnatter

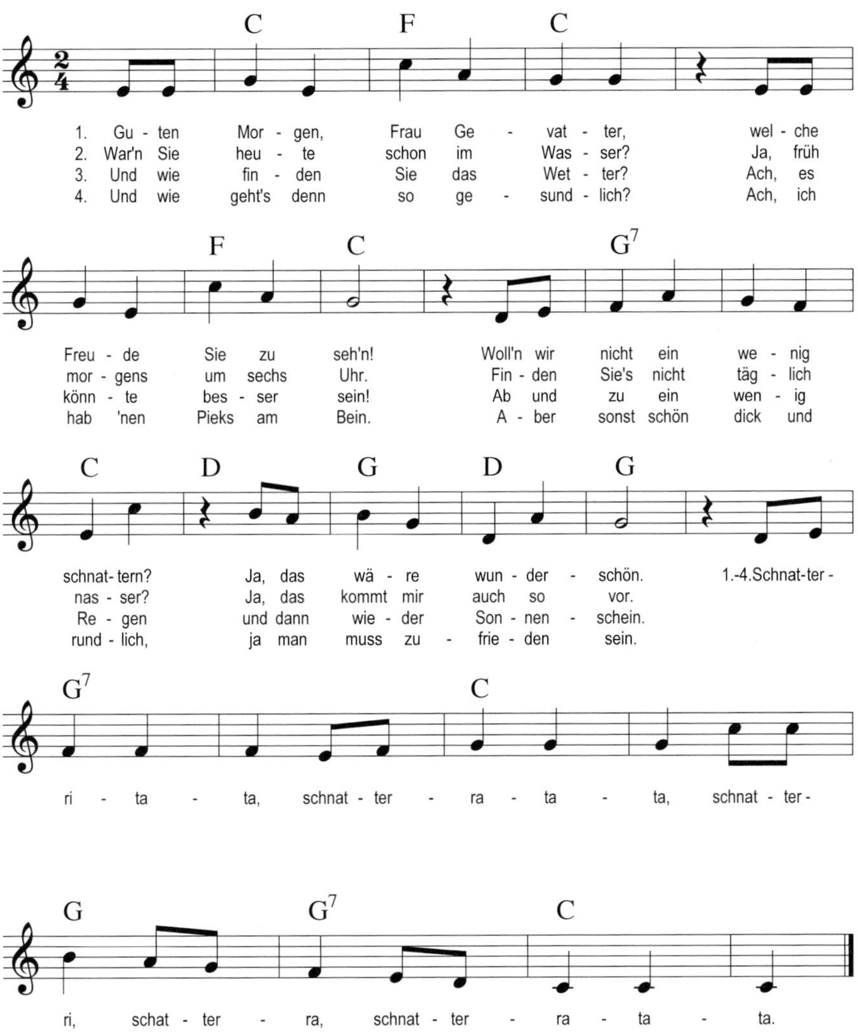
C F C
1. Gu - ten Mor - gen, Frau Ge - vat - ter, wel - che
2. War'n Sie heu - te schon im Was - ser? Ja, früh
3. Und wie fin - den Sie das Wet - ter? Ach, es
4. Und wie geht's denn so ge - sund - lich? Ach, ich
F C G7
Freu - de Sie zu seh'n! Woll'n wir nicht ein we - nig
mor - gens um sechs Uhr. Fin - den Sie's nicht täg - lich
könn - te bes - ser sein! Ab und zu ein wen - ig
hab 'nen Pieks am Bein. A - ber sonst schön dick und
C D G D G
schnat- tern? Ja, das wä - re wun - der - schön. 1.-4.Schnat-ter -
nas - ser? Ja, das kommt mir auch so vor.
Re - gen und dann wie - der Son - nen - schein.
rund - lich, ja man muss zu - frie - den sein.
G7 C
ri - ta - ta, schnat - ter - ra - ta - ta, schnat - ter -
G G7 C
ri, schat - ter - ra, schnat - ter - ra - ta - ta.

NF!T®: Liedmöglichkeit zum Zähne klappern
nach der Melodie von: „Es klappert die Mühle am rauschenden Bach“
Text: E. Rogge
Notensatz: A. Priesmeier

Es klappert ein Schild

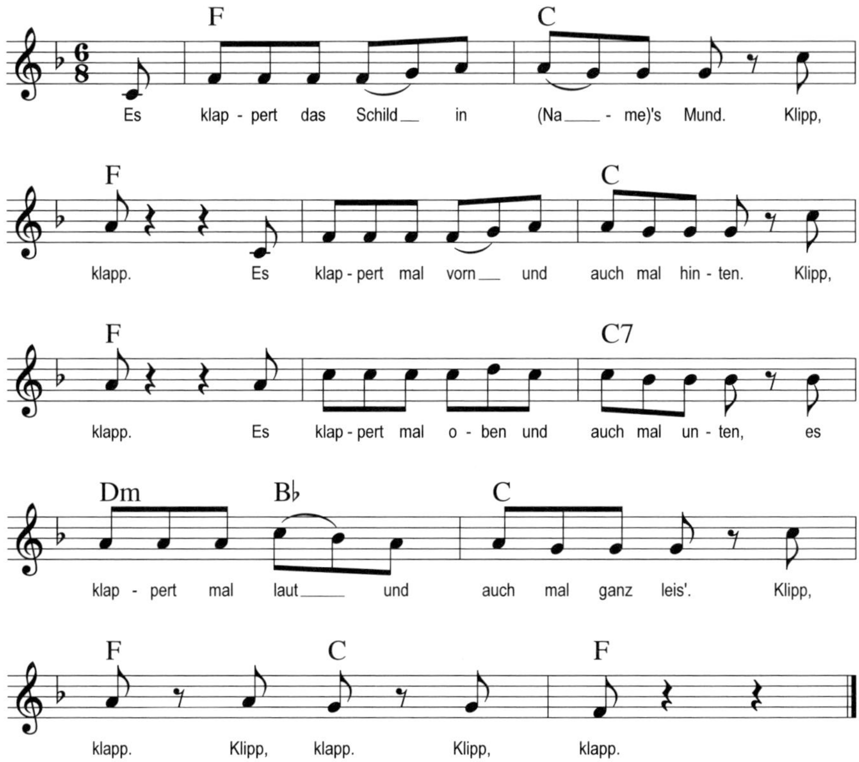
F C
Es klap - pert das Schild in (Na - me)'s Mund. Klipp,
F C
klapp. Es klap - pert mal vorn und auch mal hin - ten. Klipp,
F C7
klapp. Es klap - pert mal o - ben und auch mal un - ten, es
Dm B♭ C
klap - pert mal laut und auch mal ganz leis'. Klipp,
F C F
klapp. Klipp, klapp. Klipp, klapp.

9. Häufig gestellte Fragen

- **Frage:** Warum heißt der Schnuller in der NF!T® „Sauger"?
  Antwort: *Weil ich mit dem Sauger wirklich sauge und ihn nicht nur mehr oder weniger passiv im Mund – zwischen den Schneidezähnen – über Stunden liegen lasse, evtl. noch damit sprechen lasse oder zwischendurch nur etwas „geschlabbert" wird.*
  Das vom Therapeuten geführte „Saugen" dagegen ist richtig anstrengend und bewirkt physiologische und morphologische Veränderungen. Weil dieses richtige Saugen sehr anstrengend ist, kann es nur wenige Minuten durchgehalten werden.

- **Frage:** Wie wirkt die Therapie bei Kindern, die noch schnullern oder nuckeln?
  Antwort: *Durch die entsprechenden Saugübungen mit dem Sauger wird das Saugbedürfnis nachhaltig gestillt und der Schnuller oder Daumen wird nicht mehr benötigt!*

- **Frage:** Wie wirkt die Therapie bei Patienten, die mit den Zähnen knirschen?
  Antwort: *Zähne knirschen kann (neben psychischen Faktoren) ein Problem sein, das im Zusammenhang mit dem Kauen steht. Mit den entsprechenden Kauübungen wird die Muskulatur „ermüdet" und das Knirschen wird weniger, bzw. verschwindet!*

- **Frage:** Wie wirkt die Therapie bei Patienten, die unter einem vorverlagerten Würgreflex leiden? Entweder bei der Zahnbehandlung oder auch in Alltagssituationen wie z. B. beim Sprechen oder Essen?
  Antwort: *Der Würgreiz entsteht und wird erhalten durch ein unreifes Kaumuster. Ein Säugling hat einen sehr weit vorn liegenden Würgreflexes, der als Überlebensschutz auch dort in den vorderen Mundbereich gehört. Dieser wird durch zunehmend festere Nahrung und das damit verbundene Beißen und Kauen immer weiter nach hinten in den Bereich des Velums gearbeitet und somit physiologisch rückverlagert.*
  Wenn das Kind kaum oder keine feste Nahrung im Mund verarbeitet, bleibt der Würgreiz und verleidet dem Kind das Kauen: So entsteht ein Teufelskreis. Diesen gilt es zu durchbrechen, indem ich mit der geführten Kauübung an die Schwelle des Würgreizes gehe und den Patienten somit desensibilisiere. Mit etwas Glück dauert es nur wenige Wochen und der Würgreiz ist verschwunden!

- **Frage:** Was soll zuerst kommen, die kieferorthopädische Behandlung oder die NF!T®?
  Antwort: *Es soll in Absprache mit dem behandelnden Kieferorthopäden möglichst erst die NF!T® einsetzen, da ich mit der Therapie die Voraussetzung dafür schaffe, dass die anschließende apparative KFO nachhaltig wirkt und keine Rezidive zu befürchten sind.*
  Wenn eine Funktionsabweichung als Befund feststeht, wird die NF!T® am besten vor der KFO (sie ist auch während der Behandlung möglich), spätestens sofort nach Beendigung durchgeführt.

- **Frage:** Was mache ich mit Patienten, die schon eine feste Klammer haben?
  Antwort: *Ich kann trotz und mit Klammer arbeiten, da ich mit meiner Therapie die Wirksamkeit der Klammer unterstütze. Ich muss natürlich besonders sorgsam mit dem Patienten umgehen und ihm die Übungen so anbieten, dass sie kompatibel zu seiner Klammer sind und sie ihm an keiner Stelle und zu keiner Zeit wehtun.*
  Wenn der Patient eine lose Klammer hat, kann ich alle Übungen mit Klammer machen, bei denen der Sitz und die Funktion der Klammer nicht gefährdet ist, sonst Klammer während der Übungen entfernen! (Achtung bei asymmetrischen Übungen: Kipp- und Bruchgefahr!)

- **Frage:** Was mache ich mit Patienten, die eine Prothese im Mund haben?
  Antwort: *Ich kann trotz und mit einer Prothese arbeiten, wenn sie einen festen Sitz hat. Vorsicht ist geboten, wenn sie locker ist und bei asymmetrischen Übungen eventuell wackelt und deshalb brechen könnte. Dann ist es natürlich möglich, dass der Patient die Prothese entfernt und ich die Übungen ohne durchführe. So habe ich auch noch einen direkteren Kontakt, z. B. zum Alveolarkamm. Durch meine verschiedenen Stimulationen begegne ich der Problematik, dass dieser atrophieren könnte.*

- **Frage:** Was mache ich mit Patienten, die auf die Therapiematerialien beißen, vielleicht auch mal, weil sie mich ärgern wollen?
  Antwort: *Ich nutze dieses Beißen gleich als nächste Übung. Das Beißen auf dem Rogge-Spatel® ist sehr anstrengend und es hält niemand lange durch. Im positiven Sinn kann ich die Übung sofort umwandeln und kann das Beißen deshalb als tonisierende Übung „Zähne sprengen“ oder „Zähne reißen“ durchführen.*

- **Frage:** Frau ... behauptet, dass der Sauger den lutschoffenen Biss fördert!
  Antwort: *Frau ... hat Recht: der Sauger fördert den lutschoffenen Biss, wenn man ihn als Nuckel oder Schnuller benutzt und stundenlang im Mund behält!*
  - *ABER: Der Sauger fördert den lutschoffenen Biss nicht, wenn man mit und an ihm richtig saugt!*

1. *Weil man die Übung höchstens für 2 – 5 Minuten pro Tag macht und es deshalb von der Einwirkdauer auf die Zähne (falls es eine gäbe) keine Rolle spielt!*
2. *Der Sauger soll ja auch nicht DIE Übung gegen den lutschoffenen Biss sein, sondern für die Tonisierung der orofazialen Muskulatur, Lippenschluss, Nasenatmung ...*
3. *Dann müsste ja auch die Beißübung den lutschoffenen Biss fördern und dort ist ja auch das Gegenteil der Fall: Durch richtig gesetzten Druck auf die Zähne bewirke ich eher ein Zahnwachstum.*
4. *Als Letztes: Meine Erfahrungen der letzten 20 Jahre bestätigen mich zu nahezu 100 % in meiner NF!T®-Arbeit: Ich kriege fast jeden lutschoffenen Biss mit der NF!T® geschlossen oder zumindest deutlich angenähert – und das innerhalb von kurzer Zeit!!!!!*
5. *Wenn ich aus pädagogischen Gründen nur den Schnuller entziehe, aber der interdentale Sigmatismus unberücksichtigt bleibt, dann bleibt der Biss offen!*

- **Frage:** Ist es nicht komisch für Jugendliche und Erwachsene, einen Sauger in den Mund zu nehmen?
  Antwort: *Nur wenn ich dem Patienten den Sauger auch als „komisches“ Gerät anbiete. Je selbstverständlicher ich damit umgehe, desto selbstverständlicher wird der Patient den Sauger benutzen. Für mich ist der Sauger so selbstverständlich wie ein Kamm oder ein Kugelschreiber. Spätestens wenn der Patient die ersten Therapieerfolge bemerkt, ist sowieso jede eventuell noch vorhandene Skepsis verflogen.*

10. Schlusswort und Fallbeispiele

Ich würde mir wünschen, dass ich mit meinem Buch Ihr Interesse an der NF!T® geweckt habe. Dann hätte ich ein wichtiges Ziel erreicht. Vielleicht haben Sie das Buch von vorne bis hinten gelesen, vielleicht haben Sie an verschiedenen Stellen etwas gestöbert, in beiden Fällen gab es vermutlich einige Informationen, die neu für Sie waren.

Das Buch macht vielleicht neugierig, das Besondere der NF!T® erschließt sich erst in der praktischen Arbeit. Die Arbeit mit der NF!T® ist anfangs gewöhnungsbedürftig, sehr interessant, wirksam, nachhaltig und oft mit viel Spaß verbunden. Nicht nur für die Patienten, auch für den Therapeuten gibt es einige überraschende Momente. Ein wenig Magie ist schon dabei!

Die Therapie erfordert aber auch eine große Fingerfertigkeit und Geschick. Das höre ich auch immer wieder von den Kolleginnen und Kollegen, die in mein Seminar kommen, weil sie auf der Suche sind nach einer „neuen“ Therapieform, die wieder Schwung in ihren Therapiealltag bringt.

Ich finde, an das Ende meines Buches passen sehr gut einige Zitate. Das erste von einem 12-jährigen Patienten, der am erfolgreichen Schluss seiner Therapie (10 Therapien wegen einer orofazialen Störung) sagte: „Ich hätte nicht gedacht, dass man mit diesem Material so effektiv arbeiten kann!“ Ein anderes ist von einer Zahnärztin, bei der ich wegen einer Stimmbandabtragung mit anschließender Dysphonie in jeder Therapiestunde intensiv Übungen mit dem Sauger (Saugen) durchgeführt habe: „Wenn man das nicht selber erlebt hat, weiß man nicht, wie anstrengend diese Übung ist. Ich bin jedes Mal fast schweißüberströmt!“ Nach den Saugübungen war ihre Stimme jedes Mal deutlich klarer.

Zu guter Letzt möchte ich Ihnen einige Beispiele aus meiner therapeutischen Arbeit zeigen, aber auch einige Beispiele, die mir von Seminarteilnehmern zur Verfügung gestellt wurden.

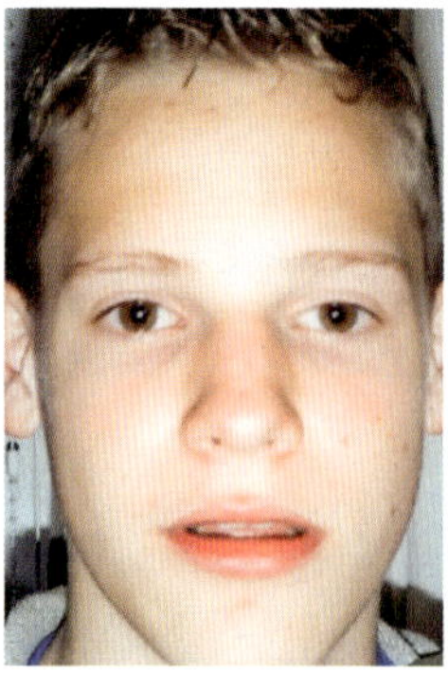
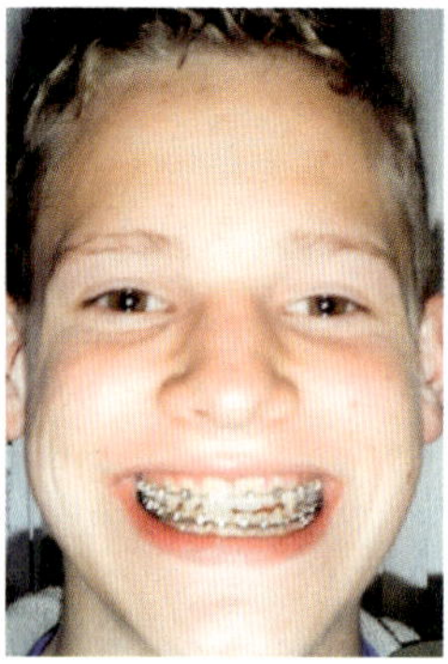
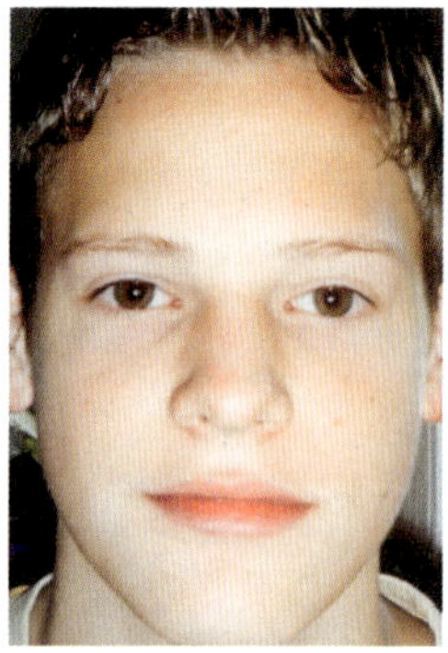
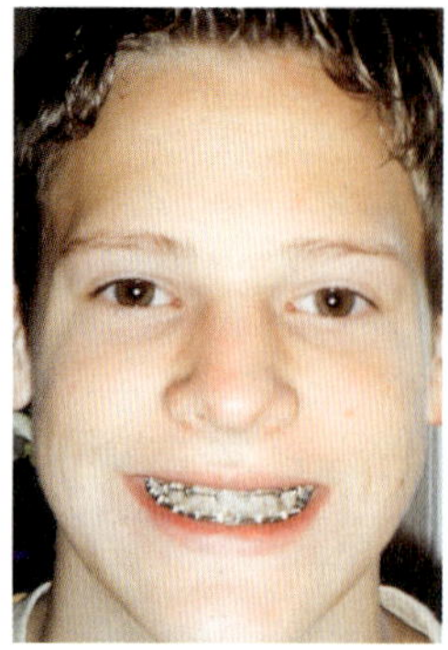

Abb. 112–115

Dennis. S. geb. 10/1991, Therapie im Sommer 2007, während der kieferorthopädischen Behandlung. Logop. Befund: Mundatmung, fehlerhafte Zungenruhelage und viscerales Schluckmuster. Er wurde zu mir geschickt, weil der KFO die linksseitige Lücke nicht geschlossen bekam. Zwischen den Fotos liegen 8 Therapiestunden in 3 Monaten. – Die gesamte Physiognomie hat sich verändert, die Lippen sind spontan und dauerhaft geschlossen. Durch die Veränderung der Zungenruhelage (ohne zusätzliche Schluckübungen!) konnte sich die linksseitige Lücke schließen. – Seine Mutter meinte bei Abschluss der Therapie: „Mein Sohn ist hübscher geworden!" *(s. Abb. 112–115)*

Christina N. geb. 9/1987, Therapie von 3/2000 bis 11/2001, Logop. Befund: Malokklusion, extrem schmaler Oberkiefer, Zungensaugen als Habit, falsche ZRL, Probleme beim Essen und ödematös aufgequollene Physiognomie. Auf meine Intervention hin wurde die Klammeranpassung nach dem Beginn der logop. Therapie vorerst ausgesetzt. – Der zu Beginn der Therapie vorhandene Lymphstau hat sich nach nur 4 Wochen Therapie signifikant verringert. Am Ende der Therapie sieht das Gesicht von Christina entspannt, klar und geformt aus. Auch sie ist deutlich hübscher geworden. *(s. Abb. 116–118)*

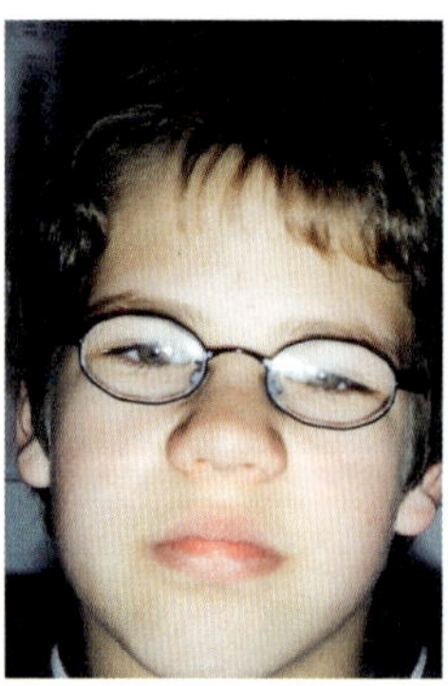
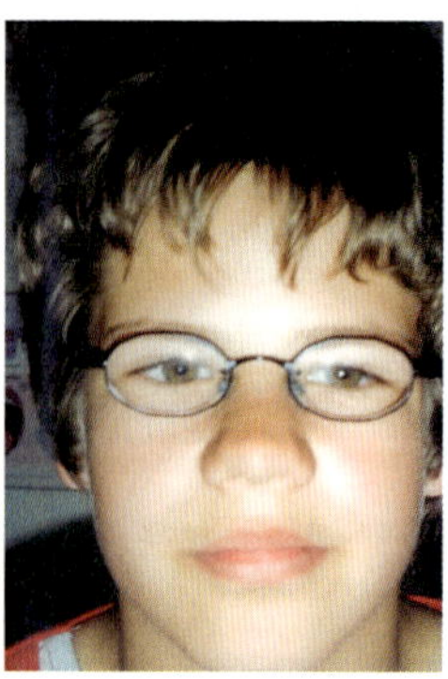
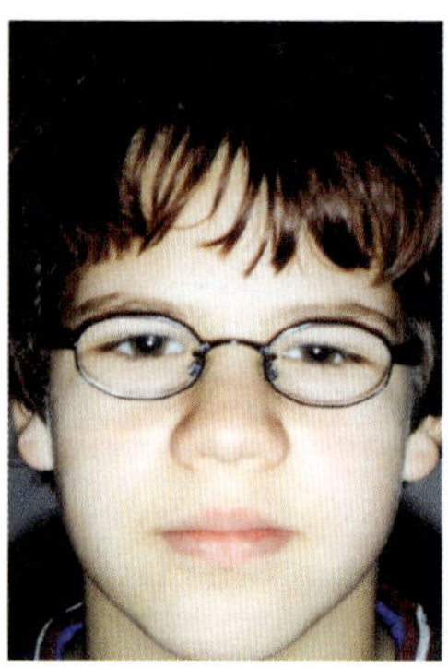

Von links nach rechts:

Abb. 116:
Beginn der Therapie am 11.4.2000

Abb. 117:
4 Wochen Therapie, 1 × Woche

Abb. 118:
14. Therapiestunde am 12.12.2000

Isabelle S. geb. 3/2004, Geburtsschädigung durch Atemnot, Spastik, Nahrungsaufnahmestörung. Ich habe Isabelle kennengelernt, als sie knapp 2 Jahre alt war. Sie war hypersensibel im Mundbereich und verweigerte jegliche intraorale Stimulation. Sie hatte einen übersteigerten Zungenvorstoß und ließ kaum jemanden an ihren Mund heran. Die Füttersituationen waren extrem anstrengend, da sie die meiste Nahrung wieder aus dem Mund herausschob. Ich konnte recht schnell mit dem Rogge-Spatel® (Gr. 1) an und in den Mund und erregte ihre Neugier. Aus dieser Neugier wurde zunehmend Interesse, sodass die Nahrungsaufnahme sich für Mutter und Kind deutlich entspannte. Die vorher oft unruhige und unzufriedene Isabelle wurde ruhiger und zufriedener. Die Zunge konnte im Mund eingelagert werden und das Schlucken ging einfacher. Ich habe bei Isabelle bisher fast ausschließlich mit dem Rogge-Spatel® gearbeitet und mit dem Sauger außen am Mund. Die Zähne konnten durch die Stimulationen gut wachsen. Ein nach dem Zahnwechsel falsch positionierter Zahn konnte jetzt aktuell durch das „Zahn ziehen" (Übung 5.3.12) schon deutlich besser ausgerichtet werden. Die prophylaktischen Zahnarztbesuche lässt Isabelle sehr gut über sich ergehen.
Wenn ich bei der Arbeit mit Isabelle den Riesen oder das Hollandlied anstimme, fängt sie an sich zu freuen, weil die Therapie endlich losgeht.

Therapieerfahrungen nach dem Seminar von Peggy S., Logopädin:

1. Fast jedes Kind bekommt seine Schachtel mit den Mundmaterialien mit. Ein Junge, 5 Jahre, knirschelte stark mit den Zähnen. (Zusätzliche logopädische Diagnose: Schetismus.) Sie übten täglich das Saugen und siehe da, nach einer Woche schon fragte mich die Mutter: „Das Knirschen ist irgendwie weniger geworden und teilweise gar nicht mehr da, ist das normal?" Auch der ersetzte Laut konnte innerhalb 7 Therapiestunden in die Spontansprache transferiert worden.
2. Die Kombination Saugen mit anschließendem Tönen verbesserte die Stimmqualität einer Frau (61 Jahre) von R:2 B:2 H:2 auf R:1 B:0-1 H:1. (logopädische Diagnose: Recurrensparese).
3. Die intraorale Stimulation löste bei einem stark körperlich eingeschränkten Patienten (87 Jahre, männlich) mit erheblicher Schluckproblematik und stark reduzierter Schluckfrequenz, ein hochfrequentes Schlucken aus. Vorherige Therapeuten klagten über eine Stagnation und keinerlei Verbesserungen bis zum Abbruch der Therapie. Das verbesserte Schlucken verschaffte ihm Lebensqualität, da er oral wieder ein paar Löffel Nahrung zu sich nehmen kann. Er liebt das Essen und das Aroma.
4. Ein Junge (4 Jahre) konnte nach der Pusteübung „Nase" auch die Nase ausschniefen, was er vorher nicht konnte.
5. Es zeigt sich eine schnelle Routine bei allen Kindern, auch bei nur 1 × wöchentlicher Therapie. Sie bewirkt schnell einen Abbau der oft vorhandenen

Hypersensibilität im Gesichtsbereich und eine erhöhte Toleranzweite intra- und extraoral.
6. Fehler des Therapeuten spiegeln sich sofort am Patienten wider, z. B. falsche Sitzhaltung, falsche Rhythmik, falsche Handhabe, zu viel Inkonsequenz und zu wenig Flexibilität.

Therapiedokumentation nach dem Seminar von Ingrid D., Logopädin:

Therapie bei Greta, 12 Jahre alt, Greta nuckelt tagsüber und nachts, Therapiedauer knapp 10 Wochen, 20 Therapiestunden à 45 Minuten.

Therapiebeginn (20.11.2012):
- Erheblicher lutschoffener Biss, 5 mm
- Overjet: 10 mm
- Kein Lippenschluss
- Kein Beißen im Frontzahnbereich möglich
- Zu geringe Nasenatmung (häufige Erkältungen)

(s. Abb. 119: 20.11.2012)

Therapieende (21.1.2013):
- Nuckeln nach 3–4 Wochen komplett abgewöhnt
- Lutschoffener Biss nur noch 1 mm offen
- Nahrungszerkleinerung und Abbeißen im Frontzahnbereich erstmalig möglich
- Lippenschluss vorhanden
- Gute Nasenatmung

(s. Abb. 120: 21.1.2012)

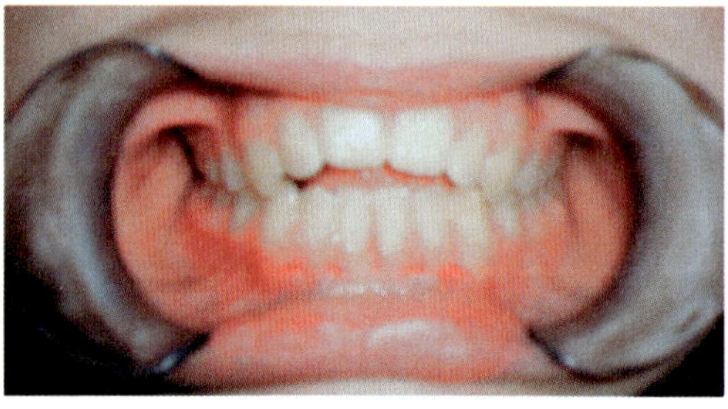

Abb. 119: Therapiebeginn 20.11.2012

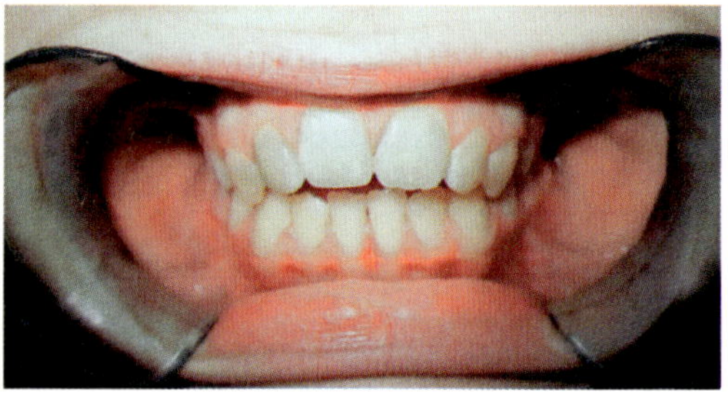

Abb. 120: Therapieende 21.1.2013

Mit diesen Geschichten und Bildern als kleinem Eindruck aus dem täglichen Logopädiealltag möchte ich mein Buch nun beschließen. Mein Anliegen war, diese Methode einem breiteren Kollegenkreis nahezubringen.
Ich hatte gerade vor ein paar Tagen, in der letzten Woche vor erster Abgabe dieses Buches einen Erstkontakt mit der Mutter eines 16-jährigen Sohnes (Behinderung unklarer Genese, vom KFO geschickt), die zu mir gesagt hat: „So eine Therapie, wie Sie sie mir hier anbieten, suche ich schon seit Jahren. Ich wusste, ich brauche für meinen Sohn etwas, bei dem der Therapeut etwas ohne Worte bewirken kann. Denn wenn man ihm sagt, er soll seinen Speichel schlucken, hat er das 2 Sekunden später wieder vergessen. Das habe ich schon zigmal gemacht*. Er kann es ja nicht dauerhaft umsetzen. Ich bin so froh, dass ich Sie jetzt gefunden habe!“ Die Mutter kommt jetzt aus der naheliegenden „Großstadt“ zu mir ins kleine Syke. – Ich bin sicher, dass sich das „Problem“ in den nächsten Wochen deutlich verändern wird, bei Installation des „Speichelstandanzeigers“.
(So schließt sich am Ende des Buches der Kreis: Die Zunge hat keine Ohren!)*

Mit dieser letzten – heute noch offenen Geschichte – möchte ich meine Ausführungen beenden. Meine Seminarteilnehmer haben mich immer wieder gefragt, wann es die Seminarinhalte in ausführlicher Form gibt, hier sind sie. Ob Ihnen das Buch ohne Seminar genügt, müssen Sie selber entscheiden.

Wenn Sie mit dieser Therapieform erst einmal vertrauter sind, werden Sie damit viel Erfolg und auch sehr viel Spaß haben, so wie es Ihnen meine beiden letzten Bilder zeigen.

So viel Spaß kann die Therapie machen!

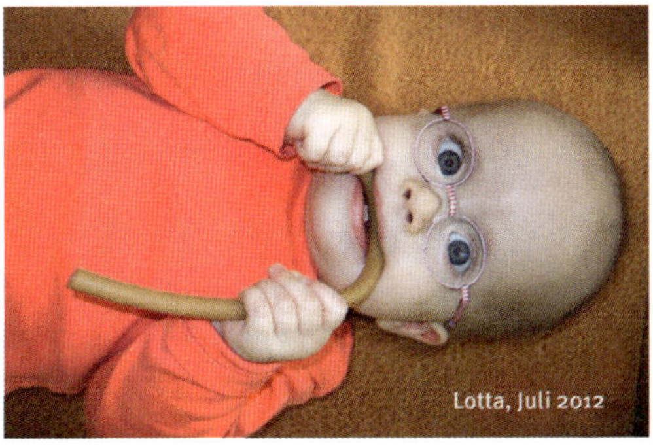
Lotta, Juli 2012

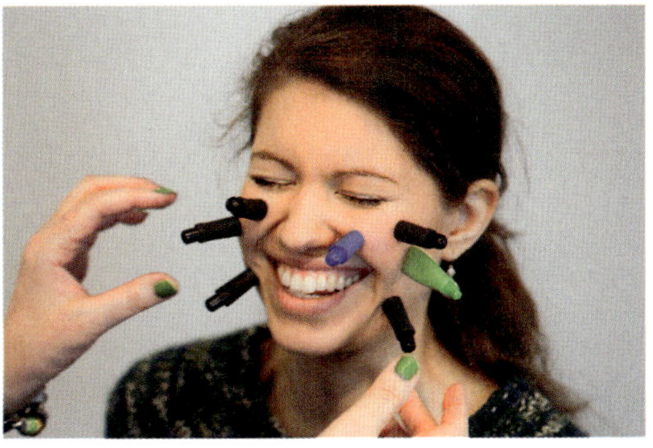

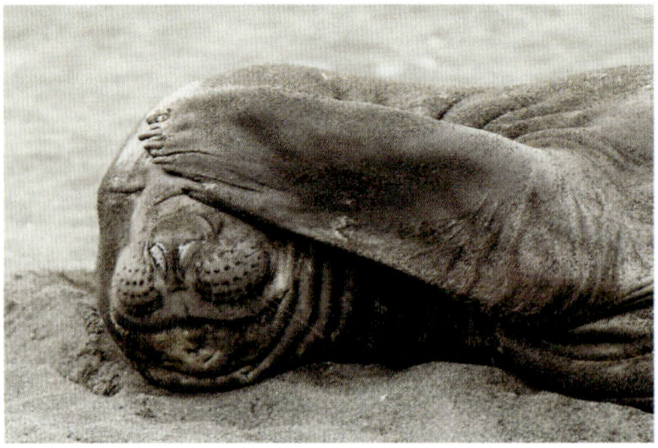

Machen Sie es nicht so wie der Seeelefant: Öffnen Sie die Augen, hier kommen neue Übungen!

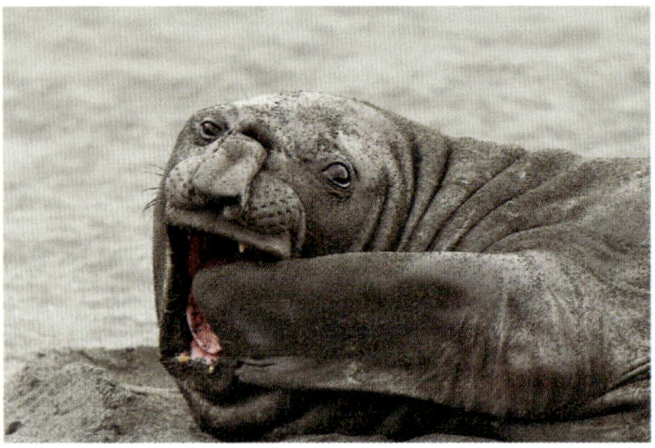

Statt des Rogge-Spatels® nimmt der Seeelefant schon mal seine Flosse!

Falls Sie Fragen oder Anregungen haben, oder ein Seminar bei mir besuchen wollen, können Sie mich jederzeit auf meiner Homepage besuchen:

www.nft-rogge.de

Ich freue mich auf Ihren Besuch – und wenn Sie meine NF!T® näher kennengelernt haben werden auch Sie vermutlich sagen:

NF!T® ? It's magic!

Ihre Elke Rogge

11. Literatur

Ayres, A.Jean (²1979): Bausteine der Kindlichen Entwicklung. Berlin: Springer Verlag

Bauer, Joachim (15/2010): Warum ich so fühle, was du fühlst. Hamburg: Heyne Verlag

Bondi, Mario (1994): Orofaziale und craniozervikale Myotherapie. Berlin: Quintessenz Verlag

Broich, Dr. Ingvo (1992): Sprache Mundraum Seele. Heidelberg: Hüthig Buch Verlag

Broich, Dr. Ingvo (²2009): Sprache – Körpersprache – Grundfunktionen. Freiburg: Centaurus Verlag

Castillo Morales, Rodolfo (1991): Die orofaziale Regulationstherapie. München: Pflaum Verlag

Clausnitzer, Volkmar (2001): Orofaciale Muskelfunktionstherapie (OMF). Dortmund: verlag modernes lernen

Clausnitzer, Renate (²2006): Kieferorthopädische Grundlagen für Logopäden und Sprachtherapeuten. Dortmund: verlag modernes lernen

Hacks, M. (Hrsg.) (2000): Das behinderte Kind frühzeitig fördern. Hamburg: Wissenschaftsverlag Wellingbüttel

Hansson, Tore L. u. a. (1993): Physiotherapie bei craniomandibulären Funktionsstörungen. Berlin: Quintessenz Verlag

Internationale Vereinigung der Waldorfkindergärten (Hrsg) (5/1987): Rhythmen und Reime, Heft 6. Stuttgart: Verlag Freies Geistesleben

Lohse-Busch, H., Riedel, M., Graf-Baumann, T.(2001): Das therapeutische Angebot für bewegungsgestörte Kinder. Heidelberg: Springer-Verlag

Morris und Klein (1995): Mund- und Esstherapie bei Kindern. Stuttgart: Gustav Fischer Verlag

Niers, Norbert (1998): Schluckstörungen bei Erwachsenen, Seminarunterlagen

Nusser-Müller-Busch, Ricki (2011): Die Therapie des Facio-Oralen-Trakts. Heidelberg: Springer

Padovan A. E. Beatriz (1976): Die Schluckfehlfunktion, Sonderdruck aus der Fachzeitschrift „Orthodontia“, Band 9, Nr. 1 u. 2; und Seminarunterlagen

Schuster, Petra (2011): Funktionales Mundprogramm (FMP). Dortmund: Borgmann verlag modernes lernen

Seiler, Christiane (²2010): Chancen für Kinder mit Muskelhypotonie und Entwicklungsverzögerung. Norderstedt: Books on Demand GmbH

Wagner, Ilse (2008): Ein bisschen Sonne, Gedichte zur Sprachförderung. Wildeshausen: LOGO Verlag für Sprachtherapie

Raum für Notizen:

Raum für Notizen:

So können wir uns besser verständigen (DGS)

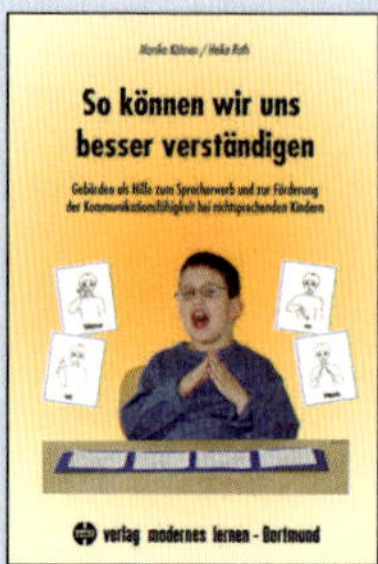

Monika Köhnen / Heike Roth

So können wir uns besser verständigen

Gebärden als Hilfe zum Spracherwerb und zur Förderung der Kommunikationsfähigkeit bei nichtsprechenden Kindern

Praxisnahe Einführung für den Einsatz von Gebärden (auf der Grundlage der DGS)

Mit 434 Gebärdenkarten als Kopiervorlagen bietet das Buch die Möglichkeit, die Anregungen zum Gebärden gleich umzusetzen. Die Zeichnungen eignen sich sowohl zum Lernen für Bezugspersonen als auch für die Hand des Kindes. Die Gebärdenkarten sind den Praxisbeispielen entsprechend angeordnet und stellen, ohne Anspruch auf Vollständigkeit, die wichtigsten Vokabeln für folgende Situationen zur Verfügung: Mahlzeiten, Spielen, Familienmitglieder, Alltagshandlungen, Farben, Zeit, Schule, Stundenplan, Klassendienste, Gestalten der Tagestafel, Raumbezeichnungen, Religiöse Erziehung, Gebettexte („Mein Name steht in deiner Hand" und „Manche Kinder sehen anders aus"), Geburtstag, Projekt „Die Wiese lebt", Bilden von Sätzen (Substantive, Tätigkeiten, Präpositionen), Märchen „Die Sterntaler", Halt und Orientierung geben, Gefühle, Sauberkeitserziehung. Für den Einsatz in der Praxis sind die Vokabeln alphabetisch in einem Wörterverzeichnis gelistet.

„Ein sehr empfehlenswertes Fachbuch, das verständlich die theoretischen Grundlagen der Gebärdensprache erklärt und durch vielfältige situationsbezogene Gebärdenkarten sofort anregt, diese Zeichnungen umzusetzen. Die einzelnen Vokabeln sind in einem alphabetischen Wörterverzeichnis gelistet. Alle Gebärdenkarten sind durch Bewegungskomponenten und Pfeile gekennzeichnet, sodass auch ungeübte Personen die Gebärden leicht erlernen und vormachen können. Vor allem für Lehrkräfte aller Schularten, Therapeuten, Erzieher und Eltern mit behinderten Kindern ist das Buch eine wahre Fundgrube. Die Handhabung des Buches wird durch eine Spiralbindung vereinfacht, da der Benutzer das Buch beliebig öffnen kann, ohne dass es von alleine wieder zuklappt. Durch das gut strukturierte Inhaltsverzeichnis findet der Leser sofort das gesuchte Thema. Bewertung: sehr empfehlenswert." www.ajum.de

„Unterstützte Kommunikation hat in der Arbeit mit nichtsprechenden Kindern an Bedeutung gewonnen. Neben den theoretischen Grundlagen zu Funktionen und zum Einsatz von Gebärden werden Praxisbeispiele dargestellt. Diese beschreiben Möglichkeiten, mithilfe der Hände zu sprechen, zu beten, zu singen und zu lesen. Der Einsatz bei Rollenspielen wird ebenso vorgestellt wie die Möglichkeit, Kindern mit Verhaltensproblemen durch die Arbeit mit Gebärden Halt und Orientierung zu geben. Im Anhang finden sich Kopiervorlagen für 434 Gebärdenkarten, gegliedert nach Aufgaben und Situationen." Annett Goerlitz, Fördermagazin

„Ich habe gemerkt, wie gut ich dieses neue Buch brauchen kann. Ich mag es nicht mehr missen. Die beobachteten Kinder, die Gebärden einsetzen, sind psychisch stabiler und offener und interessierter. Ich kann jeder Kollegin empfehlen, das mal auszuprobieren." Ulrike Franke, Schwierige Kinder

4. Auflage, 152 S., 434 Gebärdenkarten, Format 16x23cm, Ringbindung, Alter: 3–10

ISBN 978-3-8080-0617-7 | Bestell-Nr. 3644 | 19,50 Euro

514/10-21

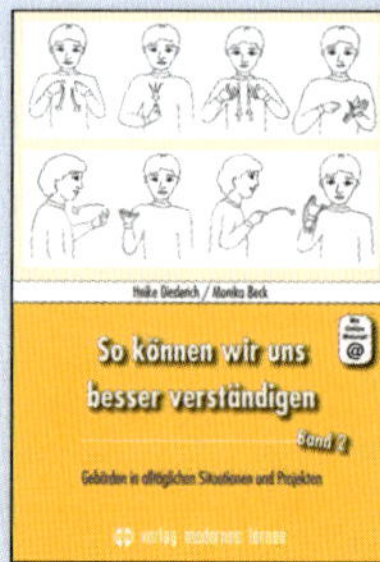

Heike Diederich (geb. Roth) / Monika Beck (geb. Köhnen)

So können wir uns besser verständigen – Band 2

Gebärden in alltäglichen Situationen und Projekten

Das Buch erklärt kurz und prägnant die theoretischen Grundlagen von Gebärden in der Unterstützten Kommunikation und zeigt auf, wie Kinder mit unterschiedlichen Störungsbildern von Gebärden profitieren und wie mit Gebärden Sätze gebildet werden können. Die Gebärdenkarten werden als wichtiges methodisches Element nicht nur zum Wortschatzaufbau und zur Wortschatzsicherung, sondern auch zur Bedeutungsvollmachung und zum Sprechen in Sätzen mit detaillierten Anwendungshinweisen dargestellt.
Der Leser erhält Gebärdenkarten für den Wortschatz in alltäglichen Situationen, z.B. Zuhause, Kleidung, Körperpflege, Arzt, Straßenverkehr, Einkaufen, Institutionen, Feste und Natur im Jahreskreis, sowie ein für die Bildung von Sätzen hilfreiches Kernvokabular, verbunden mit vielfältigen Anregungen zur Gebärdenvermittlung und zur konkreten Nutzung der Karten in Elternhaus, Kindergarten und Schule.
Die Bandbreite der Einsatzmöglichkeiten veranschaulichen die erfahrenen Lehrkräfte am Projekt „Komm mit nach Afrika" mit Beispielen für Zuordnungsmaterialien, Tierlexikon, Lied und Rezept. Das Projekt „Wir entdecken Musikinstrumente" zeigt anhand eines für die Inklusion geeigneten Bilderbuches Gebärden als starkes Ausdrucksmittel, auch für sprechende Kinder, und als Inszenierungsmittel im darstellenden Spiel.
Die ca. 600 Gebärdenkarten dienen als Kopiervorlage und stehen zusätzlich als Download zur Verfügung. Die Zeichnungen nach der DGS eignen sich, wie bei Band 1, auch für die Hand des Kindes. Die einzelnen Vokabeln sind in einem alphabetischen Wörterverzeichnis aufgelistet

„Kommunikation ist die Grundlage menschlichen Zusammenlebens. Missverständnisse und Konflikte können durch gute Kommunikation vermieden oder gelöst werden. Für nichtsprechende Kinder und Jugendliche ist unterstützte Kommunikation der Schlüssel zur Teilhabe. Gebärden sind jederzeit verfügbar und erlauben einen direkten Austausch. Sie können bei der Sprachanbahnung helfen, aber auch Lautsprache ersetzen oder ergänzen. Da sich der erste Band großer Nachfrage erfreute, erweitert der nun vorliegende zweite Band das Repertoire. Die Gebärden sind situations- und projektbezogen strukturiert und erklärt. Dazu gehören zum Beispiel verschiedenen Wohnbereiche, die Jahreszeiten, aber auch die Projektthemen Afrika und Musikinstrumente. Alle Gebärden sind auf Kopiervorlagen in Kartenform vorhanden, stehen aber auch als Download zur Verfügung." Annett Goerlitz, Fördermagazin Grundschule

196 S., schwarzweiße Kopiervorlagen, **Beigabe: 600 Gebärdenkarten zusätzlich als Download**, Format 16x23cm, Ringbindung, Alter: 3–10

ISBN 978-3-8080-0829-4 | Bestell-Nr. 3657 | 22,95 Euro

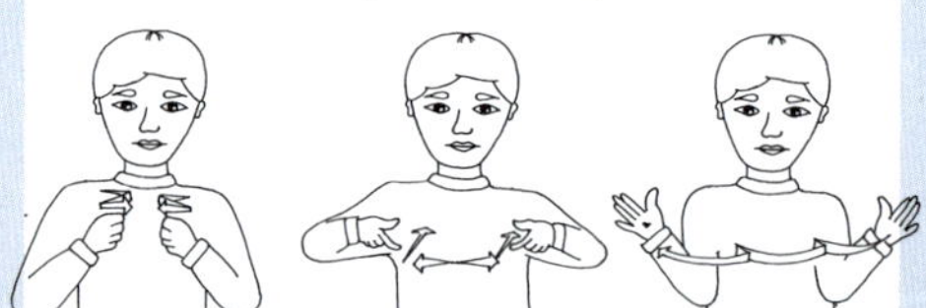

verlag modernes lernen

Schleefstraße 14, D-44287 Dortmund
Telefon 02 31 12 80 08, Fax 02 31 12 56 40
E-Mail: info@verlag-modernes-lernen.de
Leseproben und Bestellen im Internet: www.verlag-modernes-lernen.de

Fundierte Fachbücher – aus der Praxis, für die Praxis

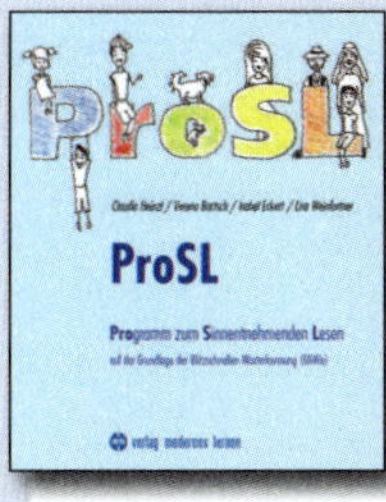

Claudia Heinzl / Verena Bartsch / Isabel Eckert / Lisa Weinfurtner

ProSL – Programm zum Sinnentnehmenden Lesen – auf der Grundlage der Blitzschnellen Worterkennung (BliWo)

Aufbauend auf dem Trainingsprogramm der Blitzschnellen Worterkennung (Mayer 2012, 2013), das die isolierte Worterkennung in den Mittelpunkt stellt, unterstützt ProSL leseschwache Kinder der Grundschulstufe dabei, das schnelle Erkennen einzelner Wörter auf die Satz- und Textebene zu übertragen. Die Kinder werden in den Übungen mit besonders häufig vorkommenden Wortteilen in Sätzen und kleinen Geschichten konfrontiert und erleben, dass ihnen das schnelle Erkennen von Wörtern hilft, Sätze und Texte schneller zu lesen und besser zu verstehen. Umfangreiche Materialien in unterschiedlichen Schwierigkeitsstufen ermöglichen der Lehrkraft bzw. der Therapeutin einen differenzierten Einsatz im Klassen- und im Förderunterricht sowie in der Therapie der Lesestörung. ProSL eignet sich insbesondere für Kinder, die das synthetisierende Lesen bereits gelernt, aber Schwierigkeiten mit der Automatisierung des Leseprozesses haben. Der gleichbleibende, kindgemäße Handlungsrahmen der Geschichten motiviert die Kinder, sich mit den Texten auseinanderzusetzen.

288 S., über 200 Kopiervorlagen, Format DIN A4, im Ordner, Alter: 7–13
ISBN 978-3-8080-0757-0 | Bestell-Nr. 1939 | 40,00 Euro

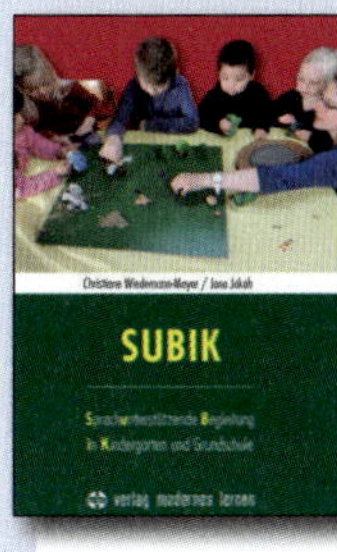

Christiane Wiedemann-Mayer / Jana Jakob

SUBIK – Sprachunterstützende Begleitung in Kindergarten und Grundschule

Das SUBIK-Konzept (Sprachunterstützende Begleitung im Kindergarten), das sich als ein Konzept der Sprachförderung und nicht der Sprachtherapie versteht, zeigt, wie diesen Sprachentwicklungsstörungen bereits im frühen Kindergartenalter erfolgreich begegnet werden kann.

SUBIK ist ein strukturiertes Förderprogramm, das eine intensive Zusammenarbeit von Erzieherinnen, Lehrern und Eltern erfordert. Im theoretischen Teil des Buches werden die Meilensteine der Sprachentwicklung sowie bereits in Anwendung befindliche Förderstrategien dargestellt. Es folgt eine detaillierte Aufstellung verschiedener Sprachentwicklungsstörungen. Der zweite Teil beschäftigt sich praxisnah mit der Förderung durch SUBIK bei verschiedenen Sprachentwicklungsstörungen.

SUBIK zeigt wie entsprechende (logopädische) Einzeltherapien durch ein praxisnahes, d.h. den kindlichen Alltag durchdringendes Förderkonzept, dessen Kern Sprachhandlungs-Sequenzen sind, bereits im frühen Kindergartenalter erweitert werden können.

288 S., farbige Abb., Format 16x23cm, Klappenbroschur, Alter: 3–9
ISBN 978-3-8080-0756-3 | Bestell-Nr. 1938 | 23,95 Euro

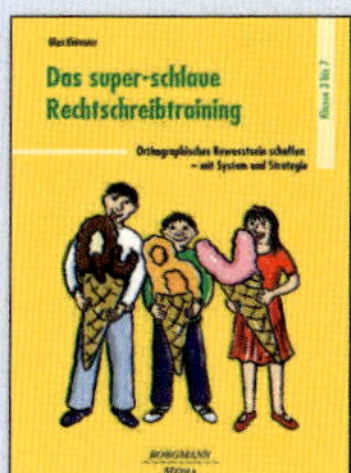

Klaus Kleinmann

Das super-schlaue Rechtschreibtraining

Orthographisches Bewusstsein schaffen – mit System und Strategie
Klasse 3 bis 7

„Dieses systematische und übersichtlich aufgebaute Material wendet sich vor allem an jene KInder, denen das phonematische Schreiben im Prinzip bekannt ist, die aber Probleme mit der Orthografie haben. ... Großen Wert legt der Autor darauf, die Trainingseinheiten durch sinnvolle Spiele aufzulockern, da die Übungen durchaus arbeitsintensiv sind. Kleinmann sagt klar ‚Training ist Arbeit'. Aber da diese Art der Arbeit sichtbaren und damit für die Kinder spürbaren Erfolg mit sich bringt, ist sie durchaus motivierend. Die Kinder können das Material meist in Freiarbeit bewältigen, da es verständliche Arbeitsanweisungen gibt und die Aufgabenstellungen rituell wiederholt werden.
Das Buch in äußerst praktischer Ringbindung ist gedacht für den Einsatz im Deutschunterricht ab Klasse 3 bis 7. In der LRS-Förderung eignet es sich für Kinder ab Klasse 4. Außerdem ist es hervorragend in der Unterrichtsbegleitung zu Hause durch die Eltern einsetzbar." Anke Schocke, LeDy Mitgliederzeitschrift des BVL

3., unveränderte Auflage, 176 S., Groß-Format DIN A4, Ringbindung, Alter: 8–13
ISBN 978-3-938187-54-8 | Bestell-Nr. 9405 | 19,80 Euro

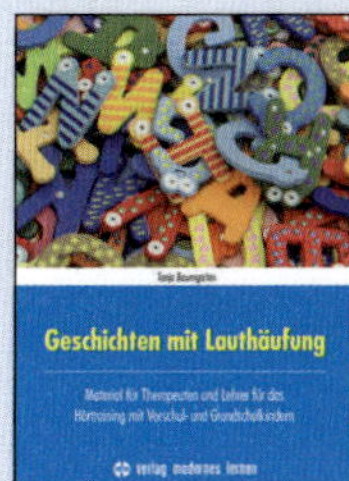

Tanja Baumgarten

Geschichten mit Lauthäufung

Material für Therapeuten und Lehrer für das Hörtraining mit Vorschul- und Grundschulkindern

Diese Materialsammlung richtet sich an Fachleute im Bereich Sprachtherapie / Logopädie, sowie an Lehrer und Sonderpädagogen im Grundschulbereich.
Sie bietet eine Fülle von Geschichten für das lautspezifische Hörtraining in der Sprachtherapie und zur Unterstützung von Kindern mit sprachlichem Förderbedarf bzw. zur Unterstützung des Schriftsprach-erwerbs in der Grundschule.
Dieses Buch bietet eine Sammlung alltagsnaher, liebevoll erzählter und illustrierter Geschichten, die in elf Kapiteln nach Lauten sortiert sind. Jedes Textblatt hat zusätzlich eine Korrekturversion für den Therapeuten / Lehrer mit farbig markierten Ziellauten. Diese ermöglicht übersichtlich die Einschätzung des Schwierigkeitsgrades und die Auswahl eines geeigneten Textes auf einen Blick.
Durch die Ringbindung und die übersichtliche Gestaltung ist das Werk im Praxis- und Schulalltag sofort einsetzbar und schafft ganz nebenher die Erfahrung, dass Vorlesen und Zuhören Spaß macht!

152 S., Kopiervorlagen, teilweise 2-farbig, Format DIN A4, Ringbindung, Alter: 4-9
ISBN 978-3-8080-0764-8 | Bestell-Nr. 1940 | 22,95 Euro

510/10-21

verlag modernes lernen

Schleefstraße 14, D-44287 Dortmund
Telefon 02 31 12 80 08, Fax 02 31 12 56 40
E-Mail: info@verlag-modernes-lernen.de
Leseproben und Bestellen im Internet: www.verlag-modernes-lernen.de

Spielend und fantasievoll fördern

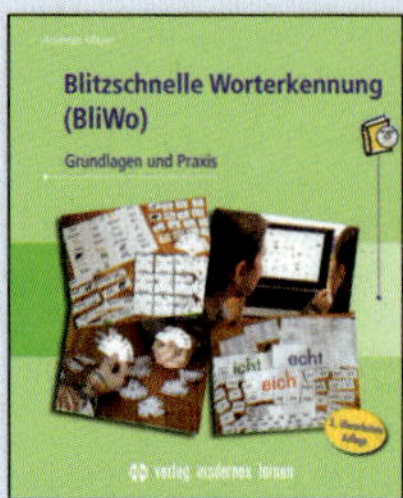

Andreas Mayer

Blitzschnelle Worterkennung (BliWo)

Grundlagen und Praxis

„BliWo besteht aus zwei Förderprogrammen, die der Leser jedoch nicht aufeinander aufbauend betrachten muss. Er kann sie nacheinander und unabhängig voneinander einsetzen. Beim ersten Programm liegt der Schwerpunkt auf dem Ausbau des Sichtwortschatzes, beim zweiten steht die Arbeit mit sinnfreien Graphemfolgen im Mittelpunkt. Der Ordner enthält neben einer sehr ausführlichen theoretischen Begründung des Lesetrainings viele sehr ansprechend gestaltete Spiele, Übungen und Arbeitsblätter, die die Kinder motivieren, sich immer wieder neu mit dem Wortschatz auseinanderzusetzen. Kopiervorlagen zum Ausdrucken bietet die beiliegende CD-ROM. Das Material kann in Grundschulen und Schulen zur Sprachförderung ab Mitte der 1. Klasse, in sonderpädagogischen Förderzentren und Schulen zur individuellen Lernförderung ab dem 2. Schulbesuchsjahr eingesetzt werden. Ergotherapeuten können das BliWo zur Unterstützung des Lerntrainings nutzen." Janine Illner, ergopraxis

3., überarbeitete Auflage, 272 S. (davon 200 Seiten Kopiervorlagen), Beigabe: Kopiervorlagen zusätzlich auf CD-ROM sowie kleine Übungsprogramme zur Verbesserung der Worterkennungsgeschwindigkeit, Groß-Format DIN A4, im Ordner, Alter: 6–10
ISBN 978-3-8080-0819-5 | Bestell-Nr. 9407 | 40,00 Euro

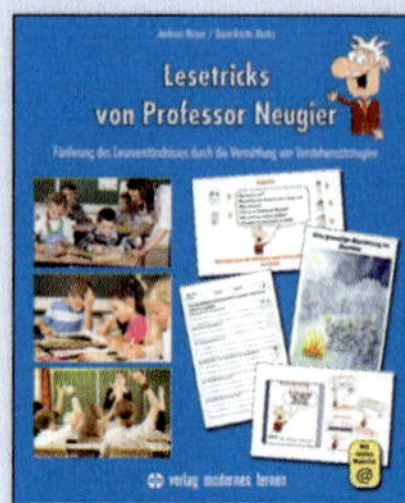

NEU

Andreas Mayer / Dana-Kristin Marks

Lesetricks von Professor Neugier

Förderung des Leseverständnisses durch die Vermittlung von Verstehensstrategien

Dieses theoretisch fundierte und empirisch evaluierte Leseverständnistraining vermittelt in 25 Fördereinheiten sechs Verstehensstrategien, für deren Effektivität die breiteste empirische Evidenz vorliegt (Bildhaftes Vorstellen, Aktivieren von Vorwissen, Vorhersagen treffen, Fragen stellen, Comprehension Monitoring, Zusammenfassen). Das Programm zielt auf SchülerInnen, die über eine ausreichende Lesefertigkeit verfügen, aber spezifische Schwierigkeiten mit dem Leseverständnis haben. Neben den 25 Unterrichtsstunden und allen für deren Umsetzung notwendigen Materialien beinhaltet das Manual theoretische Grundlagen und skizziert einige wichtige unterrichtliche Unterstützungsmaßnahmen.

2021, 256 S. (davon ca. 200 S. Vorlagen), farbige Abb., Beigabe: 120 S. Material als Download, Groß-Format DIN A4, im Ordner, Alter 9–13
ISBN 978-3-8080-0863-8 | Bestell-Nr. 1941 | 48,00 Euro

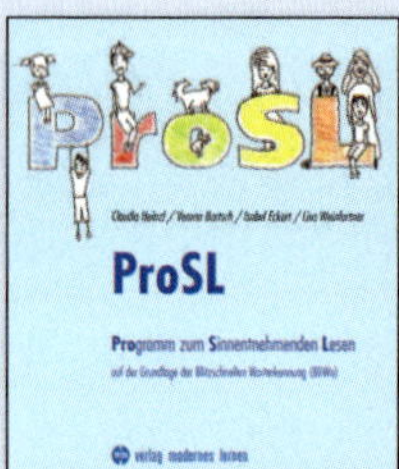

Claudia Heinzl / Verena Bartsch / Isabel Eckert / Lisa Weinfurtner

ProSL

Programm zum Sinnentnehmenden Lesen auf der Grundlage der Blitzschnellen Worterkennung (BliWo)

„Die Sätze mit den gehäuft auftretenden Signalgruppen wirken für die geübten LerserInnen zunächst befremdlich und entstellt. Für die ungeübten LeserInnen erleichtern sie aber das Satzverständnis und ermöglichen eine konzentrierte Reflexion über die Satzaussage, sodass eine schnellere und bessere semantische Erfassung von längeren Texten möglich ist. Die Übungssammlung bietet hierzu eine abwechslungsreiche Ergänzung." Bärbel Froese-Manthey, Logos

„Therapeuten und Pädagogen sollten ProSL über einen längeren Zeitraum hinweg durchführen, da die Geschichten und Texte aufeinander aufbauen und die Kinder sich erst mit dem Material vertraut machen sollten. Sie können das Programm in Form von Stationen- und Wochenplanarbeit sowie als Partnerarbeit einsetzen, und zwar sowohl im Klassen- und Förderunterricht als auch in der Therapie von Lesestörungen." Janine Illner, ergopraxis

288 S., über 200 Kopiervorlagen, Groß-Format DIN A4, im Ordner, Alter: 7–13 | **ISBN 978-3-8080-0757-0 | Bestell-Nr. 1939 | 40,00 Euro**

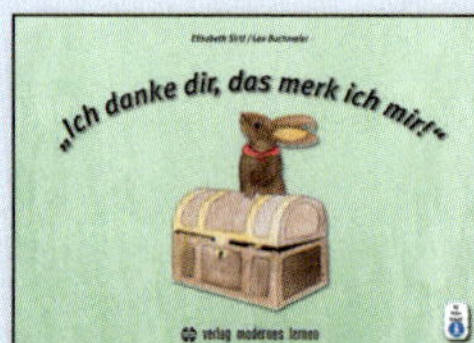

NEU

Elisabeth Sirtl / Lea Bachmaier

„Ich danke dir, das merk ich mir!"

Bilderbuch mit Begleitheft

Das Bilderbuch dient der Einführung von lexikalischen Lernstrategien in der Primarstufe und ist angelehnt an die Strategietherapie „Wortschatzsammler" von Motsch, Marks und Ulrich. Diese sollen Kindern helfen, ihre lexikalischen Lücken selbstständig zu identifizieren und auf vielfältige Weise zu schließen. Unterschieden wird zwischen Strategien, die auf unbekannte Wörter aufmerksam machen, die bei der nachhaltigen Speicherung von Wörtern helfen und denen, die den Zugriff auf bereits gelernte Wörter erleichtern sollen.

Das Bilderbuch kann als Grundstein für die Arbeit mit lexikalischen Lernstrategien im Unterricht genutzt werden. Dafür werden die Strategien in eine kindgerechte und motivierende Geschichte mit Rocco, dem Hasen, und Darius, dem Dachs, gebracht und mit ansprechenden Bildern untermalt. Die Tierillustrationen wurden vereinfacht und kindgerecht, aber gleichzeitig lebensnah gestaltet.

Der Text ist in seinem Aufbau und seiner Struktur einfach gehalten und somit für die Kinder leicht verständlich.

Das als Download zur Verfügung stehende Begleitheft erläutert Absichten und Möglichkeiten des Bilderbuches, gibt Erklärungen zu lexikalischen Lernstrategien sowie verschiedene Anregungen zum Einsatz des Buches im Unterricht.

Dezember 2021, 32 S. (Beigabe: 30 S. Begleitheft als Download), farbige Abbildungen, stabiles Papier, Groß-Format DIN A4, Ringbindung, Alter: 4–9
ISBN 978-3-8080-0919-2 | Bestell-Nr. 1942 | 18,80 Euro

513/10-21

verlag modernes lernen

Schleefstraße 14, D-44287 Dortmund
Telefon 02 31 12 80 08, Fax 02 31 12 56 40
E-Mail: info@verlag-modernes-lernen.de
Leseproben und Bestellen im Internet: www.verlag-modernes-lernen.de